中華醫學會 CHINESE MEDICAL ASSOCIATION 继续医学教育教材

糖尿病神经病变规范化诊疗

主　审　郭立新　时立新
主　编　潘　琦　李益明
统筹策划　左　力　陈秋艳　张银松

中国健康传媒集团
中国医药科技出版社·北京

内 容 提 要

本书详细阐述糖尿病神经病变的定义、分类，如远端对称性多发性神经病变、自主神经病变、单神经病变、神经根或神经丛病变以及中枢神经病变等。诊断方面不仅介绍常见的临床表现，如肢体麻木、疼痛、感觉异常、自主神经功能障碍（如胃肠道功能紊乱、心血管自主神经病变症状等），还详细说明各种诊断方法。另外，本书还涵盖综合治疗策略，涉及康复治疗、中医中药治疗等多种治疗手段的介绍。本书遵循指南共识，由糖尿病领域的知名专家、学者以及长期从事糖尿病神经病变诊疗工作的临床医生共同编写，并经过同行专家的严格审核，临床指导性强。本书适合医学院校师生、临床工作者、相关科研人员学习使用。

图书在版编目（CIP）数据

糖尿病神经病变规范化诊疗 / 潘琦，李益明主编. 北京：中国医药科技出版社，2025. 10. -- ISBN 978-7-5214-5392-8

Ⅰ. R587.2；R747.9

中国国家版本馆CIP数据核字第2025K0C844号

美术编辑 陈君杞
版式设计 友全图文
出版 **中国健康传媒集团** | 中国医药科技出版社
地址 北京市海淀区文慧园北路甲22号
邮编 100082
电话 发行：010-62227427 邮购：010-62236938
网址 www.cmstp.com
规格 787 × 1092 mm 1/16
印张 11
字数 270千字
版次 2025年10月第1版
印次 2025年10月第1次印刷
印刷 河北环京美印刷有限公司
经销 全国各地新华书店
书号 ISBN 978-7-5214-5392-8
定价 88.00元

主审简介

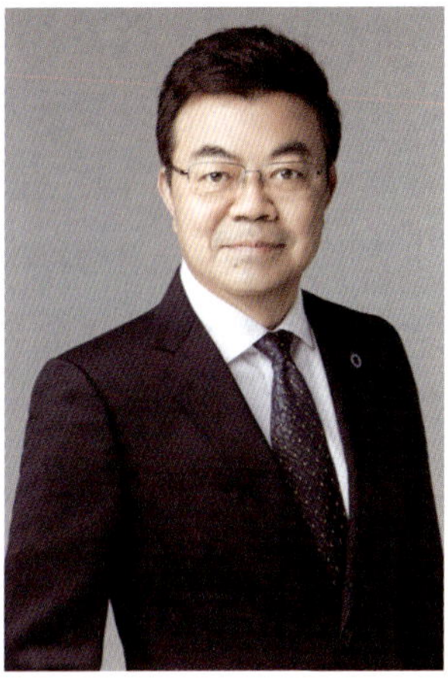

郭立新，医学博士，现任北京医院·国家老年疾病临床医学研究中心内分泌科首席专家，二级教授、主任医师。北京大学、中国医学科学院北京协和医学院博士研究生导师。

兼任中华医学会糖尿病学分会候任主任委员、中国医师协会内分泌代谢科医师分会副会长、北京医学会常务理事、北京医师协会内分泌专科医师分会会长、北京医学会糖尿病学分会前任主任委员，国家心血管病中心心血管代谢医学专业委员会副主任委员，国家健康科普专家库首批专家，中国药品安全合作联盟专家委员会副主任委员，北京慢性病预防与控制研究会常务副会长。获得首届“国之名医”称号，获得“全国五一劳动奖章”，享受国务院政府特殊津贴专家。

主要研究方向涵盖糖尿病及其并发症、糖尿病共病、老年内分泌代谢疾病，在内分泌代谢疾病的临床与科研领域有所建树。主持多部专业指南与专家共识的编写工作。担任多家专业杂志主编、副主编、编委，编撰多部内分泌代谢领域专著。

主审简介

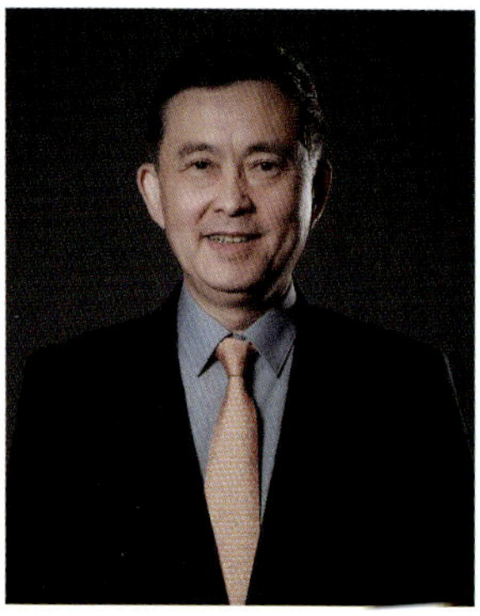

时立新，教授，主任医师，博士生导师。现任贵黔国际医院内分泌代谢科学科带头人、科主任。为中华医学会糖尿病学分会常委兼秘书长、神经并发症学组组长、青年委员会主任委员，贵州省医学会内分泌暨糖尿病学分会主任委员，贵州省研究型医院学会内分泌暨糖尿病分会主任委员，荣获2020年度第四届国之名医·优秀风范奖。

长期从事内分泌代谢病临床、教学及科研工作，擅长甲状腺、糖尿病、肾上腺、性腺、骨质疏松及内分泌相关罕见病等疾病的诊治。任*Endocrine Reviews*（中文版）副主编，《中华内科杂志》《中华内分泌代谢杂志》《中华糖尿病杂志》等编委，曾主持《糖尿病神经病变诊治专家共识》《国家基层糖尿病神经病变诊治指南》等指南和共识的制定。

主编简介

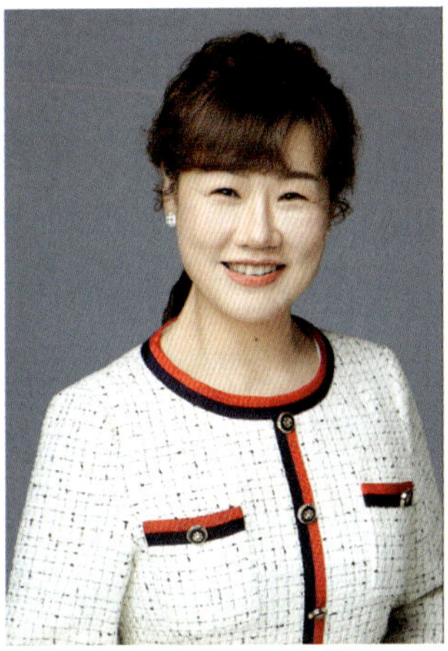

潘琦，北京医院内分泌科主任，医学博士，主任医师，北京大学教授，博士研究生导师，现任中华医学会糖尿病学分会糖尿病监测与治疗技术学组副组长，中华医学会老年医学分会内分泌学组副组长，中国老年保健医学研究会老年骨质疏松分会秘书长，北京医学会糖尿病学分会副主任委员。*Diabetes Care*（中文版）《中华医学杂志》《中华内科杂志》《中华老年医学杂志》《中华全科医学杂志》《医学前沿》《中国糖尿病杂志》《中国心血管病杂志》编委。

主持国家及省部级课题9项，参与多项国家重大攻关课题，发表论文160余篇。主要研究方向为糖尿病及并发症机制与治疗。主持北京医学会糖尿病分会北京地区糖尿病患者周围神经病变现况调查；参与“全国DPN规范化诊疗的推广项目”和“中国糖尿病周围神经病变早期筛查与规范治疗项目”，以及多项糖尿病神经病变药物研究。参与的糖尿病慢性并发症管理社区适宜性技术推广项目荣获中国社区卫生协会科学技术进步奖三等奖。获中国医师协会首届“中国内分泌代谢医师奖”“国之名医·青年新锐”奖、“全国巾帼建功标兵”称号。主持或参与制定了首部《中国老年糖尿病诊疗指南（2021）》《中国糖尿病地图》《中国老年衰弱相关内分泌激素管理临床实践指南（2023）》《中国老年人代谢综合征药物治疗专家共识（2022）》《建立中国老年骨质疏松症三级防控体系专家共识》《中国糖尿病远程管理专家共识（2020版）》《2型糖尿病分级诊疗与质量管理专家共识》（2020），制定《国家糖尿病分级诊疗方案》《糖尿病周围神经病基层诊治管理专家指导意见（2019年）》等指南或共识20余项。

主编简介

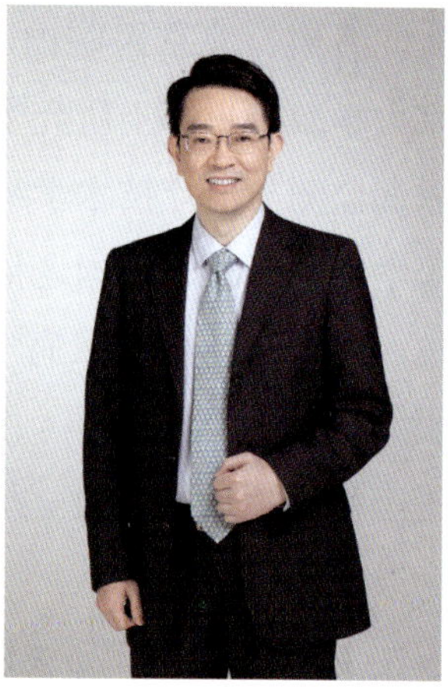

李益明，教授，主任医师，博士生导师。1996年毕业于上海医科大学，获医学博士学位。现任复旦大学附属华山医院内分泌科主任。为中华医学会糖尿病学分会常委、糖尿病神经并发症学组副组长，中国医师协会内分泌代谢科医师分会委员，中国微循环学会糖尿病与微循环专业委员会副主任委员，中国老年学和老年医学学会糖尿病分会副主委，上海市医学会内分泌专科分会副主任委员，上海市康复协会糖尿病分会主任委员。

临床和科研工作主要聚焦于下丘脑–垂体疾病、肥胖和糖尿病神经病变。作为项目负责人，先后承担了21项国家级和省部级课题，包括国家科技创新2030重大项目（首席）、国家自然科学基金、科技部973项目子课题和国家中医药管理局课题等科研项目21项。发表SCI论文120余篇。参与《中国2型糖尿病防治指南》《糖尿病神经病变诊治专家共识》等指南和共识的制定。作为副主编和编委参与编写《实用内科学》等专著和教材5部。

编辑委员会

林夏鸿　中山大学附属第七医院
胡　吉　苏州大学附属第二医院
胡艳云　上海交通大学医学院附属第一人民医院
袁戈恒　北京大学第一医院
高　凌　武汉大学人民医院
黄辛炜　中山大学附属第七医院
鹿　斌　复旦大学附属华东医院
蒋竹奕　深圳市人民医院

编　务　杜　洁　李　超

序言一

全球范围内糖尿病患病率的持续攀升严重威胁人类健康，已成为重大公共卫生问题。糖尿病神经病变是糖尿病最常见，也最隐匿的慢性并发症，严重影响患者生命质量，给患者个人、家庭与社会带来沉重的健康与经济负担。

近年来，生物医学领域出现了多项进展，在糖尿病神经病变的研究与防治方面也取得了一些进步，但仍面临诸多亟待突破的难题。糖尿病临床表现具有高度异质性，诊断上缺乏金标准，系排他性诊断，多依赖传统症状评估与功能检查，缺乏特异性生物学标记物，肌电图等检查提供的价值有限，导致早期精准诊断的“时间窗”错失；药物干预的疗效有限，多学科诊疗模式在临床实践中尚未形成成熟规范的模式；基层医疗机构的早期筛查技术与全程管理能力也有待提高。这些困境不仅制约着糖尿病诊疗水平的提升，更凸显了构建科学、规范、标准化诊疗体系的迫切性。

糖尿病神经病变的机制尚未完全明了，从多元醇通路异常、糖酵解途径的代谢紊乱，到微血管损伤、氧化应激激活、炎症级联反应失调……病理生理上多维度机制交织。其临床表现更是复杂多样，既涵盖远端对称性多神经病变、自主神经功能障碍等周围神经受累的常见类型，也包括中枢神经系统受累的特殊类型，对患者的生理功能与心理健康影响很大。不同类型在病理机制、临床表型及治疗策略上存在差异，对临床医师提出了更高要求——既需构建系统全面的疾病认知框架，又要能依据个体差异制定精准化诊疗策略。然而在临床中，往往存在早期筛查和诊断延误、规范化治疗延迟等诸多问题。

基于当前存在的问题，国内糖尿病、内分泌、神经病领域的多位专注于神经并发症临床和科研的学者，尤其是中青年学术菁英，在潘琦教授、李益明教授的组织下共同编写了《糖尿病神经病变规范化诊疗》一书。本书以基础研究和循证医学为基石，结合国内外最新研究成果与临床指南，系统、规范、科学地就糖尿病神经病变相关问题及应对策略进行了全面阐述，为内分泌科、神经内科、全科医学及相关领域从业者奉上一部兼具权威性与实用性的专业参考书。全书结构严谨、逻辑缜密，内容翔实，具有很好的实操性，展现了现代医学的多元视角与创新思维。

我相信，本书的出版将为糖尿病神经病变的规范化诊疗提供较为完善的理论支撑与实践指引，助力提升医务工作者的认知与诊疗水平，将有助于推动我国糖尿病神经病变防治事业的发展——促进多学科协作落地临床，强化基层医疗机构服务能力。通过推广标准化诊疗流程，减轻患者痛苦、提升生活质量，助力“健康中国 2030”慢性病防控目标。

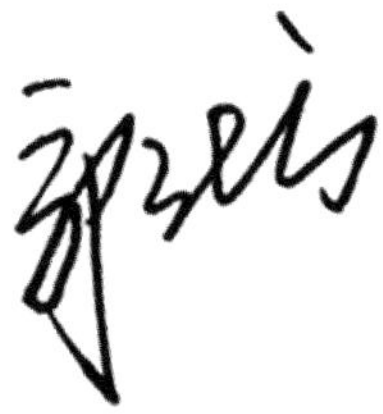

2025年7月

序言二

糖尿病已成为严重威胁我国居民健康的重大慢性疾病，其患病率持续攀升，给个人健康、家庭幸福和社会医疗负担带来严峻挑战。作为糖尿病最常见的慢性并发症之一，糖尿病神经病变因其高发性、隐匿性及严重危害性，日益成为临床诊疗关注的焦点。据临床数据显示，糖尿病患者中神经病变的发生率较高，可累及周围神经、自主神经、中枢神经等多个系统，导致肢体疼痛、感觉异常、脏器功能紊乱，甚至残疾，严重降低患者生活质量，增加医疗资源消耗。

规范糖尿病神经病变的诊疗流程、提高临床医师的诊治水平，是改善患者预后的关键。近年来，随着医学研究的深入，糖尿病神经病变的发病机制、诊断技术和治疗策略不断更新，国内外相关指南与专家共识陆续发布，为临床实践提供了重要参考。然而，由于疾病分型复杂、临床表现多样，加之不同地区、不同科室医师的诊疗经验存在差异，临床实践中仍存在诊断不及时、治疗不规范等问题，亟需一部系统、权威、实用的规范化诊疗教材，以满足继续医学教育的需求。

在此背景下，由潘琦教授、李益明教授担任主编，联合国内糖尿病领域、内分泌领域、神经病学领域的知名专家共同编写的《糖尿病神经病变规范化诊疗》应运而生。本教材的编写团队基于丰富的临床经验和扎实的理论功底，结合国内外最新研究进展与指南共识，历时数月完成编写，确保了教材的科学性、权威性和实用性。

本教材在内容编排上体现了系统性与针对性的统一。开篇从概论入手，系统阐述糖尿病神经病变的流行病学特征、发病机制及分类，为读者构建整体认知框架。随后分别对糖尿病远端对称性多发性神经病变、自主神经病变（含心血管、胃肠道、泌尿生殖道自主神经病变等亚类）、单神经病变、神经根或神经丛病变、中枢神经病变等进行详细阐述，涵盖各类型病变的临床表现、检查方法、诊断标准、鉴别诊断及治疗策略。同时，专设章节介绍糖尿病神经病变的中医诊疗，体现中西医结合的诊疗思路，为临床提供多元化参考。

在编写理念上，教材始终坚持“以临床需求为导向，以规范化为核心”。各章节遵循“临床表现–诊断流程–治疗原则”的逻辑主线，突出诊断标准的可操作性和治疗方案的实用性。在诊断部分详细介绍体格检查、神经电生理检查、影像学检查等方法的临床应用；在治疗部分强调血糖控制、病因治疗、对症治疗的综合策略，纳入了最新的药物治疗进展和非药物干预措施。本书旨在为临床医师提供“拿来即用”的诊疗工具。

在临床适用性上，本教材不仅适用于内分泌科医师，也对神经内科、老年医学科、全科医学等相关科室医师具有重要参考价值。通过系统学习，读者可全面掌握糖尿病神经病变的规范化诊疗要点，提升对早期病变的识别能力、复杂病例的鉴别能力及个体化治疗方案的制定能力，助力临床实践水平的提升。

在理论与实践的结合方面，本教材既深入阐释疾病的病理生理机制，为诊疗决策提供理论支撑；又强调临床技能的培养，通过典型病例分析、诊疗流程图解等形式，帮助读者将理论知识转化为临床能力。同时，教材兼顾前沿性与实用性，纳入了近年来在神经病变诊断技术、新型治疗药物等方面的重要进展，确保内容与时俱进。

糖尿病神经病变防治任重道远，需要广大临床医师不断更新知识、规范实践。相信本教材的出版，将为我国糖尿病神经病变的规范化诊疗提供有力支撑，助力提升我国糖尿病并发症的综合管理水平，为改善糖尿病患者的生活质量、减轻社会疾病负担贡献力量。

付梓之际，谨向所有参与编写、审阅、讨论的专家同道致以崇高敬意，向长期支持学会工作的各级卫生健康行政部门、医疗机构及广大基层医师表示衷心感谢！糖尿病神经病变的防治仍面临诸多挑战，新的发病机制、诊疗技术和管理模式不断涌现。我们将以本次教材出版为新起点，持续跟踪学科进展、贡献专业力量。

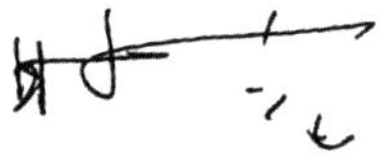

2025年7月

前 言

糖尿病神经病变作为糖尿病最常见的慢性并发症之一，其病理影响贯穿多个系统，显著降低患者生存质量，并与心血管事件风险升高、足部溃疡及截肢等严重后果密切相关。随着全球糖尿病患病率呈持续上升趋势，该病的防治已成为当代临床医学面临的重大公共卫生挑战。当前，国内外对糖尿病神经病变的认知仍存在多重局限：临床表现具有高度异质性，与其他神经病变易产生鉴别混淆；诊断体系依赖症状评估与功能检查，缺乏具有高特异性的生物学标记物；药物干预手段存在疗效瓶颈，且多学科诊疗模式的临床实践尚待规范。在此背景下，建立规范化的诊疗体系尤为必要——通过统一诊断标准与操作流程、明确治疗方案的循证选择依据、强化多学科协作机制，能够系统性提升疾病防治效能，最终实现减轻患者疾病负担的目的。

糖尿病神经病变的病理机制呈现显著复杂性，涵盖多元醇通路异常、糖酵解途径通路亢进等代谢紊乱，以及微血管结构损伤、氧化应激反应激活、炎症级联反应失调等多重病理生理过程。其临床表现谱广泛，包括远端对称性多神经病变、自主神经功能障碍等周围神经病变，亦涉及中枢神经系统受累的特殊类型，对患者的生理功能与心理健康造成双重影响。需强调的是，不同亚型神经病变在病理机制、临床表现及治疗响应上存在显著差异，要求临床医师既具备系统的疾病认知框架，又能实施个体化诊疗策略。然而在临床实践中，早期症状的隐匿性常导致漏诊或误诊，规范化干预的延迟往往使病情进展至不可逆阶段，不仅加剧患者致残风险，更造成医疗资源的低效消耗。因此，制定科学、可操作的规范化诊疗方案，是改善患者预后、优化医疗资源配置的关键环节。

《糖尿病神经病变规范化诊疗》以循证医学为导向，全面整合国内外最新研究成果与临床实践指南，致力于为内分泌科、神经内科、全科医学及相关领域从业者构建系统化的诊疗知识体系。全书共设七章，遵循从基础到临床的逻辑脉络，依次阐述流行病学特征、病理生理机制、各型神经病变的临床表现、诊断标准及治疗原则。其中，针对远端对称性多神经病变、自主神经病变等临床常见类型，本书进行了深度解析，详细介绍标准化筛查工具、鉴别诊断要点及多学科协作管理路径；同时，对糖尿病中枢神经病变等易被忽视的亚型设立专章论述，并结合中西医结合诊疗现状，系统探讨中医药在辅助治疗中的应用价值与安全管理规范，充分体现临床实践的多元视角与实用导向。

本书的编撰汇聚了全国多位糖尿病与神经病变领域专家的学术智慧与临床经验。编写团队在繁重的临床与科研工作中，秉持严谨的学术态度，将前沿理论与典型病例有机融合，确保内容的科学性、实用性与临床指导性。值此付梓之际，谨向所有参与编写、审校的同仁致以最诚挚的感谢！

糖尿病神经病变的规范化诊疗体系建设是一项需要临床与科研协同推进的系统性工程。本书旨在成为衔接基础研究成果、指南共识与临床实践的知识纽带，期望通过推广标准化诊疗流程，助力基层医疗机构提升早期精准识别能力与全病程管理水平，进而惠及广大患者，为实现“健康中国 2030”慢性病防控目标贡献力量。鉴于时间有限，书中难免存在疏漏或不足之处，恳请学界同仁与临床工作者不吝赐教，以便再版时臻于完善。

2025年7月

目录

第一章 概 论

第一节 糖尿病神经病变流行病学

糖尿病（diabetes mellitus，DM）已成为全球性公共卫生问题。我国糖尿病的患病率为12.8%，糖尿病前期患病率更是高达35.2%。糖尿病不仅对患者个人造成巨大影响，也给全球医疗卫生系统带来沉重负担。

糖尿病神经病变（diabetic peripheral neuropathy，DPN）是糖尿病常见的慢性并发症之一，其中以远端对称性多发性神经病变（distal symmetric polyneuropathy，DSPN）最为常见，约占糖尿病神经病变的75%。由于不同研究所涉及的地区、人种、研究方法和所采用的诊断标准不同，DSPN的患病率也存在较大差异。国外研究显示，在2型糖尿病患者中，DSPN的患病率在8%～51%之间；而在1型糖尿病患者中DSPN患病率介于11%～50%之间。我国报道的糖尿病患者DSPN患病率则在38.22%～61.8%之间。研究结果表明，差异较大主要由患者选择偏倚及使用不同的诊断标准、评估方法等诸多因素造成。研究中纳入患者年龄、糖尿病病程、血糖控制情况等的不同，对DPN患病率均有较大影响。此外，采用神经系统体格检查联合振动觉检查诊断DPN时，患病率高于使用问卷调查作为诊断标准时得出的结果，而使用敏感性更高的检查（如神经传导测试）时则患病率更高。最新研究显示，我国2型糖尿病患者中DSPN的患病率为67.6%，其中老年人、低收入及低教育程度的人群更易发生DSPN。

特别值得注意的是，由于糖尿病周围神经病理性疼痛（diabetic peripheral neuropathic pain，DPNP）所造成的严重症状给患者带来极大痛苦，大大降低患者生活质量，因此其患病率也不容忽视。尽管DPNP的患病率也因地域及研究方法不同而有所差异，但目前国外研究普遍认为在糖尿病患者中合并DPNP的比例较高，患病率范围在30%～70%之间。我国的情况同样不容乐观。2023年的研究数据显示，在DSPN患者中合并DPNP的比例为57.2%。

此外，糖尿病自主神经病变也是较为常见的神经病变类型之一，主要包括心血管自主神经病变、胃肠道自主神经病变和泌尿生殖系统自主神经病变等，目前流行病学研究多集中在心血管自主神经病变。一项英国的研究显示，在糖尿病患者中心脏自主神经病变（cardiac autonomic neuropathy，CAN）的患病率为16.7%。另一项纳入133名新诊断2型糖尿病患者的前瞻性研究显示，在初诊断时，存在副交感神经功能障碍的患者占4.9%，而10年后增至65%。另外有研究显示，在糖尿病患者中，近半数存在胃轻瘫、便秘、腹泻或其他下消化道症状；超过80%的糖尿病患者伴有排尿功能障碍，包括尿频、夜尿、尿潴留和尿失禁等；高达75%的糖尿病男性患者存在勃起功能障碍。我国关于糖尿病自主神经病变的流行病学研究多数集中在CAN。国内最新横断面研究（从北京13家医院随机抽取2048

名糖尿病患者，其中1型糖尿病73人、2型糖尿病1975人，最终的CAN诊断基于Ewing试验）显示，在1型和2型糖尿病患者中CAN的患病率分别为61.6%和62.6%。

综上所述，糖尿病神经病变在国内、外均有较高的患病率，对糖尿病患者构成严重威胁。因此，加强该病的早期筛查、诊断及治疗，对于改善糖尿病患者的生活质量和预后具有重要意义。

（刘晓霞　李益明）

第二节　糖尿病神经病变发生机制

一、病因及危险因素

糖尿病病程和糖化血红蛋白水平是糖尿病神经病变的主要相关因素。糖尿病病程越长，糖尿病神经病变的患病风险越高。研究提示，糖化血红蛋白每增加1%，糖尿病神经病变的患病率将增加约10%。既往研究提示，1型糖尿病患者经强化降糖后可显著降低糖尿病神经病变的发病率，但在2型糖尿病患者中却没有达到同样的结果，提示糖尿病神经病变还与其他代谢异常因素相关。多项临床研究提示，代谢综合征及其组分如高密度脂蛋白胆固醇水平降低、高甘油三酯血症、肥胖、腰臀比增加、高血压与糖尿病神经病变之间的相关性均独立于糖化血红蛋白。重要的是，尽管相较于1型糖尿病，代谢综合征的组分在2型糖尿病患者中更常见，但这些代谢综合征组分同样也增加了1型糖尿病患者糖尿病神经病变的患病风险。其他独立危险因素还包括血清促炎症细胞因子水平升高、吸烟、老龄、缺乏体育活动等。

另外，有研究表明，肠道菌群失调即潜在的有益菌减少、致病菌增加，也是糖尿病神经病变发病的危险因素。16s rRNA测序显示，糖尿病神经病变患者肠道菌群中生成短链脂肪酸的扩增子序列变体水平下降，而生成脂多糖的扩增子序列变体水平升高；将糖尿病神经病变患者的肠道菌群移植到小鼠体内后，小鼠可出现严重的周围神经病变的表型，而移植了糖尿病非神经病变患者肠道菌群的小鼠与移植了正常人群肠道菌群的小鼠之间则没有显著差异，提示肠道菌群失衡参与了糖尿病神经病变的发生。肠道屏障功能障碍、抗原负荷以及全身炎症反应加重可能是肠道菌群失衡介导糖尿病神经病变发生的潜在机制。进一步通过粪菌移植调节肠道菌群的组成和功能，即将健康供体的肠道菌群移植给糖尿病神经病变患者后，可缓解糖尿病神经病变患者的临床症状、改善神经功能。

除代谢紊乱、肠道菌群失衡外，遗传因素在糖尿病神经病变发生中的作用也受到了广泛关注。近几年研究发现，部分基因可能与糖尿病神经病变的发生、发展相关，提示遗传易感性也是糖尿病神经病变的重要病因之一。参与糖脂代谢、胆固醇转运、线粒体解偶联、氧化应激途径的相关基因的单核苷酸多态性与糖尿病神经病变的发生高度相关。但其中仅编码血管紧张素转换酶（angiotensin converting enzyme，ACE）的ACE基因和编码亚甲基四氢叶酸还原酶（methylenetetrahydrofolate reductase，MTHFR）的MTHFR基因多态性在多中心大样本人群中得到验证。ACE可催化血管紧张素（angiotensin，Ang）Ⅰ转化为Ang Ⅱ，而Ang Ⅱ可引起血管收缩、神经组织缺血损伤，并可刺激氧化应激，诱导血管活性氧产生，进一步导致血管内皮损伤和微循环功能障碍。ACE水平受ACE基因I/D的多态性影响，由于不同基因型对ACE表达水平影响不同，因此ACE基因I/D多态性可能通过影响ACE水平进而影响Ang Ⅱ的水平，参与糖尿病神经病变的发生、发展。而MTHFR在同型半胱氨酸代谢中起到重要作用，目前已发现多个MTHFR基因单核苷酸多态性位点可导致MTHFR活性降低及同型半胱氨酸浓度增加。高同型半胱氨酸血症具有神经毒性作用，可通过直接细胞毒性作用或由于内皮细胞的氧化损伤而损害神经功能，因此MTHFR基因多态性可能通过调节MTHFR活性而影响糖尿病神经病变的遗传易感性。另有研究发现，参与糖脂代谢和炎症途径的部分基因如编码脂联素（adiponectin，ADPN）的ADPN基因以及编码过氧化物酶增殖物活化受体γ（peroxisome proliferator-activated receptor gamma，PPARG）的PPARG基因是与2型糖尿病和糖尿病神经病变特异相关的多态性候选基因，提示2型糖尿病和糖尿病神经病变可能存在共同的遗传因素。未来还有待更多高质量研究来探明遗传因素在糖尿病神经病变发病中的作用。

糖尿病周围神经病理性疼痛（DPNP）通常指糖尿病或糖尿病前期导致的周围神经病理性疼痛，临床症状以双侧对称性肢体远端疼痛为主要特征，也可表现为单神经痛或臂丛、腰骶丛神经痛。通常下肢重于上肢，远端重于近端，夜间重于白天，常见的疼痛可表现为持续灼痛、间断刺痛、撕裂痛、电击痛、痛觉过敏和痛觉超敏等。目前对糖尿病周围神经病理性疼痛的危险因素还知之甚少。既往研究报道，糖尿病神经病变的严重程度、糖尿病病程、糖化血红蛋白水平、日内血糖波动幅度以及体重都与糖尿病周围神经病理性疼痛的发生有关。女性似乎比男性面临更大的糖尿病周围神经病理性疼痛发生风险，这一性别差异的发现与其他慢性疼痛疾病的特点相一致。此外，在糖尿病周围神经病理性疼痛患者中发现编码电压门控钠离子通道（voltage-gated sodium channels，VGSCs）的基因存在功能获得性突变，这些突变与神经元的兴奋性增加有显著相关性，提示遗传因素也参与糖尿病周围神经病理性疼痛的发生。

二、发病机制

（一）多元醇途径

多元醇途径是糖尿病神经病变发病机制中被研究最多的一个代谢途径，醛糖还原酶是多元醇途径中的限速酶。醛糖还原酶主要位于内皮细胞及施万细胞内，可将葡萄糖转化为山梨糖醇，山梨糖醇在山梨糖醇脱氢酶的作用下转化为果糖。在血糖水平正常时，由于葡萄糖和醛糖还原酶结合的亲和力较低，因此仅有约5%葡萄糖进入此通路代谢，而在高血糖情况下，进入多元醇途径的葡萄糖明显增加至约30%，过量的葡萄糖被醛糖还原酶转化为山梨糖醇，内皮细胞及施万细胞会因山梨糖醇持续积聚于细胞内而出现继发性渗透失衡，导致肌醇进入细胞内的量减少，继而Na^+-K^+-ATP酶减少，最终引起神经受损。果糖则可以促进晚期糖基化终末产物生成、晚期糖基化终末产物受体后信号通路活化、氧化应激、神经营养物质丢失等。另外，细胞内烟酰胺腺嘌呤二核苷酸磷酸（nicotinamide adenine dinucleotide phosphate，NADP）在醛糖还原酶作用过程中作为辅酶被消耗，导致一氧化氮合成受损、谷胱甘肽减少，由此产生的活性氧进一步导致细胞内损伤和细胞功能障碍。

（二）糖酵解途径

高糖状态导致机体内糖酵解水平增加。糖酵解途径中间产物果糖-6-磷酸可进入己糖胺途径，经过一系列反应生成二磷酸尿嘧啶N-乙酰葡萄糖胺（uridine diphosphate-Nacetylglucosamine，UDP-GlcNAc），UDP-GlcNAc可使蛋白质发生糖基化修饰，从而改变蛋白质功能、稳定性及活性。过度的糖基化修饰使得内质网应激、脂质代谢失衡、炎症反应增加并最终导致外周神经组织损伤。糖酵解途径增加还可以引起另一种中间产物二羟丙酮磷酸含量增加，二羟丙酮磷酸进一步被转化为甘油二酯（diacylglycerol，DAG）。DAG被证实可以激活神经组织蛋白激酶C（protein kinase C，PKC）。PKC活化后可导致多种代谢紊乱，如胰岛素抵抗、Na^+-K^+-ATP酶功能异常等，并调控血管内皮生长因子及转化生长因子β的基因表达，进一步引起血管收缩、缺氧以及神经损伤。

（三）晚期糖基化终末产物

晚期糖基化终末产物（advanced glycation end products，AGEs）是指在非酶促条件下，蛋白质、脂类或核酸等大分子物质的游离氨基酸与还原糖（葡萄糖、果糖等）的醛基经过缩合、重排、裂解、氧化修饰等一系列化学反应形成的一组稳定的共价化合物。糖尿病患者由于长期处于高血糖水平，AGE形成速度加快，AGE水平显著高于健康人群。在糖尿病患者体内，AGE在施万细胞、神经内膜血管等神经组织堆积，导致功能蛋白被糖基化，影响神经细胞的营养供应，并破坏神经轴突的结构和功能。另外，AGE与细胞膜上的受体，主要是与AGE受体结合后，可诱导产生大量氧自由基，从而激活下游信号通路如核因子κB（nuclear factor-κB，NF-κB），启动炎症级联反应，导致神经细胞受损、凋亡。

（四）氧化应激

葡萄糖经三羧酸循环或糖酵解、脂肪酸β氧化等途径，产生电子给体还原型烟酰胺腺嘌呤二核苷酸（reduced nicotinamide adenine dinucleotide，NADH）以及还原型黄素腺嘌呤二核苷酸（reduced flavin adenine dinucleotide，FADH2），这些高能电子经过电子传递链逐步释放能量，建立外正内负质子梯度，电子最终与氧气分子、氢离子结合形成水分子。其中质子梯度对于腺苷三磷酸（adenosine triphosphate，ATP）合成、维持线粒体功能及正常神经元代谢是至关重要的。在葡萄糖及脂肪含量过多的情况下，神经元内高能电子超负荷，继而引起质子梯度紊乱，干扰正常的线粒体氧化磷酸化过程并显著增加活性氧含量。活性氧可导致细胞膜、线粒体功能受到损伤，致使轴突能量供应减少，诱发神经细胞程序性死亡，具有直接神经毒性作用。另外，活性氧可引起内质网应激、抑制一氧化氮生成、加重微循环损伤、破坏DNA、诱导炎症反应、激活PKC通路等，对神经组织造成损害。

（五）炎症反应

非感染性炎症反应被普遍认为参与了糖尿病神经病变的发生、发展过程。糖尿病神经病变的啮齿动物模型和临床患者的腓肠神经组织的基因表达谱显示炎症信号通路存在异常。在糖尿病患者神经组织局部检测到白介素-1β、白介素-6、肿瘤坏死因子-α、干扰素-γ等促炎症因子显著上调；在糖尿病动物脊髓中可以检测到小胶质细胞、神经元缓激肽B1和B2受体表达上调。炎症因子如C反应蛋白、环氧合酶-2（cyclooxygenase-2，COX-2）和一氧化氮合酶可以通过刺激血管内皮因子释放、引起微血管基底膜增厚，导致神经组织缺血缺氧、氧化应激等，进而导致轴突变性，并诱导糖尿病周围神经病理性疼痛发生、发展。趋化因子及受体信号通路也被证实参与糖尿病神经病变尤其是糖尿病周围神经病理性疼痛的发病。糖脂代谢紊乱、氧化应激等都可以通过激活多种下游激酶如PKC、促分裂原活化的蛋白激酶（mitogen-activated protein kinase，MAPK）、Jun激酶（Jun kinase，JNK），诱发炎症级联反应及趋化因子生成，加重神经损伤，并导致神经元超敏，引起糖尿病周围神经病理性疼痛。

（六）胰岛素缺乏、胰岛素受体信号失活

尽管胰岛素并不直接调控葡萄糖转运至周围神经系统，但既往文献提示胰岛素是支持轴突生长的强效神经营养因子。胰岛素受体在感觉神经元、运动神经元高度表达，尤其富集在施万细胞膜和郎飞结。胰岛素受体激活后的一系列细胞内信号通路对维持细胞生理功能具有重要意义，胰岛素可通过作用于细胞合成代谢感受器雷帕霉素复合体1（mammalian target of rapamycin complex 1，mTORC1）、腺苷一磷酸活化蛋白激酶（adenosine monophosphate-activated protein kinase，AMPK）、线粒体生物合成的调节因子过氧化物酶体增殖物激活受体γ共激活因子-1α（proliferator-activated receptor gamma coactivator 1-alpha，PGC1α）等调节神经系统的能量代谢。胰岛素缺乏或胰岛素抵抗，都可以引起关键蛋白分子合成减少、促进细胞损伤、启动凋亡途径。此外，施万细胞能够分泌多种神经营养因子以维持神经细胞的新陈代谢，促进其正常发育和损伤修复。在胰岛素信号通路异常的情况下，施万细胞损伤，其分泌的神经营养因子也随之减少，导致神经细胞凋亡、神经纤维破坏、轴突再生受限，加速糖尿病神经病变的发展进程。

（七）血脂异常

既往动物研究提示，以高脂饮食喂养的糖尿病啮齿动物模型存在背根神经节神经元内质网应激，并发展为以小纤维损伤为主的周围神经病变；另有临床研究提示，糖尿病神经病变患者的血清甘油三酯水平升高，与有髓纤维密度下降呈显著相关，提示血脂异常也是导致糖尿病神经病变的重要发病机制。在血脂异常的情况下，过量的游离脂肪酸显著损害轴突线粒体转运，导致远端轴突线粒体数量不足，无法满足轴突能量需求，继而引起远端轴突损伤。过量游离脂肪酸还可导致线粒体生物合成功能障碍，产生大量活性氧，损害神经组织。在高浓度长链脂肪酸中培养的施万细胞会出现线粒体功能障碍、内质网应激和氧化应激，最终导致细胞死亡。另外，血浆脂蛋白，尤其是低密度脂蛋白（low density lipoprotein，LDL），被活性氧氧化并结合氧化的LDL受体1、Toll样受体4和AGE受体，继而激活一系列级联信号，包括胱天蛋白酶3的激活和核DNA降解，介导持续性的神经损伤。

（八）微血管病变

糖尿病神经病变患者神经组织活检显示，滋养神经内膜及神经外膜的血管均遭受不同程度破坏，存在动静脉分流等血流异常。正是基于滋养神经的微血管受损，糖尿病神经病变历来都被认为是糖尿病微血管并发症之一。高血糖状态促进血管胶原与结构蛋白发生糖基化，导致神经纤维束膜内毛细血管内膜和基底膜增生、增厚，发生透明变性，内皮细胞肿胀和增生，管腔狭窄，最终导致血管阻力增加，造成神经滋养血管低灌注和神经内膜缺氧，进而发生神经变性坏死。另外，糖尿病患者微血管血小板聚集，血液处于高凝状态，也容易引起血管阻塞而加重组织缺血、缺氧，加重神经损伤。

既往研究提示，在治疗诱发的急性痛性糖尿病神经病变（以往被称作胰岛素神经炎）患者神经外膜表面，可观察到动静脉解剖结构显著异常。在糖尿病周围神经病理性疼痛患者中可观察到更为明显的微血管功能障碍，这可能是由于交感神经失神经支配导致动静脉分流所致。临床研究表明，应用血管舒张和改善微循环的药物可显著缓解糖尿病周围神经病理性疼痛，提示微血管功能障碍在促进糖尿病周围神经病理性疼痛发生、发展过程中起

到了重要作用。

（九）离子通道表达异常

感觉神经元细胞膜上离子通道的表达和磷酸化状态是感觉神经元兴奋性的关键决定因素。伤害感受器即检测组织损伤的感觉神经元通过特有的VGSCs来检测伤害性刺激。VGSC存在多种α亚基，其中$Na_v1.7$、$Na_v1.8$和$Na_v1.9$在伤害感受器中富集。$Na_v1.7$和$Na_v1.9$作为重要的阈值通道，可以调控细胞的兴奋性并放大感觉刺激信号，$Na_v1.8$则主要负责伤害感受器动作电位的上行激动，而钾通道则主要起到抑制神经元兴奋性的作用。既往研究提示，感觉神经元钾通道表达下调、$Na_v1.8$表达增加以及编码$Na_v1.7$的基因功能获得性突变均参与糖尿病周围神经病理性疼痛的发生。另外，在高糖情况下表达增加的甲基乙二醛（methylglyoxal，MGO）可翻译后修饰$Na_v1.8$，导致$Na_v1.8$功能增强，进而促使感觉神经元过度兴奋，导致糖尿病周围神经病理性疼痛的发生。另一类离子通道——T型Ca离子通道，可通过调节伤害感受器在小于阈值强度的刺激下被兴奋，参与糖尿病周围神经病理性疼痛的发生。例如，糖尿病患者$Ca_V3.2$活性因细胞外精氨酸残基的糖基化而增强，导致背根神经节神经元过度兴奋，而通过基因沉默$Ca_V3.2$减少钙电流后，即可降低糖尿病动物模型中与疼痛相关的超敏反应。

除MGO翻译后修饰外，小类泛素化修饰物（small ubiquitin-related modifier，SUMO）化修饰（SUMOylation）也是一种重要的蛋白质翻译后修饰。SUMO化修饰是指将SUMO蛋白特异性地共价连接到底物蛋白中的赖氨酸残基上的过程。SUMO化修饰通过调节底物蛋白的生物活性来调节细胞的生理功能及病理过程。既往研究提示，在糖尿病神经病变的病理情况下，多种代谢酶和离子通道出现不同程度的SUMO化修饰。伤害感受器的瞬时受体电位阳离子通道v亚家族成员1（transient receptor potential cation channel，subfamily V，member 1，TRPV1）是外周疼痛致敏的关键，TRPV1可由有害的热刺激和辣椒素所激活，TRPV1赖氨酸残基上的SUMO化修饰是调节神经元兴奋性的重要因素。研究提示，TRPV1赖氨酸残基上的SUMO化修饰缺失的小鼠将不会发展为热痛觉过敏，而迅速发展为热痛觉减退。另外，随着糖尿病神经病变的病程延长，TRPV1赖氨酸残基上的SUMO化修饰逐渐减少，从而导致糖尿病神经病变后期热痛觉减退的临床表现。

综上，离子通道的遗传变异及其表达、转运和翻译后修饰的改变是导致糖尿病周围神经病理性疼痛发生的重要机制之一。

（十）中枢神经系统结构及功能障碍

国内外研究提示，在外周神经元过度兴奋的基础上，中枢神经系统功能障碍也是糖尿病周围神经病理性疼痛的发生机制之一，表现为伤害感受信号经脊髓突触传递进一步放大、神经元兴奋阈值下调、正常刺激下神经元超兴奋以及感受范围扩展等。下行疼痛调节系统可以通过脊髓背角神经根抑制或促进伤害性感受信息的传递，而在糖尿病周围神经病理性疼痛患者中，这种疼痛调节系统往往是异常的。

早在20世纪60年代对糖尿病患者进行尸检时就发现，糖尿病患者存在脊髓萎缩、脊髓背根神经节细胞变性、脱髓鞘和轴突变性等异常中枢神经系统病理改变。此后，随着影像技术的发展，借助于核磁共振，在糖尿病神经病变患者和啮齿动物模型中也观察到脊髓萎缩、初级体感皮层灰质体积减小的现象，提示糖尿病神经病变患者还存在中枢神经系统结构的改变。

越来越多研究显示，中枢神经系统内小胶质细胞功能异常可能参与糖尿病神经病变。小胶质细胞在糖尿病神经病变状态下往往呈现促炎症表型，释放脑源性神经营养因子、炎症因子等，促使脊髓层面的伤害性突触传递信号进一步放大，导致糖尿病周围神经病理性疼痛。另外，有研究发现脊髓层面少突胶质细胞缺失，可以同时导致疼痛刺激信号放大，并使得脊髓背角神经根轴突丢失，破坏脊髓丘脑束。

除了脊髓背角及脊髓丘脑束出现轴突损害之外，更高级别的大脑脑区功能障碍也可能参与了糖尿病周围神经病理性疼痛的发生、发展过程。在痛觉过敏糖尿病大鼠体内，通过电生理研究发现其丘脑腹后外侧核团神经元存在自发放电，受到轻微刺激后神经元电活动显著增加。和正常对照组相比，结构上，糖尿病周围神经病理性疼痛患者的初级躯体感觉皮层、缘上回部位灰质体积显著减少。功能上，磁共振显像显示糖尿病周围神经病理性疼痛患者丘脑与皮层功能连接减弱，且血氧水平依赖成像（blood oxygen level-dependent signal，BOLD）功能磁共振提示热痛刺激后多个边缘系统和纹状体结构（前扣带回皮层、额上回、内侧丘脑、前岛叶皮层、豆状核和运动前区）信号增强，提示丘脑等躯体感觉系统的中枢投射脑区调节功能障碍可能是糖尿病神经病变，尤其是糖尿病周围神经病理性疼痛的重要发病机制之一。相信随着功能影像技术的飞速发展，将会有越来越多高质量的影像学相关研究来阐明中枢神经系统改变与糖尿病神经病变及糖尿病周围神经病理性疼痛的关联。

（李益明）

第三节 糖尿病神经病变分类

关于糖尿病神经病变的研究多集中在周围神经，因为直径越细的神经纤维越容易受到高血糖的影响。但近年来，越来越多的研究认为，糖尿病神经病变还可累及中枢神经系统，即导致糖尿病中枢神经病变。但是目前糖尿病中枢神经病变尚无确切的定义和分类标准。因此，在现有的国内、外的糖尿病神经病变诊治专家共识或立场声明中的糖尿病神经病变分类均是指糖尿病周围神经病变的分类。糖尿病神经病变通常分为弥漫性神经病变、单神经病变和神经根或神经丛病变三种类型，具体详细分类见表1-1。

表1-1 糖尿病周围神经病变分类

类型	具体疾病	
弥漫性神经病变	远端对称性多发性神经病变	小纤维神经病变、大纤维神经病变、混合纤维神经病变
	自主神经病变	心血管自主神经病变、胃肠道自主神经病变、泌尿生殖系统自主神经病变、排汗功能障碍、无症状性低血糖、瞳孔功能异常
单神经病变（多发性单神经炎）	单颅神经或其他周围神经病变、多发性单神经炎	
神经根或神经丛神经病变	神经根神经病变	胸神经根神经病变
	神经丛神经病变	腰骶神经丛神经病变、颈神经丛神经病变

一、弥漫性神经病变

弥漫性神经病变是糖尿病神经病变中最常见的类型，又分为远端对称性多发性神经病变（distal symmetricpolyneuropathy，DSPN）和自主神经病变。在所有糖尿病神经病变类型中，以DSPN最为常见，其次为自主神经病变。

近年来，越来越多的研究证据表明在高糖状态下（包括糖尿病和糖尿病前期），直径较小的神经纤维，如薄髓Aδ神经纤维和无髓C类神经纤维，发生病变的时间往往早于直径较大的神经纤维。这些直径较小的神经纤维主要介导疼痛感觉、温度觉以及自主神经功能。随着研究逐渐深入，人们也愈加发现小纤维神经病变（small fiber neuropathy，SFN）对于早期诊断DSPN的重要性，甚至把它的地位与糖尿病肾病诊断标准中的“微量白蛋白尿”相比，足以可见SFN在DSPN早期诊断中的关键地位。鉴于SFN的重要地位，近年来在国内、外颁布的糖尿病神经病变诊治专家共识或立场声明中将DSPN又进行了更详细的分类。

DSPN可进一步分为小纤维神经病变（small fiber neuropathy，SFN）、大纤维神经病变和混合纤维神经病变。小纤维神经病变主要累及直径小于7μm的神经纤维（包括薄髓Aδ和无髓 C类纤维），而直径较大的有髓神经纤维（Aα/β 神经纤维）不受累。SFN典型症状包括异常疼痛、痛温觉缺失和（或）自主神经功能障碍。大纤维神经病变主要累及直径较大的有髓神经（Aα 和Aβ 纤维），而小纤维神经不受累。大纤维神经主要负责肌肉运动、振动觉、压力觉和位置觉等，因此，大纤维神经病变典型症状为运动功能障碍和/或触摸觉、振动觉、位置觉等感觉功能障碍。混合纤维神经病变是指同时累及大、小神经纤维的周围神经病变。在DSPN中，以混合纤维神经病变最为常见。

糖尿病自主神经病变则包括心血管自主神经病变、胃肠道自主神经病变、泌尿生殖系统自主神经病变、泌汗功能障碍、无症状性低血糖及瞳孔功能异常等。其中，心血管自主神经病变可表现为心率变异性（heart rate variability，HRV）降低、静息状态下心动过速、直立性低血压和猝死（恶性心律失常）。胃肠道自主神经病变可分为糖尿病性胃轻瘫、糖尿病性肠病（腹泻）和结肠动力减退（便秘）。泌尿生殖系统自主神经病变可表现为神经源性膀胱、勃起功能障碍和女性性功能障碍。泌汗功能障碍可分为无汗症和味觉出汗症（是指进食时大量出汗并常伴有腮区潮红）。瞳孔功能异常通常是指瞳孔反射下降、瞳孔直径缩小等。

二、单神经病变

单神经病变可累及单颅神经或其他外周神经。颅神经也称脑神经，是从大脑发出的、左右成对的神经，共有12对。虽然颅神经起源于中枢神经系统，但实际上这些神经属于周围神经系统。也有研究认为在12对颅神经中，有2对颅神经（视神经和嗅觉神经）由于起源不同于其他颅神经，属于中枢神经系统。在其余的10对颅神经中，动眼神经最容易受累，表现为上睑下垂。其他易被累及的颅神经病变还见于外展神经和面神经等。单颅神经病变相对较为少见，一般为急性发作，通过积极治疗常能在几个月内明显缓解，甚至痊愈。

对于其他单周围神经病变，通常走行于易受嵌压部位（如腕管、肘管、腓骨小头等）的神经更容易受累。因此，病变常累及正中神经、尺神经、桡神经、股神经和腓总神经等，主要表现为支配区的疼痛和感觉异常、肌肉无力和萎缩。

多发性单神经炎是指同时累及多条单神经的神经病变，其症状、体征通常不对称，呈多条单神经分布。

三、神经根或神经丛神经病变

神经根或神经丛神经病变是少见的糖尿病神经病变类型，主要包括3种解剖类型：腰骶神经丛神经病变、颈神经丛神经病变和胸神经根神经病变。上述病变可单独或联合发病，其中腰骶神经丛神经病变是最常见的类型。腰骶神经丛神经病变也称为糖尿病性肌萎缩症，曾有国外研究观察了800例糖尿病患者（336例1型糖尿病和464例2型糖尿病），发现腰骶神经丛神经病变患病率约为0.8%，主要发生在2型糖尿病患者中。腰骶神经丛神经病变常呈急性或亚急性起病，起病时症状常呈单侧、局灶性，患者通常表现为大腿单侧近端剧烈疼痛和体重减轻，然后出现运动无力和肌萎缩。

（张 烁 李益明）

主要参考文献

［1］Eva L Feldman，Brian C Callaghan，Rodica Pop-Busui，et al. Diabetic neuropathy［J］. Nat Rev Dis Primers，2019，5：42.

［2］Wang W，Ji Q，Ran X，et al. Prevalence and risk factors of diabetic peripheral neuropathy：A population-based cross-sectional study in China［J］. Diabetes Metab Res Rev，2023，39：e3702.

［3］Li C，Wang W，Ji Q，et al. Prevalence of painful diabetic peripheral neuropathy in type 2 diabetes mellitus and diabetic peripheral neuropathy：A nationwide cross-sectional study in mainland China［J］. Diabetes Res Clin Pract，2023，198：110602.

［4］Pan Q，Li Q，Deng W，et al. Prevalence and Diagnosis of Diabetic Cardiovascular Autonomic Neuropathy in Beijing，China：A Retrospective Multicenter Clinical Study［J］. Front Neurosci，2019，13：1144.

［5］Melissa A Elafros，Henning Andersen，David L Bennett，et al. Towards prevention of diabetic peripheral neuropathy：clinical presentation，pathogenesis，and new treatments［J］. Lancet Neurol，2022，21：922-936.

［6］Junpeng Yang，Xueli Yang，Guojun Wu，et al. Gut microbiota modulate distal symmetric polyneuropathy in patients with diabetes［J］. Cell Metab，2023，35：1548-1562.

［7］Gordon Sloan，Dinesh Selvarajah，Solomon Tesfaye. Pathogenesis，diagnosis and clinical management of diabetic sensorimotor peripheral neuropathy［J］. Nat Rev Endocrinol，2021，17：400-420.

［8］American Diabetes Association Professional Practice Committee. Retinopathy，Neuropathy，and Foot Care：Standards of Care in Diabetes-2024［J］. Diabetes Care，2024，47：S231-S243.

［9］Eid SA，Rumora AE，Beirowski B，et al. New perspectives in diabetic neuropathy［J］.Neuron，2023，111：2623-2641.

［10］Glenn MD，Jabari D. Diabetic Lumbosacral Radiculoplexus Neuropathy（Diabetic Amyotrophy）［J］. Neurol Clin，2020，38：553-564.

第二章　糖尿病远端对称性多发性神经病变

糖尿病远端对称性多发性神经病变（diabetic distal symmetric polyneuropathy，DSPN）是最常见的糖尿病慢性并发症之一，也是糖尿病神经病变最常见的类型，约占糖尿病神经病变的75%。

一、分型和临床表现

（一）分型

DSPN根据受累的神经纤维直径大小分为混合性感觉运动神经病变、主要累及大纤维的神经病变、主要累及小纤维的神经病变以及单纯小纤维受累的神经病变。小纤维神经病变是指主要累及直径<7μm的神经纤维（薄髓Aδ和无髓C型纤维），被认为是早期诊断及检测DSPN的重要突破点。

（二）临床表现

DSPN的症状常表现为对称性多发性感觉神经病变，具有长度依赖性（最长的神经最早受累）及慢性进展性的特征。

DSPN最常见的早期症状是由小纤维病变引起的，肢体远端可出现针刺感、蚁走感、烧灼、疼痛等感觉异常，下肢重于上肢，足部的感觉减退呈袜套样，经数月和数年逐渐向近端发展。在下肢症状到达膝盖时双手开始出现相似症状，如手套样感觉异常，逐渐向上肢进展。若累及大神经纤维，则表现为麻木、振动觉和触觉减退以及踝反射减弱或消失，患者可出现深感觉异常、感觉性共济失调、肌肉萎缩、乏力等。患者在糖尿病神经病变的早期主要表现为小纤维神经病变，大纤维损伤通常发生在病程的后期，但并非总是如此。大纤维受累引起的保护性感觉丧失是糖尿病足溃疡的危险因素。

DSPN大、小纤维神经病变的症状、体征见表2-1。

表2-1　DSPN大纤维神经病变和小纤维神经病变的症状和体征

疾病	症状和体征		
	功能	症状	体格检查
大纤维神经病变	压力感知、平衡觉	麻木、位置觉异常	1.踝反射：减弱或者缺如 2.振动觉：减弱或者缺如 3.压力觉（10g尼龙丝）减弱或缺如
小纤维神经病变	伤害性感觉、保护性感觉	疼痛：灼烧感、电击感、刀刺感	1.温度觉（冷/热）：减弱或者缺如 2.针刺痛觉：减弱、消失或者过敏

高达50%的DSPN患者存在神经病理性疼痛（diabetic peripheral neuropathic pain，

DPNP），亦称为痛性DSPN，典型的疼痛为灼烧样痛、锐痛或电击样痛，常伴感觉异常如酸痛、瘙痒、冷感，夜间更严重。神经性疼痛亦可表现为痛觉过敏和触发性疼痛。严重疼痛可导致日常活动受干扰、残疾、社会心理障碍和健康相关生活质量降低。

多达50%的DSPN可能是无症状的，若未被及时发现且未实施预防性足部护理，则患者有足部受伤的风险，因此DM患者需要定期进行DSPN筛查明确诊断。详细询问病史对于诊断DSPN尤为重要，症状不明显或无症状者需要通过体格检查或神经电生理检查做出诊断。

（胡艳云　刘　芳）

二、检查方法

DSPN的检查方法包括详细的病史采集、体格检查、量表评估及特殊检查，建议T2DM患者在确诊时、T1DM患者在确诊5年后均每年至少接受一次关于DSPN的筛查。糖尿病前期患者如果有DSPN症状，也应进行相关检查，以期尽早诊断并进行干预。

（一）病史采集

了解患者有无神经病变症状、体征及糖尿病足相关病史，如有无下肢麻木、针刺感、发凉等症状，以及溃疡、截趾/肢和药物治疗史等。同时仔细观察足外观，下列体征提示可能存在神经病变：①足底胼胝；②足部皮温偏高；③足部皮肤干燥、汗液减少甚至皲裂；④畸形，如踇外翻、锤状趾、爪形趾、夏柯氏关节等。

（二）体格检查

在临床工作中，常用压力觉、振动觉、温度觉、针刺痛觉及踝反射等5项体格检查来筛查DSPN，5项检查相结合可提高检测DSPN的敏感性和特异性，具体检查方法如下。

1.压力觉　主要通过10g尼龙丝试验评估。用于DSPN筛查和诊断的10g尼龙丝压力觉试验与溃疡“高危足”的诊断不同，一般做法是将10g尼龙单丝置于双足踇趾背侧，加力使其弯曲至30°～45°，保持1～2秒，每侧重复4次，记录未感知到压力的总次数以评分，每次1分，若≥5分，认为异常。

2.振动觉　敲击128Hz音叉使之振动，嘱患者闭眼或使用眼罩遮挡双眼，将音叉柄部置于双足踇趾近节趾骨背面的骨隆突处，询问能否感觉到音叉的振动，并告知音叉振动消失时进行示意，后立即将音叉柄部置于正常处（如腕骨、额头）作对比。如振动持续时间较正常缩短，为振动觉减退；未感觉到振动，为振动觉缺失。任意一侧振动觉消失，即判断为阳性。

3.温度觉　简易温度觉检查棒包括温度感觉为凉的金属端及温度感觉为热的聚酯端。嘱患者闭眼或使用眼罩遮挡双眼，避开胼胝、瘢痕、溃疡和坏死组织等部位，分别将两端置于足背部皮肤任意一点，保持1～2秒，询问患者感觉为凉或者热。患者无法辨别两端温度差异则为异常，任意一侧温度感觉异常，则判断为阳性。

4.针刺痛觉　嘱患者闭眼或使用眼罩遮挡双眼，用消毒后的大头针均匀轻刺患者足背皮肤，由远端向近端，注意动作轻柔避免损伤皮肤。如患者感觉不到疼痛即为痛觉消失，如患者感觉异常疼痛即为痛觉过敏，二者均考虑为痛觉异常。任意一侧刺痛觉异常，即判断为阳性。

5.踝反射　嘱患者取仰卧位或俯卧位，屈膝90°，或跪于椅面上，足部露出垂空，全程保持充分放松状态。检查者左手握其足使之背屈，右手持叩诊锤叩击跟腱。如患者情绪紧张，可在检查时与患者聊天，趁其不备时进行叩击。足不能跖屈者，为踝反射消失；跖屈不明显，为减弱；轻触碰即有跖屈，则为亢进。当双侧踝反射同时出现减弱或消失时判断为阳性。

上述5项筛查中，10g尼龙丝检查压力觉、128Hz音叉检查振动觉和踝反射用于评估大纤维（有髓的Aα、Aβ纤维）神经功能，而温度觉或针刺痛觉可用于评估小纤维（薄髓的Aδ纤维和无髓鞘的C纤维）神经功能。10g尼龙丝试验还可用于评估足溃疡和未来截肢发生的风险。

（三）神经病变量表评估

在某些DSPN患者中，神经病变体格检查结果可能没有异常或仅少许异常，但阳性感觉症状非常明显，定量评分临床症状或综合临床症状与体格检查结果评分的量表评估有助于提高DSPN诊断的准确率。目前临床常用于评估DSPN的量表包括总体感觉性症状评分、神经症状和神经缺陷评分、密歇根周围神经病变筛查表、多伦多临床评分量表、神经病变症状与变化评分、神经病变损害评分、下肢神经病变损害评分、复合自主症状量表等。本书仅对临床应用及研究中涉及较多的几种进行详细阐述。

1.总体感觉性症状评分　总体感觉性症状评分（total symptom score system，TSS）主要是针对患者双下肢神经病变的症状进行记录和评分，包括麻木、刀割样痛、烧灼感、针刺样痛四种阳性感觉症状。以神经病变症状发生的频度和程度综合积分，TSS分数=4种感觉的总和，范围从0～14.64，TSS＞3认为是阳性（表2-2）。

表2-2　总体感觉性症状评分（TSS）

症状	程度			
	无	轻度	中度	重度
偶发	0	1.00	2.00	3.00
经常	0	1.33	2.33	3.33
持续	0	1.66	2.66	3.66

注：评估的症状包括麻木感、刀割感、灼伤感和针刺感。

2.神经症状/神经缺陷评分　神经症状/神经缺陷评分（neuropathy symptom score/neuropathy disability score，NSS/NDS）综合神经症状和神经体征进行评分，其敏感性、特异性与肌电图检查有较好一致性。通过询问患者下肢有无疼痛等不适症状、症状出现部位、症状出现时间、是否影响睡眠、症状缓解体位等，进行NSS评分，3～4分为轻度神经病变症状，5～6分为中度神经病变症状，7～9分为重度神经病变症状；根据踝反射、踇趾振动觉、针刺觉及温度觉的体格检查，进行NDS评分，3～5分为轻度神经病变体征，6～8分为中度神经病变体征，9～10分为重度神经病变体征（表2-3）。

评判标准：①中度或重度神经病变体征；②轻度神经病变体征伴中度或重度神经病变症状。满足上述条件之一即可诊断DSPN。

表2-3　神经症状评分/神经缺陷评分（NSS/NDS）

项目		得分		
		2	1	0
第一部分 神经症状评分	症状	麻木、烧灼样痛或刺痛	乏力、抽筋或隐痛	无
	出现部位	足部	小腿	其他部位
	发生时间	全天且夜间加剧	日夜均出现	仅白天出现
	影响睡眠	—	是	否
	症状减轻	行走	站立位	坐位或卧位
第二部分 神经缺陷评份	踝反射	每有一侧消失	每有一侧减弱	正常
	蹲趾振动觉	双侧减弱或消失	单侧减弱或消失	正常
	针刺觉	双侧减弱或消失	单侧减弱或消失	正常
	温度觉	双侧减弱或消失	单侧减弱或消失	正常

注：第一部分　神经症状评分总分3～4分为轻度症状，5～6分为中度症状，7～9分为重度症状。
　　第二部分　神经缺陷评分总分3～5分为轻度体征，6～8分为中度体征，9～10分为重度体征。

3.密歇根周围神经病变筛查工具　密歇根周围神经病变筛查工具（Michigan peripheral neuropathy screening instrument，MNSI）也是综合神经症状和神经体征进行评分，包含患者症状问卷调查和医生体格检查两部分。第一部分问卷调查由患者完成，主观性强，分值表示患病可能性大小；第二部分体格检查由医生进行，分值反映周围神经病严重程度（表2-4）。症状问卷部分得分越高，神经病变的可能性越大。

表2-4　密歇根神经病变筛查工具（MNSI）

第一部分　问卷调查	
15个有关神经症状的问题	如有请打钩
你的下肢或足部有麻木感吗?	□
你的下肢或足部曾有过灼痛的感觉吗?	□
你的双足有感觉过敏的现象吗?	□
你的下肢或双足出现过肌肉痛性痉挛的现象吗?	□
你的下肢或双足出现过刺痛的感觉吗?	□
当被褥接触皮肤时你有被刺痛的感觉吗?	□
当你淋浴时，能清楚地感知水温的变化吗?	□
你曾经有过足部溃疡吗?	□
你的医生诊断过你患有糖尿病神经病变吗?	□
你大部分时间会感到虚弱无力吗?	□
你的症状在夜间是否会更严重?	□
你的下肢在走路时受过伤吗?	□
你行走时能感觉到你的双足吗?	□

续表

第一部分　问卷调查	
15个有关神经症状的问题	如有请打钩
你足部的皮肤会因为太干燥而裂开吗？	□
你进行过截肢手术吗？	□

第二部分　体格检查

指标	临床表现	得分	指标	临床表现	得分
左足外观	正常	0	右足外观	正常	0
	异常	1		异常	1
左足溃疡	无	0	右足溃疡	无	0
	有	1		有	1
左侧踝反射	存在	0	右侧踝反射	存在	0
	减弱/亢进	0.5		减弱/亢进	0.5
	消失	1		消失	1
左尼龙丝感觉	存在	0	右尼龙丝感觉	存在	0
	减弱	0.5		减弱	0.5
	消失	1		消失	1
左跗趾振动觉	存在	0	右跗趾振动觉	存在	0
	减弱	0.5		减弱	0.5
	消失	1		消失	1

注：第一部分回答“是”的项目越多，表示患病可能性越大；第二部分总分为10分，>5分可诊断为糖尿病周围神经病变。

4.多伦多临床评分系统　多伦多临床评分系统（Toronto clinical scoring system，TCSS）包括症状评分、反射评分和感觉评分三个部分，共19分。

诊断标准：评分大于6分者为阳性。

（1）症状评分　包括下肢的疼痛、麻木、针刺感、乏力、走路平衡失调及上肢的症状，正常计0分，异常计1分，共6分。

（2）反射评分　包括双侧膝反射和踝反射，正常计0分，减弱计1分，消失计2分，共8分。

（3）感觉评分　包括右侧跗趾的轻触觉、关节位置觉、振动觉、针刺觉、温度觉5项，正常计0分，异常计1分，共5分。

（四）特殊检查

神经电生理检查作为DSPN的确诊的主要手段，也有助于鉴别诊断。小纤维神经病变（SFN）是DSPN重要的组成部分，通过皮肤活检测定皮下神经纤维是小纤维神经病变的确诊方法，而Sudoscan皮肤电化学检测、定量感觉测定、角膜共聚焦显微镜测定角膜小神经纤维、皮肤交感反应测定是筛查和诊断SFN的有效手段。

1.肌电图　肌电图是诊断DSPN的客观标准，主要反映大神经纤维病变。一份详尽的肌电图报告应包含神经传导检测、F波、体感诱发电位、皮肤交感反应等，其中以神经传导检测对DSPN的诊断价值最高。神经传导检测应至少包括上、下肢各2条神经，记录所检测神经的动作电位潜伏期、传导速度、动作电位波幅等数据。典型的DSPN肌电图表现主要为感觉神经动作电位波幅降低、感觉神经传导速度减慢、复合肌肉动作电位波幅降低及运动神经传导速度减慢。肌电图有助于鉴别周围神经病类型（表2-5）。如有症状或体征不对称、最初表现为肌无力而不是感觉缺失、近端的症状和体征比远端更明显或疾病进展迅速等非典型临床表现时，需进行肌电图检查予以明确。

表2-5　不同周围神经病的神经电生理检查的表现和区别

检查项目		轴索型周围神经病	髓鞘型周围神经病
运动神经传导	波幅	明显降低	正常或轻度降低；传导阻滞明显
	时限	正常	出现离散现象
	波形	正常	正常或呈多相波
	远端潜伏期	正常或轻度延长	延长明显
	传导速度	正常或轻度减慢	减慢
感觉神经传导	波幅	明显降低或消失	正常、降低或消失
	时限	正常	可出现离散现象
	波形	正常	可出现多相位波
	传导速度	正常或轻度减慢	明显减慢
针电极检查	纤颤和正尖波	大量存在	没有或偶见
	束颤电位	罕见	慢性病程中可有
	F波	轻度延长	明显延长
	H反射	轻度延长	明显延长

对于无症状的糖尿病患者，神经电生理检查有助于发现亚临床DPN。但神经电生理检查也有一些局限性：需要专人操作，耗时耗力，价格昂贵，并且主要是对有髓大神经纤维进行检查，不能反映无髓鞘的小神经纤维的病变。当存在腰椎病变或其他原因导致的下肢神经病变、下肢血管或皮肤病变时易导致结果误判。

2.定量感觉测定（quantitative sensory testing，QST）　通过专用的仪器设备如Q-sense、TSA定量神经感觉检测仪等，对感觉进行定量评估，可作为常规神经传导检测的必要补充，是评估SFN的可靠手段。QST可以定量评估深感觉和痛温觉的异常，评估参数包括热觉和冷觉阈值、热痛觉和冷痛觉阈值以及振动觉和压力触觉阈值，其中足部热觉和/或冷觉阈值异常为诊断SFN的标准之一。该检查应在室温（26℃）下进行，为避免受检者主观因素影响，检查过程中应对其进行一次空白测试，每次测试重复3～4次，取平均值作为最终结果。QST具有重复性好、成本低、无创的优势，但由于不同年龄、性别、种族人群的皮肤感觉功能存在差异，尚缺乏统一的参考范围，同时也需要患者有较高的配合度。

3.角膜共聚焦显微镜（corneal confocal microscopy，CCM） 其以激光为光源，通过连续共焦扫描，可以清晰获取活体角膜各层组织和细胞的图像，具有高分辨率（1μm）、高清晰度、无创、可重复的优点。CCM可以通过检查角膜的神经支配，即时计算角膜神经纤维密度、角膜神经分支密度、角膜神经纤维长度、角膜神经纤维迂曲度等数据，还能分析角膜神经密度和形态，被认为是目前研究SFN的重要工具。CCM目前已被应用于DSPN的诊断、病变严重度评价、预后评价、预测指标及糖尿病视网膜病变等其他慢性并发症的研究当中。

4.皮肤交感反应（skin sympathetic response，SSR） SSR广义上也属于肌电图的范畴。人体接受刺激后诱发汗腺同步活动出现的皮肤反射性电位，是交感神经传出纤维的冲动所致。SSR主要检测SFN特别是交感神经节后C类无髓纤维功能状态，有助于发现交感神经通路的异常，表现为潜伏时延长、波幅降低或引不出波形。影响SSR测定的因素有皮肤温度、年龄、刺激强度和适应性等。

5.Sudoscan神经电导检测仪 泌汗神经是一种外周自主神经，属于最细小的无髓鞘C纤维。Sudoscan利用反向离子电渗和计时电流法检测皮肤电化学传导率（electrochemical skin conductance，ESC），反映泌汗功能。ESC值降低，提示泌汗神经纤维受损。有报道其对周围SFN诊断敏感性为75%～80%，特异性为95%～100%。Sudoscan是有效、快速且重复性较好的DSPN检测手段，目前临床作为筛查DSPN的重要方法。

6.振动感觉阈值（vibration perception threshold，VPT）测定 使用专门的振动感觉阈值检查仪测定VPT，可以判断感觉Aα/β有髓神经纤维的功能。结果判断：VPT＜15V，正常；VPT 16～25V，可疑DPN；VPT＞25V，可诊断DPN。VPT测定结果较128Hz音叉准确，定量且易操作、需时短、无创、重复性好、患者接受度高，便于门诊和大规模筛查使用，对诊断轻度及亚临床DPN比较敏感。同时VPT测定与10g尼龙单丝检查、快速振动觉检测的结果具有较好一致性。

7.皮肤活检 对皮肤活检组织采用蛋白基因产物9.5（protein gene product 9.5，PGP 9.5）免疫组织化学染色，可计算表皮神经纤维密度情况。PGP 9.5是一种神经纤维中的特异性泛素羟基水解酶。作为一种神经轴突标记物，抗PGP9.5抗体可以与任何无髓或有髓的神经纤维相结合，使用免疫荧光或免疫组化方法即可标记出组织中PGP 9.5阳性的神经纤维。该检查结果具有良好的稳定性和重复性，是诊断SFN的金标准，但因其为有创操作，推广受限。在高度怀疑患者有DSPN但其他诊查手段未能确诊时，或临床表现难以鉴别其他神经病变时，应行皮肤活检予以明确。

8.神经活检 神经活检部位一般选取外踝后方的腓肠神经，在显微镜下观察神经纤维的形态、生化特征及血管系统。通过神经纤维密度、神经纤维脱髓鞘程度、无髓鞘神经纤维变性和神经纤维再生等指标，反映DPN严重程度。由于神经活检是一种侵入性检查，既不能反映完整的神经反应环功能，也不能反映神经末梢和细小神经纤维的病变，在临床试验中的使用仍有争议，一般不推荐作为DPN的常规诊断。既往有研究用前臂骨间背侧神经分支进行活检分析后发现，DPN患者有髓纤维密度减少。前臂骨间背侧神经活检程序符合标准的神经活检，并且患者有很好的耐受性，有可能是一种替代腓肠神经活检的方法。

（五）新型筛查和预警方法探索

近年来，许多学者对DSPN的检查方法进行了探索，应用不同的血清标记物、便携式检查装备和其他影像学检查等与传统方法进行对比，试图找到更方便和更早期诊断DSPN的新方法。

1.血清标志物 血液检测方法简单易行，是众多疾病首选的检查方法，如能找到可靠的DSPN血清标志物，将能极大提高其诊断率及控制率。目前国内外已报道多种与DSPN独立相关的血清标志物，但是目前尚未作为临床筛查和诊断的指标，具体如下所示。

（1）胱抑素C（cystatin C，CysC） 既往一项纳入937例T2DM患者的横断面研究发现，DSPN患者血清CysC水平显著升高；在校正年龄、糖尿病病程、糖化血红蛋白（HbA1c）、肾小球滤过率（glomeruar filtration rate，GFR）后，CysC仍然与DSPN独立相关；DSPN风险随着CysC升高逐渐增加，男性患者DSPN风险随CysC增加的趋势更明显；提示DSPN的CysC男性最佳切点为1.25mg/L（敏感度61.8%，特异度68.6%），女性最佳切点为1.05mg/L（敏感度70.2%，特异度50.43%）。

（2）神经元特异烯醇化酶（neuron specific enolase，NSE） NSE平时以可溶状态位于神经内分泌细胞胞浆中，当神经细胞损伤后，NSE会快速释放入脑脊液和血液。一项纳入568例DM患者的横断面研究发现，DSPN患者NSE水平高于无DSPN患者；在校正血糖控制情况和影响NSE水平的潜在混杂因素后，NSE仍然与DSPN相关，且NSE水平随神经病变分期而升高；提示DSPN的血清NSE最佳切点为10.10μg/L（敏感性66.3%，特异性72.5%）。

（3）磷酸化神经丝重链（phosphorylated neurofilament-heavy chain，pNF-H） 神经丝重链是神经细胞重要骨架蛋白，pNF-H与阿尔茨海默病、脊髓侧索硬化症等退行性神经病变有关。有研究发现，DSPN患者血清pNF-H较无DSPN患者显著升高，调整年龄、性别、糖尿病病程、空腹血糖、HbA1c、总胆固醇、C肽和GFR等混杂因素后，这种关系依然存在，提示血清pNF-H有可能成为DSPN的生物标志物。

（4）炎症因子 多项研究表明，Toll样受体4（Toll-like receptor 4，TLR4）、肿瘤坏死因子α（tumor necrosis factor-α，TNF）、转化生长因子β（transforming growth factor -β，TGF-β）等炎症因子在DSPN患者中亦有所升高，这些炎症因子可考虑作为协助DSPN诊断的血清标志物，但因其仅提示机体存在非特异性炎症情况，不建议单独使用。

（5）血清微小RNA（MicroRNA，miRNA） 近年来研究发现，miR-146a、Let-7i、miR-341、miR-499a、miR-155等血清微小RNA通过形成网络调控体系调节细胞因子表达，参与糖尿病周围神经病变的许多重要过程，特定的miRNA改变可能作为临床上DSPN的有效诊断工具，协助评估病情进展。

以上血清标志物均有待更多研究验证。

2.便携式检查装备 随着生物医工技术的进步，许多便携式检查装备获批进入临床应用。DPN-Check（腓肠神经传导检查仪）和Sudoscan（皮肤神经电导检查仪）是两款便携式神经传导检测仪器，均通过检测腓肠神经传导情况评估DSPN风险，具有良好的灵敏度和特异性，可应用于DSPN的筛查。DPN-Check是快速诊断大纤维神经的设备，而Sudoscan是快速筛查SFN病变的设备。在既往一项社区筛查中，单独应用DPN-Check筛查的DSPN患病率为51.5%（敏感性84.3%，特异性68.3%），单独应用Sudoscan筛查的DSPN患病率为38.2%（敏感性77.4%，特异性68.3%），两者联合应用筛查的DSPN患病率为61.9%（敏感性93.2%，特异性52.8%）。相较于传统5项体检项目的筛查方法及量表评估，该策略简便、定量、无创，敏感性、重复性均明显提高，因而有学者提倡将两者联合作为早期筛查DSPN的策略。

3.其他影像学检查 超声、核磁共振作为无创的影像学检查手段，在DSPN的诊断中也有一定作用。曾有研究对胫后神经进行超声评估，结果发现DSPN患者与无DSPN患者有差异。相似的，也有研究应用核磁共振显像检测胫后神经来诊断DSPN。近来一项临床研究利用光学相干断层扫描技术（optical coherence tomography，OCT）测定不同部位视网膜神经纤维层（retinal nerve fiber layer，RNFL）厚度，发现DSPN组的总体平均、上象限、下象限RNFL厚度均较正常组和非DSPN组薄，总体平均、上象限、下象限RNFL厚度以及上下象限RNFL厚度联合对于DSPN的诊断效能相当，其诊断灵敏度可高达93.33%。高灵敏度使OCT有望成为DSPN筛查的又一有力工具。随着超声等影像设备的分辨率提高和新型示踪剂的出现，影像学检查手段在日后可能为DSPN的诊断提供帮助。

（黄辛炜　胡艳云　林夏鸿）

三、诊断

DSPN包括小纤维神经病变（small fiber neuropathy，SFN）、大纤维神经病变和混合纤维神经病变。最常见的早期症状是由SFN引起的，表现为疼痛和感觉异常；若累及大神经纤维则导致麻木以及位置觉异常。多达50%的DSPN患者会出现糖尿病周围神经病理性疼痛（diabetic peripheral neuropathic pain，DPNP），亦称为痛性DSPN。有近50%的DSPN无症状，因此DM患者需要定期进行DSPN筛查明确诊断。详细询问病史对于诊断DSPN至关重要，有典型周围神经病变症状者易于诊断，症状不明显或无症状者需要通过体格检查或神经电生理检查做出诊断。典型的DSPN神经电生理主要为神经传导异常，表现为感觉神经动作电位（SNAP）波幅减低、感觉神经传导速度减慢，严重时引不出SNAP，下肢远端更为明显，符合长度依赖性轴索性周围神经病的特点，累及运动纤维时可有复合肌肉动作电位波幅降低及运动神经传导速度减慢。

（一）DSPN诊断标准

DSPN为排除性诊断，依据我国《糖尿病神经病变诊治专家共识》，须具备以下4点，诊断标准见表2-6。

表2-6　DSPN诊断标准

序号	内容
1	明确的DM病史
2	在确诊DM时或确诊之后出现的神经病变
3	出现神经病变的临床症状，如疼痛、麻木、感觉异常等，5项体征检查（踝反射、振动觉、压力觉、温度觉、针刺痛觉）任1项异常；若无临床症状，则5项体征检查任意2项异常也可诊断
4	除外其他原因所致的神经病变，包括具有神经毒性的药物、维生素B_{12}缺乏、颈腰椎疾病、脑梗死、慢性炎症性脱髓鞘性神经病变、遗传性神经病变和血管炎、感染及肾功能不全引起的代谢毒物对神经的损伤

注：如根据以上检查仍不能确诊，需要进行鉴别诊断，可以进行神经电生理检查。

（二）DSPN诊断分层

1.确诊　有DSPN的症状或体征，同时神经传导测定或小纤维神经功能检查异常。

2.临床诊断　有DSPN的症状和1项以上阳性体征，或无症状但有2项以上阳性体征。

3.疑似　有DSPN的症状或体征（任意1项）。

4.亚临床　无症状和体征，仅神经传导测定或小纤维神经功能检查异常。

（三）SFN诊断标准

1.疑似　存在长度依赖性的小纤维损伤的症状和/或临床体征。

2.临床诊断　存在长度依赖性的小纤维损伤的症状和临床体征，同时神经传导测定正常。

3.确诊　存在长度依赖性的小纤维损伤的症状和临床体征，踝部IENFD改变和（或）足部定量感觉测定温度觉阈值异常，同时神经传导测定正常。

（四）DSPN临床诊断流程

通常情况下，DSPN主要根据临床症状和体征进行诊断，在临床表现不典型、诊断不明或疑有其他病因时，建议患者于神经内科专科就诊，或进行神经电生理检查评估。非典型临床表现包括：①神经病变症状、体征与糖尿病病程不符；②病变部位不对称；③运动功能损伤显著重于感觉功能损伤；④近端的症状和体征比远端更明显等。

DSPN的诊断流程见图2-1。

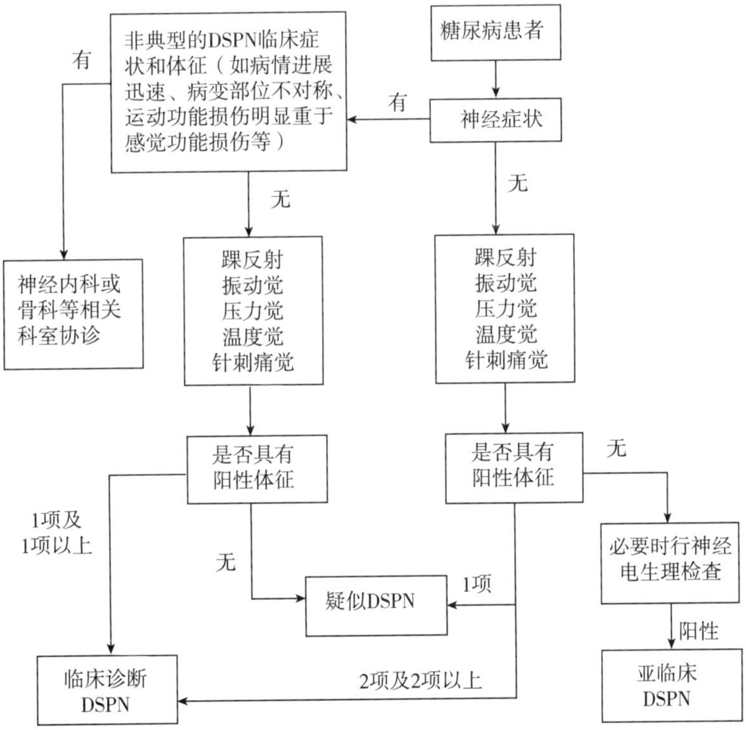

图2-1　DSPN诊断流程

四、鉴别诊断

DSPN是一种排除性诊断，需与其他原因的神经病变进行仔细鉴别。如果患者的临床表现有以下情况，应考虑糖尿病以外的DSPN的病因，并建议转诊进行详细的神经系统检查。①主要为运动功能损伤而非感觉功能损伤；②神经症状体征明显不对称；③症状或神经功能损伤迅速进展；④单神经病变和颅神经受累；⑤尽管血糖控制得到优化，但神经病变仍在进展；⑥上肢症状、体征重于下肢，近端症状、体征重于远端；⑦无糖尿病性神经病变家族史；⑧神经病变症状、体征超出了DSPN的典型特征；⑨DSPN的诊断不能通过临床检查来确定。

DSPN需要与以下疾病进行鉴别。

（一）慢性炎性脱髓鞘性多发性神经根神经病

慢性炎性脱髓鞘性多发性神经根神经病（chronic inflarmmatory demyelinating polyradiculoneuropathy，CIDP）是一类由免疫介导的运动、感觉周围神经脱髓鞘性疾病，临床特点主要表现为四肢对称性麻木和无力。CIDP与糖尿病DSPN有重叠的临床特征，特别是在糖尿病患者中，这两种疾病可以并存，因此鉴别诊断尤为重要。有研究表明，糖尿病患者发生CIDP的风险是无糖尿病患者的9~11倍，但亦有流行病学研究认为两者无确切联系。国内2018年的一项研究显示，糖尿病合并CIDP占全部CIDP患者的27.8%。

CIDP的诊断主要基于临床特征、神经电生理和脑脊液检测。CIDP通常表现为隐袭起病，症状进展至少达8周以上，可有复发缓解的过程。糖尿病DSPN起病缓慢，病情进展通常与患者糖尿病病程和血糖水平相关。

CIDP的临床表现差异很大，可分为经典型和变异型，其中变异型CIDP又分为远端型、多灶型、局灶型、纯运动型和纯感觉型。经典型CIDP最为常见，表现为对称性上下肢近端和远端无力，并伴有肢体远端不同程度感觉异常，下肢重于上肢，所有肢体腱反射均减弱或消失。远端型CIDP表现为以肢体远端为主的运动感觉型周围神经病，下肢重于上肢，肢体近端肌力通常正常或仅有轻微受累，所有肢体的腱反射均减弱或消失。纯感觉型和纯运动型CIDP较为少见。随着病情进展，部分CIDP变异型可能发展为经典型CIDP。CIDP感觉异常中疼痛并不常见，且大纤维感觉障碍（位置觉、振动觉）比小纤维感觉障碍（痛温觉）更明显。相比之下，DSPN的特点是以肢体感觉减退和异常为突出表现，早期累及小纤维，导致疼痛和感觉障碍，后期累及大纤维，出现麻木和保护性感觉缺失等。

神经电生理检查是诊断CIDP的必需条件，主要用于提供脱髓鞘病变的证据，通常表现为运动或感觉神经远端潜伏期延长、神经传导速度减慢、运动神经传导阻滞、异常波形离散和F波潜伏期延长。当在2根或以上神经检测到脱髓鞘病变时，高度支持CIDP的诊断；当仅有1根神经存在脱髓鞘病变时，则需要寻找其他支持诊断的证据。相较于CIDP，糖尿病周围神经病变的电生理改变符合长度依赖性轴索性周围神经病的特点，即感觉神经动作电位波幅减低，下肢远端更明显，在DSPN中可以观察到一定程度的运动传导减慢，但通常达不到CIDP的程度。DSPN一般无运动神经传导阻滞和异常波形离散。

对于疑诊CIDP患者，若进行腰椎穿刺检测发现脑脊液蛋白增高而细胞数正常（蛋白细胞分离现象），则可以作为支持CIDP诊断的条件之一。但也有部分患者蛋白正常。脑脊液蛋白细胞分离现象对于CIDP诊断并不特异，脑脊液蛋白在正常范围不能作为除外CIDP的条件。相当比例的糖尿病患者，特别是病程较长或合并神经根丛病变的患者，脑脊液蛋白的水平也有轻度升高，但是蛋白水平＞1g/L极少见于非CIDP的糖尿病患者。

周围神经超声和磁共振神经成像（MRN）证实存在周围神经增粗可作为诊断CIDP的支持之一，但是缺乏特异性。CIDP的腓肠神经病理学检查表现为有髓神经纤维节段性脱髓鞘，施万细胞增生并形成洋葱球样结构，巨噬细胞在神经束内灶性分布并损害有髓神经纤维的髓鞘结构等。在糖尿病伴CIDP患者腓肠神经病理研究中发现的一些炎症标志物，如神经内膜水肿或基质金属蛋白酶-9（MMP-9）等，对诊断具有较高诊断价值，DSPN 通常不具有这些特征。

CIDP和DSPN的另一个主要区别是对治疗的反应。CIDP是糖尿病患者中最常见且可治疗的炎症性神经病变，主要的一线治疗是免疫治疗，包括糖皮质激素、静脉注射免疫球蛋白（IVIG）或血浆置换。CIDP的预后与DSPN有显著差异。DSPN通常是进行性和不可逆的，而CIDP可能有复发缓解或进行性过程，通过适当的免疫治疗可以稳定或改善。因此，区分这两种情况对于指导治疗和长期管理至关重要。

（二）B族维生素缺乏相关周围神经病

B族维生素缺乏引起的周围神经病变，特别是维生素B_1（硫胺素）、维生素B_6（吡哆醇）和维生素B_{12}（钴胺素）缺乏，表现出与DSPN相似的各种神经症状。

1.维生素B_1（硫胺素）缺乏 维生素B_1又称为硫胺素，是碳水化合物和支链氨基酸代谢中必不可少的辅酶，缺乏原因包括神经性厌食症、节食、持续呕吐、营养不良和胃肠手术、大量酗酒等。硫胺素缺乏可导致神经系统疾病，包括干性脚气病、韦尼克-科萨可夫综合征。

干性脚气病可表现为对称性、多发性及长度依赖性的大纤维感觉和运动轴索性神经病变，伴腱反射减弱或消失，尤其累及下肢。症状可能包括灼痛、感觉异常、肌肉无力和足下垂。部分患者存在自主神经功能障碍，严重硫胺素缺乏患者可出现尿潴留或严重肠胀气。韦尼克脑病典型三联征表现为精神认知障碍、小脑性共济失调和眼肌功能障碍。

实验室检查血丙酮酸、乳酸浓度增高，红细胞转酮酶活性降低是目前诊断维生素B_1（硫胺素）缺乏较为可行的方法，血清硫胺素水平和尿硫胺素排泄不能准确代表硫胺素组织浓度，可通过色谱法检测其生物活性形式二磷酸硫胺素。该病的临床诊断主要靠营养缺乏史和典型的临床表现及治疗后反应。快速识别并纠正维生素B_1缺乏对患者的病情恢复至关重要，及时治疗可迅速改善症状。

2.维生素B_6（吡哆醇）缺乏和过量 维生素B_6又称吡哆醇，在红细胞内被转化为磷酸吡哆醛，作为辅酶参与氨基酸、脂质、核酸的代谢。它也是合成神经递质（包括血清素、儿茶酚胺和组胺）和血红素的辅酶。维生素B_6缺乏原因包括摄入不足、需要量增加、药物和吸收障碍等。维生素B_6缺乏相关的神经病临床多见于服用异烟肼相关的报道，表现为长度依赖性感觉丧失、感觉异常，运动神经受累少见，其特征是四肢麻木、刺痛和灼烧感。维生素B_6过量一般与大剂量摄入有关，可引起感觉神经元病、感觉和自主神经病、痛性轴索性感觉和运动神经病以及脱髓鞘性感觉和运动神经病。维生素B_6缺乏和中毒的症状都类似于DSPN，但前者可出现脂溢性皮炎或口舌炎等全身表现。当临床高度怀疑吡哆醇相关神经病时，检测血清5′-磷酸吡哆醛水平可准确反映机体维生素B_6的储备水平，该指标与吡哆醇的营养状况最为相关。对于维生素B_6缺乏的治疗，成人每日补充50～100mg吡哆醇，直到水平正常。但应避免过量、长期补充。

3.维生素 B_{12}（钴胺素）缺乏症 维生素 B_{12} 又称为钴胺素，对中枢和外周神经系统髓鞘的形成及维护起重要作用。维生素 B_{12} 摄取、吸收、结合与转运的任何环节出现障碍均可引起维生素 B_{12} 缺乏。吸收不良是成人罹患维生素 B_{12} 缺乏症的主要原因，见于恶性贫血、萎缩性胃炎和其他胃肠疾病；长期应用抑制胃酸药物或二甲双胍亦会减少循环中维生素 B_{12} 的含量。维生素 B_{12} 缺乏可导致神经系统变性疾病，典型表现为脊髓亚急性联合变性（subacute combined degeneration of the spinal cord，SCD），病变主要累及脊髓后索、侧索，也可有广泛性周围神经病，多缓慢起病，表现为运动和感觉症状的结合，如周围神经损伤、痉挛性轻瘫、共济失调和本体感觉丧失，少数患者可有精神症状，如易激惹、抑郁、幻觉、认知功能减退等。与SCD不同，DSPN通常不会出现痉挛或反射亢进等上运动神经元体征。

MRI是鉴别SCD与DSPN的重要诊断工具。在SCD中，MRI通常在颈、胸脊髓后索和侧索的 T_2 加权图像上显示特征性的高信号，通常被描述为“倒V征”。当临床表现不充分时，MRI在区分这两种疾病方面起着关键作用。实验室检查发现维生素 B_{12} 水平较低时，通常伴有血清甲基丙二酸和同型半胱氨酸水平升高，二者均是维生素 B_{12} 缺乏的高度敏感标志物。由于维生素 B_{12} 缺乏与恶性贫血有关，因此应检测内因子抗体、抗壁细胞抗体和血清胃泌素水平。

维生素 B_{12} 缺乏症患者的神经电生理检查通常表现为感觉运动轴索性神经病变，并伴有脱髓鞘特征。当脊髓受累时，可出现下肢体感诱发电位异常。

对治疗的反应是另一个显著特征。早期SCD对补充维生素 B_{12} 反应良好，通常在开始治疗的几周到几个月内就能看到神经系统的改善。

总之，鉴别B族维生素缺乏引起的周围神经病变与DSPN需要综合评估临床特征、实验室结果、电生理研究和治疗反应。由维生素缺乏引起的神经病变通常对补充维生素有良好的反应，早期诊断和靶向治疗对于预防不可逆损伤和改善患者预后至关重要。

（三）遗传性神经病变

1.遗传性运动感觉神经病 遗传性运动感觉神经病（hereditary motor and sensory neuropathy，HMSN）又称腓骨肌萎缩症（Charcot-Marie-Tooth diseases，CMT），是一组最常见的周围神经单基因遗传病，以慢性进行性运动和感觉缺陷为特征。CMT的患病率约为1/2500，根据临床表现可分为以髓鞘损害为主的CMT1型、以轴索损害为主的CMT2型和CMT中间型。CMT1A为最常见的CMT亚型，病因为周围神经髓鞘蛋白22（peripheral myelin protein 22，PMP22）杂合重复突变。CMT的临床特点包括：童年或成年早期起病；慢性进行性的对称性肌无力及肌萎缩、远端型感觉障碍、腱反射减弱或消失；足部畸形，如高足弓、锤状趾和远端肌肉萎缩，特别是腓骨肌，导致典型的“鹳腿”外观。虽然CMT和DSPN都可能表现为远端感觉丧失，但CMT在病程早期主要表现为运动障碍，通常从下肢远端开始，表现为足和小腿无力和萎缩。CMT具有显著的遗传异质性和临床异质性，CMT合并糖尿病以CMT1为主，且糖尿病会加重CMT症状；部分CMT患者可能仅表现为远端对称性感觉丧失，与DSPN临床表现相似，使得临床鉴别诊断很困难。CMT通常有一个缓慢的进展过程，预后取决于神经病变的类型和所涉及的特定基因突变。

神经电生理检查是区分CMT和DSPN的重要手段。脱髓鞘CMT1A型神经传导检查

（NCS）通常显示传导速度明显降低，其特征是运动和感觉神经传导速度均匀减慢、远端潜伏期延长、传导阻滞。轴索型CMT2型表现为NCV轻度减慢或正常（上肢正中神经或尺神经运动传导速度＞38m/s），伴有复合肌肉动作电位或感觉动作电位波幅降低。神经活检CMT1型周围神经改变，主要表现为脱髓鞘和施万细胞增生形成“洋葱头”，CMT2主要是轴突变性。

虽然CMT和DSPN都可以表现出相似的周围神经症状，但仔细评估临床特征、遗传史、电生理表现、基因分析和对治疗的反应是准确鉴别的必要条件。

2.遗传性压力易感性周围神经病 遗传性压力易感性周围神经病（hereditary neuropathywith liability to pressure palsies，HNPP）是一种常染色体显性遗传病，由PMP22基因缺失引起，可导致局灶性神经病变反复发作，通常发生在神经压迫部位。

HNPP主要累及易被嵌压的神经，以尺神经、腓总神经最为常见，其次可累及臂丛神经、桡神经、正中神经等，颅神经受累少见。临床特征表现为反复发作无痛性、局灶性神经麻痹，通常由轻微创伤或压迫引起，如长时间坐位或肘部支撑。这些症状发作通常在数天至数月后自行恢复，但反复发作可导致慢性轻度感觉运动神经病变，伴远端肌肉无力和感觉减退。近期研究显示，42.1%～75%的HNPP患者病程中可伴发肢体疼痛，表现为肌肉疼痛或神经病理性疼痛，亦有5.5%～25%的HNPP患者可无症状。相较于其他遗传性周围神经病，HNPP的神经系统体征表现轻微，查体可见受累神经支配区存在肌肉无力和感觉障碍，腱反射减退或消失患者所占比例不到50%。

神经电生理是区分HNPP和DSPN的必要条件。HNPP的神经电生理表现为多发性脱髓鞘性感觉运动神经病变伴局灶嵌压性神经病，异常范围较临床表现范围更为广泛；早期可出现广泛性感觉神经传导速度减慢；远端运动潜伏期延长出现率较高，以腓总神经和正中神经最为常见；神经易嵌压部位如肘部的尺神经或腓骨小头的腓神经等处显示多灶性传导速度减慢、传导阻滞。HNPP神经病理特征性改变为髓鞘增厚形成“腊肠体”样结构，神经病理检查目前不再是诊断该病的必要检查。HNPP和DSPN的鉴别需要全面评估临床特征、家族史、电生理研究和基因检测。

（四）酒精性周围神经病

酒精性周围神经病是长期、大量饮酒的常见并发症，由酒精及其代谢产物的直接神经毒性作用和相关的营养缺乏特别是硫胺素（维生素B_1）缺乏引起，可与DSPN有类似临床表现，使得鉴别诊断具有挑战性。

酒精性周围神经病变典型表现为缓慢进展的对称性感觉异常，如麻木、刺痛、烧灼感和疼痛，伴或不伴烧灼感的疼痛通常为酒精性神经病变的首发和主要症状，通常先累及下肢，后累及上肢。随病情进展可出现运动障碍、自主神经功能紊乱和步态异常。酒精性神经病变通常伴有营养不良的迹象，如体重减轻、舌炎或皮炎，这些在DSPN中不常见。此外，酒精性神经病变可能在饮酒增加或戒断期间表现为症状的急性加重。

酒精性周围神经病患者神经电生理可见神经电位波幅减低、感觉纤维受损重于运动纤维，感觉神经传导的异常比运动神经传导更多见，且异常的表现可能涉及远端和近端神经段。此外，DSPN和酒精性神经病变肌电图（EMG）均可有慢性失神经支配和神经再支配的表现，但酒精性神经病变EMG异常表现更为广发，可累及近端肌肉，这与酒精的直接毒性和维生素缺乏的共同作用使神经损伤更为严重相关。酒精性神经病变患者实验室检查可能出现肝酶异常升高及维生素缺乏的证据，如血清硫胺素或维生素B_{12}水平低。

对治疗的反应亦是鉴别酒精性神经病和DSPN的关键因素。停止酒精摄入和纠正营养缺乏，特别是补充硫胺素，可使酒精性神经病变症状部分或完全恢复，尤其是早期诊断的患者。酒精性神经病变的预后取决于饮酒的时间、饮酒量、神经病变的严重程度和干预的及时性。相比之下，DSPN通常是一种慢性进行性疾病，伴有不可逆的神经损伤。前者的长期管理包括持续的营养支持、戒酒计划和康复治疗，而DSPN管理侧重于全面的糖尿病护理，以控制血糖和缓解症状为中心，以改善生活质量。

（五）副蛋白血症性周围神经病变

浆细胞或B淋巴细胞单克隆恶性增殖所产生的一种异常免疫球蛋白或片段被称为M蛋白（monoclonal protein，M protein），也称副蛋白，血中出现大量M蛋白称副蛋白血症（paraproteinemia）。与副蛋白血症相关的周围神经病变被称为副蛋白血症性周围神经病变（paraproteinemic neuropathy，PPN），也称为具有神经意义的单克隆免疫球蛋白病（monoclonal gammopathy of nervous significance，MGNS）。

PPN的发病机制复杂，尚未完全明确。在神经病患者中，最常见的M蛋白是IgM类（48%），其次是IgG类（37%）和IgA类（15%）。研究指出，在IgM型副蛋白血症性周围神经病中，约50%的患者能检测到抗髓鞘相关糖蛋白（MAG）抗体。这种抗体可以与有髓神经纤维表面的MAG相结合，同时激活补体，导致神经脱髓鞘，产生远端对称性获得性脱髓鞘病变（distal acquired demyelinating symmetric，DADS）。

PPN的临床表现可因副蛋白的类型和水平不同而表现多样，包括下肢感觉异常、疼痛、步态不稳等。神经系统查体可能发现肢端对称性深感觉受累，晚期可能出现运动神经受累。与DSPN不同，PPN可出现全身性症状，如不明原因的体重减轻、疲劳、贫血或骨痛，可能提示存在潜在的血液系统疾病。PPN神经电生理检查可有多种表现，从远端潜伏期延长和传导速度降低的脱髓鞘改变，特别是在IgM-MAG神经病变中，到IgG或IgA副蛋白血症的更多轴突受累表现。PPN的神经活检可能显示单克隆蛋白沉积、淀粉样蛋白沉积或血管炎的特征，如果神经活检发现炎症细胞或沉积物则强烈提示PPN，需要进一步排查潜在的血液恶性肿瘤。

1.POEMS综合征 POEMS综合征是一种病因和发病机制不清的、罕见的多系统疾病，主要表现为多发性神经病变、器官肿大、内分泌异常、血清中存在M蛋白和皮肤改变，其他表现还有腹腔积液、胸腔积液和水肿、肺动脉高压、视盘水肿等。

POEMS综合征并发周围神经病达100%，临床表现为隐袭起病的、渐进性的运动感觉周围神经病。其从双下肢起病，逐渐向上发展，通常伴有麻木、刺痛和发凉感，随后出现无力症状。查体可见双下肢远端为重的感觉周围神经病变和上下肢远端无力及肌肉萎缩的周围神经病变，常为对称分布。

POEMS综合征神经电生理通常表现为脱髓鞘特征，如远端潜伏期延长、传导速度降低和传导阻滞，通常呈多灶性，继发性轴突损失也可能导致复合肌肉动作电位（CAMP）降低；实验室检查包括血清或尿免疫固定电泳发现游离轻链，且M蛋白为IgG或IgA λ型；骨放射检查发现单个或多个骨髓破坏性病灶；骨髓活检可见浆细胞轻度增多；血浆或血清VEGF水平升高；内分泌检查提示甲状腺、肾上腺皮质功能减退和血糖升高等；超声提示肝脾肿大和淋巴结肿大。

POEMS综合征的患者需要血液科、神经科、康复科的联合治疗，且以血液科治疗克隆性浆细胞病为病因治疗。周围神经病的治疗在于早期诊断和神经营养治疗、对症治疗。

2.原发性淀粉样变性（primary amyloidosis，AL） AL是由浆细胞或淋巴样浆细胞分泌的轻链或轻链片段沉积于不同组织导致的，累及周围神经会出现PPN。感觉运动性轴索性多发性神经病、自主神经病和腕管正中神经病是AL型淀粉样变性相关神经病的最常见类型。麻木、感觉异常和疼痛是常见的症状。诊断依据是组织活检提示淀粉样蛋白沉积和血清游离免疫球蛋白轻链水平较高。治疗包括造血干细胞移植或免疫治疗。

3.多发性骨髓瘤（multiple myeloma，MM） 多发性骨髓瘤是一种以骨髓中单克隆浆细胞大量增生为特征的恶性疾病。多发性骨髓瘤周围神经病变（MMPN）是指在MM疾病过程中出现任何形式的PN（如损伤、炎症或变性），临床出现感觉神经、运动神经及自主神经受损的症状或体征。

MMPN按照发生的原因可分为骨髓瘤疾病本身相关PN，包括M蛋白及继发性代谢异常，以及肿瘤压迫、浸润所致PN，还有药物治疗相关PN，包括硼替佐米、沙利度胺、长春新碱、顺铂等药物所致PN。

MMPN主要表现为感觉神经受损症状，患者可出现四肢末梢麻木、烧灼感、感觉迟钝、蚁走感、疼痛等症状；部分患者还可出现自主神经受损症状，可见便秘、肠梗阻或肠麻痹等症状；运动神经受损较少出现，往往发生于已有重度周围感觉神经受损的情况下，患者可表现为肌肉痉挛、震颤或远端肌肉无力等。MMPN诊断标准包括：明确的MM病史、诊断骨髓瘤疾病时或药物治疗中及之后出现相关临床症状与体征和神经电生理检查异常。

（六）副肿瘤性神经系统综合征

副肿瘤性神经系统综合征（paraneoplastic neurological syndromes，PNS）是由恶性肿瘤造成其远隔部位神经系统损伤的一组综合征。临床表现相当复杂，症状和体征有较强异质性，几乎可以产生中枢神经和周围神经系统损害的所有症状和体征。在2021版PNS诊断标准中，将PNS临床表型分为高风险表型和中风险表型。PNS部分表型表现为周围神经广泛受累，包括感觉、运动与自主神经。

副肿瘤性感觉神经元病（paraneoplastic sensory neuronopathy，PSN）是一种罕见但严重的神经病变。PSN的特点是急性或亚急性起病、快速进展的严重感觉障碍，通常从上肢开始，并迅速进展到下肢，症状包括严重的麻木、疼痛、本体感觉和振动感觉的丧失。此外，PSN通常与非长度依赖性感觉丧失和严重共济失调相关，而这在DSPN中并不常见。PSN神经电生理典型表现通常为明显的感觉纤维损害，并至少有一根感觉神经动作电位缺失，运动神经和F波正常，符合原发性感觉神经病变，一般没有明显的脱髓鞘表现，且表现往往不对称，这与DSPN的电生理特征不同。患者血清和脑脊液、尿液中存在特异性副瘤性的抗神经抗体，如抗Hu（ANNA-1）、抗CV2抗体和抗-Amphiphysin抗体等。

如患者出现全身症状，如体重减轻、疲劳或盗汗，并伴有神经功能迅速下降，应考虑PNS的可能。

（七）代谢性疾病

1.甲状腺疾病

（1）甲状腺功能亢进　甲状腺功能亢进的神经系统并发症主要包括中枢神经系统并发

症及周围神经系统并发症等。发病原因主要包括甲状腺激素的直接刺激作用、高代谢状态下增多的代谢产物对周围神经营养代谢的损害、抗甲状腺自身抗体的免疫炎性反应等。周围神经损害在甲亢患者中较少见，症状及临床表现差异较大，可以出现单神经（脊神经和颅神经）损害，也可表现为多发性周围神经病，常见类型为感觉性多发神经病与腕管综合征（CTS）。前者主要表现为远端对称的感觉障碍和反射减低，电生理检查发现约有24%的甲亢患者可出现异常，主要表现为轴索损害。甲亢是CTS的不确定危险因素，约5%～9%的甲亢患者合并CTS，较一般人群的发病率高（3%～5%）。CTS神经症状多与甲亢的严重程度相关，大多数病例在甲状腺毒症得到纠正后出现症状缓解。另外，有文献报道，由自身免疫性甲状腺疾病导致的甲亢可能存在与甲亢相关的Guillain-Barre综合征。

（2）甲状腺功能减退　甲状腺功能减退可引起多种症状的周围神经病变。一些回顾性研究显示，甲减性周围神经病在甲减患者中的发生率约为10%～70%。临床上将甲减性周围神经病分为单一周围神经病和多发性周围神经病，其发病机制尚未完全清楚，但可能与影响神经功能的自身免疫过程有关。甲状腺功能减低伴多发性神经病（polyneuropathy with hypothyroidism）多见于一些黏液性水肿的老年患者，表现为以四肢麻木、疼痛为主的感觉异常，可有手套、袜套样感觉障碍，以肢体远端最为明显，严重者可出现肢体远端肌力下降及肌肉萎缩、腱反射减弱或消失。诊断需排除其他病因，临床较少见。

2.尿毒症性周围神经病　尿毒症性周围神经病（uraemic peripheral neuropathy，UPN）好发于慢性长期肾功能衰竭或长期透析患者，是尿毒症最常见的并发症之一，约75%的尿毒症患者会发生UPN。UPN病因尚不明确，可能继发于毒素潴留、血透相关并发症、电解质紊乱、酶活性抑制等多种因素。UPN神经病变程度与肾衰程度有很强相关性，典型症状为远端感觉运动性神经病变。

UPN起病隐匿并呈缓慢进展，早期为远端对称性感觉神经病，且多始于下肢，由远端向近端发展，表现为四肢麻木、疼痛、烧灼感，有时活动后减轻，类似不宁腿综合征，可伴有瘙痒、抽筋等不典型症状；查体可见感觉受损、腱反射减退或消失。UPN后期逐渐出现运动神经受损症状，表现为四肢远端肌力下降和肌肉萎缩、部分运动功能丧失等，查体足大趾背屈活动受限为典型表现。

UPN神经电生理检查符合轴索神经病特点，表现为自下而上的感觉和运动神经轴突变性伴继发性脱髓鞘病变；早期主要表现为感觉纤维波幅减低；神经传导速度通常降至正常值的50%～60%；相对于感觉神经，运动神经传导速度降幅小，但通常也会超过20%。血液透析治疗后症状可改善，有助于鉴别。

UPN的诊断基于典型的临床症状、体征，在排除其他导致相关神经传导异常的疾病后，结合相应的电生理检查即可确诊。

（八）血管炎周围神经病

血管炎周围神经病是由于炎性细胞浸润神经外膜的滋养血管导致血管闭塞进而引起的周围神经缺血性病变，可分系统性血管炎周围神经病（systemic vasculitic neuropathies，SVN）和非系统性血管炎周围神经病（non-systemic vasculitic neuropathy，NSVN）或局限性血管炎周围神经病。NSVN患者多呈亚急性或慢性持续性进展病程，可伴缓解复发，5%～10%呈急性快速进展。NSVN的典型表现为不对称的多灶性神经病变模式，也称为多发性单神经炎，以远端受累为著，其特征是在一个或多个周围神经分布中突发疼痛、感觉丧失和肌肉无力，疾病中晚期可发展为远端对称性的多发性周围神经病。SVN周围神经受累的临床特点与NSVN大致相同，两者的主要区别是SVN具有多系统受累的临床特征及相关的实验室检查特点。SVN又分为原发性系统性血管炎和结缔组织病相关性SVN。

原发性系统性血管炎是指病因不明的血管炎，主要包括结节性多动脉炎、显微镜下多血管炎、韦格纳肉芽肿、变应性肉芽肿性血管炎等。结缔组织病相关SVN的临床特点包括结缔组织病如系统性红斑狼疮、类风湿关节炎、干燥综合征等的典型临床表现，同时具有多发性单神经病或不对称性多神经病等血管炎周围神经病的临床和神经电生理特点。

血管炎周围神经病神经电生理主要表现为急性或亚急性表现的节段性轴索损害，同时累及感觉和运动神经纤维，不同于DSPN。如果在一个非对称或多神经分布患者中发现轴突损害，则有助于血管炎性周围神经病的诊断。血管炎周围神经病的确诊主要依赖于组织活检病理发现血管炎的证据。其病理改变为神经滋养血管的炎症过程，包括跨壁炎性细胞浸润、血管壁纤维素样坏死以及管壁增厚、管腔狭窄或闭塞、神经纤维缺血性损伤和梗死。

血管炎性周围神经病是可治疗的周围神经病，早期皮质类固醇激素联合免疫抑制剂治疗非系统血管炎周围神经病预后良好，而系统性血管炎周围神经病则预后相对较差。

（九）感染性疾病

1.HIV相关性周围神经病 艾滋病即获得性免疫缺陷综合征（acquired immunodeficiency syndrome，AIDS），是由人类免疫缺陷病毒-1（HIV-1）感染所致的疾病，HIV慢性原发性神经系统感染可累及周围神经，称之为HIV相关性周围神经病（HIV-peripheral neuropathy，HIV-PN）。其病理机制包括病毒直接或间接损伤神经和抗病毒药物的神经毒性。

HIV-PN的临床表现多样，常见为远端对称性多发性神经病、对称性/非对称性感觉运动性多发性神经病、进行性多发性神经根神经病、单神经病、自主神经病等类型。其中远端对称性多发性神经病是HIV感染者中最常见的周围神经病类型，影响50%的HIV患者。HIV-PN通常以感觉症状为主，例如灼烧感、刺痛感、感觉异常、麻木感，可伴有肌无力表现，症状从双侧足底开始对称向上进展，主要累及四肢远端，对患者影响最严重的是HIV 相关性神经痛。

HIV-PN与DSPN有很多相似的症状和体征，需根据流行病学资料结合细致的病史、体格检查、免疫学和病毒学检查加以鉴别。

2.神经莱姆病 莱姆病主要通过携带伯氏疏螺旋体的蜱虫叮咬传播，在草丛、树林等野外环境中活动时，人们容易接触到蜱虫而感染莱姆病。神经莱姆病（neurologic Lyme Disease，NLD）又称莱姆性神经疏螺旋体病，可表现为与DSPN相似的周围神经病变症状。NLD的周围神经病变通常以不对称或局灶性症状为特征，如神经根性疼痛、感觉异常或远端感觉丧失，但程度不同，并可能伴有其他全身体征，如发热、皮肤慢性游走红斑、心脏损害、关节炎，少见的神经系统表现有脑膜脑炎、脑脊髓炎、脑血管炎和周围神经病变。极少部分NLD患者因颅内压升高而出现视神经病变和乳头水肿。此外，NLD通常表现为波动或复发缓解症状，这些症状可能随着暴露于环境压力或免疫风险而恶化，区别于DSPN的稳定、进行性病程。

NLD神经电生理检查提示神经根病或多发性单神经病，表现为感觉和运动波幅降低、远端潜伏期延长、受累神经传导速度降低，通常呈不对称或局灶分布，可与DSPN对称的轴突变性相区分。在疑似NLD病例中，必须进行伯氏疏螺旋体抗体的血清学检测（ELISA后进行Western blot确认）。NLD早期感染可能会出现假阴性，如果临床仍高度怀疑，则需要重复检测。NLD脑脊液（CSF）分析可能显示淋巴细胞增多、蛋白升高、鞘内生成针对伯氏疏螺旋体的特异性抗体。

神经莱姆病主要通过抗生素治疗，伯氏疏螺旋体对四环素、氨苄青霉素和头孢曲松高度敏感。早期识别和治疗，预后良好。

（十）药物性周围神经病

药物性周围神经病变（drug-induced peripheral neuropathy，DIPN）是由某些药物（包括化疗药物、抗逆转录病毒药物和某些抗生素等）的神经毒性作用引起的一种疾病。DIPN可以表现出与DSPN相似的症状，但它们的潜在机制和治疗策略不同，因此临床需要仔细鉴别。DIPN的临床表现因药物的不同而不同，表现为感觉、运动和自主神经障碍的不同组合，可呈单神经病、多发性单神经病和多发性神经病。DIPN通常大部分是轴突性，以感觉为主或纯感觉性的多发性神经病或感觉神经元病，主要表现为长度依赖性、对称性袜套和/或手套样分布的麻木、刺痛和疼痛，类似于DSPN。与主要影响感觉神经的DSPN不同，某些形式的DIPN，特别是由顺铂或长春新碱等化疗药物诱导的DIPN，可引起明显的运动无力甚至是自主神经功能障碍。由于药物不同，DIPN的神经损伤可在用药后任意时间出现，如给药1周内或几周到几个月内，甚至更迟发，如来氟米特所致的神经损伤可在用药后20个月开始出现症状、顺铂引起的周围神经病变可在停药后才开始出现症状。为了确定药物与神经病变之间的因果关系，通常需要满足以下标准：①剂量-反应关系；②一致的临床表现；③症状发作与药物暴露的时间关系；④停药后改善或稳定；⑤动物模型数据和病理变化；⑥排除其他原因；⑦再次药物暴露后症状重现或恶化；⑧生物学合理性。虽然DIPN和DSPN都涉及轴突损伤，但DIPN通常在药物暴露后表现更为严重，且症状随停药或减量后可稳定或改善。但应注意的是，由于异质性反应，若DIPN患者已发生严重的神经损坏，则停药后症状并不改善或持续存在。

DIPN神经电生理检查无特异性，多数表现为多发性、对称性轴索性感觉神经病。DIPN腓肠神经活检可观察到不同程度的脱髓鞘和轴突缺失。详细的病史询问以及对症状的分布和危险因素的确认，是鉴别诊断的关键。

（张秀娜　汪玮琳）

五、治疗

DSPN的治疗一直以来都是临床的难点。目前认为，DSPN治疗主要包括病因治疗——代谢控制、针对发病机制治疗和对症止痛等方面。

（一）代谢控制

1.血糖控制　积极严格地控制血糖并保持血糖稳定是预防和治疗DPN的最重要措施。我国2020年版《中国2型糖尿病防治指南》和2021年版《糖尿病周围神经病诊断和治疗专家共识》建议将糖化血红蛋白（glycosylated hemoglobin，HbA1c）控制在7%以内，但具体控制程度应个体化。

良好的血糖控制可预防1型糖尿病患者神经病变的发生，并能延缓进展，近年证据也发现，在2型糖尿病患者中严格血糖控制也能延缓其DPN进展。Ang等总结了强化控制血糖对1型和2型糖尿病人群神经病变等并发症影响的临床研究。在针对1型糖尿病患者的临床试验中，均证明更严格的血糖控制可减少和延缓DPN的发生。其中，最大的试验是美国糖尿病控制与并发症研究（Diabetes Control and Complications Study，DCCT），该研究显示，对1400余名1型糖尿病患者使用胰岛素强化治疗5年可使DPN发生率降低60%。DCCT研究结束后开展了糖尿病干预和并发症的流行病学研究，该研究表明DCCT试验结束后14年，前期强化治疗组与常规治疗组相比，两组后续血糖控制水平差别不大，但前期强化治疗组DSPN发病率和患病率仍明显下降，发生DPSN的风险减少30%。

然而，在2型糖尿病人群中强化血糖控制仅可能延缓DPN的进展，而不能逆转神经元损失。一项纳入UKPDS、ACCORD、VADT等4项在2型糖尿病人群中的随机对照试验（randomized controlled trial，RCT）的荟萃分析发现，严格血糖控制可使DSPN的年风险降低0.58%。日本的Kumamoto研究是第一个报告严格血糖控制具有防治2型糖尿病人群DPN作用的RCT研究，该研究纳入110例2型糖尿病患者，平均随访6年，主要观察周围神经传导速度的变化。试验结果显示，严格控制组HbA1c为7.4%，一般控制组HbA1c高达9.4%，并且前者的DPN进展（NCS恶化）或新发患病率明显降低，提示血糖控制达标可预防DPN进展。一项在2型糖尿病人群血管旁路血运重建队列研究中，纳入2000余例年龄小于62岁且病程不足10年的T2DM患者，比较用胰岛素增敏剂（二甲双胍、噻唑烷二酮类，或二者联合）与胰岛素增加剂（磺脲类/列奈类，胰岛素，或二者联合）控制血糖对大血管病变和微血管病变的影响，两组的HbA1c目标都是低于6.5%，随访4年后发现，在基线没合并DSPN的1075位患者中，胰岛素增敏药物组的4年DSPN累积发生率明显低于胰岛素增加剂组，校正HbA1c后差异仍然存在，但基线已有DPN的患者无缓解效果。这提示一些降糖药物具有降糖之外的预防DSPN发生的作用，其机制可能与其非降糖作用如改善脂代谢、减轻体重、抗氧化应激、抑制慢性炎症有关。然而，目前的研究表明钠-葡萄糖共转运蛋白2抑制剂对神经病变的直接影响有限，但它可以通过改善血糖控制间接减少神经损伤的风险。另外，ACCORD研究后续随访也发现，强化血糖和血压控制对2型糖尿病人群的心脏自主神经病变有明确的预防作用。

这种存在于1型和2型糖尿病之间的差异，提示2型糖尿病神经病变的发病机制较1型糖尿病更复杂，因此治疗也更困难。另外，2型糖尿病患者DPN发生也受血糖波动的影响。Mayeda等对103例2型糖尿病患者进行动态血糖监测，比较其血糖达标时间占比（TIR）、血糖波动指数（GMI）与合并慢性肾病（CKD）和DPN的关系，发现低TIR和高GMI与MNSI评分异常的风险增加有关［OR 1.25（95% CI 1.02～1.52）］，在校正年龄、性别和种族等因素后，TIR每降低10%，DPN增高1%［OR 1.79（95% CI 1.05～3.04）］。欧洲的GRADE研究小组也发现，血糖降低可减少糖尿病大血管病变和微血管病变（包括DPN）的发生。

胰高血糖素样肽-1（glucagon-like peptide-1，GLP-1）具有神经营养作用，其受体在整个大脑中表达。多种神经系统疾病和模型中（如阿尔茨海默病、帕金森病、肌萎缩侧索硬化症和缺血性脑损伤等）均报道了GLP-1信号通路的神经营养和保护作用。糖尿病状态下GLP-1分泌和表达下调。一些临床研究已证实胰高血糖素样肽-1受体激动剂（glucagon-like peptide-1 receptor agonist，GLP-1RA）可减少糖尿病神经系统并发症，如司美格鲁肽和度拉唐肽可减少2型糖尿病患者非致死性脑卒中的发生、度拉唐肽和利拉鲁肽则表现出了对认知障碍的改善作用。GLP-1受体在背根神经节神经元中也有表达，但目前关于GLP-

1RA对DPN的临床研究较少。Wegeberg等的研究评估了利拉鲁肽对于48例确诊DSPN的1型糖尿病患者胃肠神经系统的影响，结果表明利拉鲁肽提高了肠道推进运动的协调性，从而改善肠自主神经的功能。Brock等观察到，与安慰剂组相比，利拉鲁肽组的1型糖尿病患者体内白细胞介素-6的水平降低了22.6%（95%CI -38.1%～-3.2%，P=0.025），并伴有其他促炎细胞因子数量的减少，虽然中枢、自主神经和外周神经功能没有改变，但这提示利拉鲁肽在DPN早期的炎症过程中可能起到预防作用。与甘精胰岛素治疗相比，艾塞那肽似乎没有改善2型糖尿病患者的神经病变临床指标，但角膜神经分支密度增加，提示艾塞那肽可促进角膜神经再生。在体外实验中，利拉鲁肽减轻了糖脂中毒诱导的施万细胞（schwann cell，SC）氧化应激和炎症反应，促使其产生抗炎细胞因子，并上调神经营养因子和髓鞘相关蛋白的生成。一项研究招募了22名2型糖尿病患者，使用利拉鲁肽或者司美格鲁肽治疗并随访3个月，结果表明81.8%患者在治疗前外周神经已出现病理性增大，随访结束后93%的参与者神经有所减小，同时神经病变的严重程度降低（$P<0.05$），感觉神经传导振幅改善（$P<0.05$）。二肽基肽酶-4抑制剂（dipeptidyl peptidase-4 inhibitor，DPP-4i）通过抑制DPP-4酶的活性，延长GLP-1的半衰期。有研究发现，DPP-4i可促进外周神经系统内的神经突伸长，发挥营养神经的作用。综上，GLP-1RA和DPP-4i是一种有前景的治疗DPN的药物，值得进一步研究证实。

2.调节血脂 血脂紊乱是2型糖尿病人群神经病变发展的关键因素，也可能增加1型糖尿病人群DPN的风险。一系列临床和基础研究已证明脂代谢异常与周围神经功能丧失存在机制上的直接联系。因此，《中国2型糖尿病防治指南（2023年版）》指出，优化血压和血脂控制，以降低糖尿病神经病变的风险或减缓其进展。高甘油三酯比低密度脂蛋白胆固醇（low density lipoprotein cholesterol，LDL-C）与DPN的关系更密切，但传统的降脂药物如他汀类和贝特类并未产生对DPN的治疗或预防效果。目前，这方面更受关注的是前蛋白转化酶枯草溶菌素9（PCSK-9）抑制剂可使认知下降，原因可能在于其超强的降低LDL-C的能力使LDL-C过低而引起神经退行性变。然而，有关循环PCSK9水平与小纤维神经损伤的关系的糖尿病鼠模型和小型观察性临床研究表明，PCSK9抑制剂治疗对小纤维神经病变具有保护作用。2024年的一项研究结果显示，PCSK9抑制剂——阿利西尤单抗能够改善DPN大鼠的神经传导、形态学改变和小纤维缺损，可能与其能改善氧化应激和炎症反应有关。而目前关于PCSK9抑制剂在人类小纤维神经病变中的研究相对有限。LDL-C升高和高密度脂蛋白胆固醇（low density lipoprotein cholesterol，HDL-C）降低都可以引起2型糖尿病微血管病变增加，且对已经患有2型糖尿病者，HDL-C的保护性作用消失。因此，应早期积极应用PCSK9抑制剂、他汀类等调脂药物，并加强运动，将LDL-C水平控制至1.8mmol/L以下，升高HDL-C至1.2mmol/L（女）或1.1mmol/L以上（男）。

3.控制血压 控制血压对糖尿病人群的意义毋庸置疑，对防止2型糖尿病神经病变的进展也有利，因此被增列入ADA新指南的DPN治疗部分。许多研究已证实，高血压有增加DPN进展的风险。一项汇总了14个国家数据的国际糖尿病与抑郁患病率和疗法研究的荟萃分析揭示，高血压是独立的DPN风险因子（OR=1.58）。对于血压控制目标，一般建议糖尿病人群的血压控制目标与一般原发性高血压患者相同。

（二）针对发病机制的治疗

DPN的发病机制复杂，涉及代谢紊乱（山梨醇途径、已糖胺途径、非酶糖基化及其糖化终末产物形成）、微循环障碍引起的缺血缺氧、线粒体功能障碍及氧化应激损伤，同时伴有炎症和自身免疫因素、神经再生障碍和维生素营养障碍等的参与，因此，治疗应针对发病机制的不同方面。目前针对发病机制的疗法包括以下几个方面。

1.抗氧化应激　氧化应激是机体在高糖、缺血缺氧等损伤因素的作用下，体内产生的高活性分子（如活性氧自由基）过多或清除减少导致的组织损伤，是DPN发生的核心环节。抗氧化剂类药物通过抑制神经内氧化应激状态、增加营养神经血管的血流量、加快神经传导速度、增加神经Na^+–K^+–ATP酶活性等机制，改善DPN症状，延缓其进展。α–硫辛酸是目前临床应用最广的强抗氧化剂。

德国Ziegler教授领衔的ALANDIN Ⅰ、Ⅱ、Ⅲ研究以及SYDNEY等临床研究证实，α–硫辛酸600mg/d静脉滴注3周和600mg 每日3次长期口服具有改善DPN患者的神经感觉症状和神经传导速度等治疗作用。2004年，Ziegler教授对4项有关α–硫辛酸治疗DPN的随机对照临床试验进行了荟萃分析，总例数共1258例，研究结果表明α–硫辛酸与安慰剂在总体症状评分（toronto total symptom score，TSS评分）上的相对特异差异为24.1%（13.5～33.4），在神经缺损功能评分（NIS）上的相对特异差异则为16%（5.7～25.2）；两组的总有效率分别为52.7%和36.9%；TSS的各项评分中，α–硫辛酸组严重影响患者生活质量的烧灼感和麻木感得到改善；NIS评分中，α–硫辛酸组刺痛觉、触压觉和踝反射有了改善。

早在2007年，刘芳教授团队的对照研究显示，静脉滴注α–硫辛酸600mg/d连续2周可有效减轻TSS和密歇根神经体征评分（Michigan Neuropathy Screening Instrument，MNSI），改善2型糖尿病周围神经症状，疗效优于丹参静脉滴注。我国另一项多中心、自身对照研究，纳入了284例DPN患者，表明α–硫辛酸600mg/d静脉滴注，连续10～14天，可以显著改善患者DPN症状和TSS评分，总有效率73.2%。McIlduff等关于α–硫辛酸的荟萃分析提示，α–硫辛酸针对小纤维病变更为有效，相对于电生理指标，神经病变症状改善更为明显，因人体合成α–硫辛酸的能力随糖尿病病程的延长而减弱，所以建议尽早开始α–硫辛酸干预治疗。

长达4年的随机、双盲、安慰剂对照的多中心临床NATHAN1研究显示，对于轻中度的DPN患者，口服α–硫辛酸，每日600mg，虽然神经传导速度未改善，但可减轻及延缓神经损害的发生，并且具有良好的耐受性。但也有荟萃分析研究表明，静脉滴注α–硫辛酸600mg/d连续3周，显著改善DPN，但后续的口服α–硫辛酸治疗，对于改善DPN症状的临床相关性不确切。我国一项评估大剂量口服α–硫辛酸疗效的RCT研究，从5个中心入选236例有临床症状的DPN患者，117例患者每日3次口服α–硫辛酸600mg治疗，其余患者给予安慰剂，治疗12周，结果显示治疗组73.3%患者的神经症状显著改善，对照组改善率仅为18.3%，并且治疗组的TSS评分下降更为显著（2.6 ± 2.3 vs 0.7 ± 1.4）。α–硫辛酸对疼痛、麻木、烧灼感和其他感觉异常均有较好的疗效，但是对神经传导速度无明显改变。

新近一篇系统综述纳入8项共包含1500例糖尿病患者的临床研究，发现3项研究观察到明显的神经病变症状改善，5项研究没有观察到显著的结果，所有研究都发现α–硫辛酸是安全、耐受性好的DPN治疗药物，没有不良反应报告。亚洲糖尿病研究协会的指南也推荐应用α–硫辛酸治疗，其应用方法有α–硫辛酸针剂600mg/d静脉滴注4周和600mg/次、每日3次口服。口服α-硫辛酸较静脉应用方便，但需更长的用药时间，才有临床改善。

2.营养神经及神经修复 B族维生素缺乏是DPN发病原因之一。维生素B_{12}的衍生物甲钴胺为蛋氨酸合成酶辅酶，该酶促进髓鞘的主要成分卵磷脂合成，与髓鞘、核糖核体膜、线粒体膜、突触及受体等的功能有关，可促进核酸和蛋白质的合成，改善神经元和施万细胞的代谢，促进轴索内物质输送和轴索的再生。临床上可应用活性B_{12}制剂如甲钴胺，常用剂量是500μg每日3次口服，也可以500~1000μg/d静脉滴注或肌内注射，连续使用1~2周，以获得更好疗效。2020年，Sawangjit等对有关甲钴胺治疗DPN的15项RCT研究做了荟萃分析，共1707例患者，除4项研究外，多数研究属于高偏倚风险研究，单用甲钴胺可达到临床有效性（OR=1.17，95%CI 1.03~1.33），但未显著改善疼痛评分和NCV，有效性方面不如甲钴胺与其他药物联用（OR=1.32，95%CI 1.21~1.45），安全性良好，无明显不良反应。2021年，德国一项RCT研究显示，口服甲钴胺1000μg/d连续1年，可提高血维生素B_{12}水平，明显改善DPN患者的MNSI评分、腓肠神经传导速度和波幅、振动感觉阈值、泌汗功能和疼痛评分。国内一项小样本研究显示，甲钴胺和α-硫辛酸对DPN的不同症状疗效不同，甲钴胺主要改善麻木、感觉异常和疼痛视觉评分，而α-硫辛酸能缓解烧灼感、刺痛症状。多项荟萃分析显示，甲钴胺与改善循环药物前列腺素E_1（PGE_1）或抗氧化剂α-硫辛酸等合用在改善症状和NCV方面的疗效优于甲钴胺单药。Mai等的系统分析也发现，静脉滴注丹红、丹参川芎或银杏叶制剂联合甲钴胺，改善DPN症状的疗效较单静脉滴注甲钴胺更好。Lee等对我国发表的72项、总患者6260例的临床研究进行了系统评价，表明甲钴胺联合中草药改善感觉性和运动性NCV的疗效优于单用甲钴胺。

苯磷硫胺是脂溶性维生素B_1衍生物，参与糖尿病血管损伤中的三种主要通路。一项历时6周、包括165名患者的Ⅲ期RCT中，观察了苯磷硫胺 300mg 每日2次口服1年对DPN患者角膜共聚焦显微镜显示的神经纤维长度、NCS、VPT、泌汗功能等的疗效，符合方案集分析（per-protocol）表明苯磷硫胺可以改善DPN患者的神经症状评分，但是包括了脱落患者的意向性治疗原则分析（intent-to-treat）中则未观察到这种作用。

3.改善神经微循环 DPN是一种糖尿病微血管病变，其微血管结构改变表现为动脉变细、静脉扩张、动静脉分流和新生血管形成、管腔狭窄等，导致受损神经组织和神经元处于高凝状态、微循环障碍和缺血缺氧。血管扩张剂如ACEI、己酮可可碱，前列腺素制剂如PGE_1、前列地尔、贝前列腺素钠等，可扩张微血管，减轻血液黏稠度；抑制血小板聚集药物如阿司匹林、西洛他唑可以改善糖尿病高凝状态。

（1）前列腺素制剂PGE_1 主要用于血管性疾病，在Ⅱ期临床试验中，其对DPN的治疗显示有效。临床研究表明，PGE_1针剂10~20μg/d静脉滴注1~2周，对糖尿病神经病变的麻木、疼痛有缓解作用。日本Akahori等在一项小型RCT研究中，给予11名治疗组患者10mg PGE_1脂球制剂（Lipo-PGE_1）静脉注射，每日1次，共2周，结果显示治疗组患者麻木症状、压力觉及感觉阈值明显改善，且疗效可维持半年，但感觉性和运动性NCV无改善。Hong等对糖尿病痛性神经病变患者进行Lipo-PGE_1小剂量、大剂量联合甲钴胺静脉滴注治疗，并与单用甲钴胺组比较，结果发现大剂量Lipo-PGE_1（20g/d）组有效率最高，高达90%，明显优于小剂量组（10μg/d，80%）和甲钴胺组（55%）。后续有学者对有关PGE_1应用的16项共1136例患者的RCT进行荟萃分析，发现与单用Lipo-PGE_1静脉滴注相比，

$Lipo-PGE_1$与甲钴胺联合静脉滴注治疗，疗效更显著（RR 1.25，95% CI 1.18～1.32），且能改善正中神经和腓神经的SNCV和MNCV。另一项纳入31项RCT研究、共2676例患者的系统分析也表明，$Lipo-PGE_1$联合α－硫辛酸静脉滴注对上下肢SNCV和MNCV等的改善疗效优于二者单用（RR=1.32，95% CI 1.26～1.38）。

（2）ACEI/ARB类　一项纳入380例糖尿病患者的RCT研究分析了200例患者神经病变的影响，将地拉普利、地拉普利联合马尼地平与安慰剂组进行对比，结果发现联合用药组、地拉普利组发生DPN的OR分别为0.45（0.24～0.87）和0.52（0.27～0.99），说明其可大幅度减少和延缓DPN的进展。最新的一项比较不同种类的降压药物包括ACEI、血管紧张素受体拮抗剂（angiotensin Ⅱ receptor antagonist，ARB）、钙离子拮抗剂（calcium ion antagonist，CCB）和利尿剂的DPN保护作用的研究，纳入7464例T2DM患者，用药近10年，发现在排除高血糖影响的情况下，ACEI（培哚普利）、ARB（替米沙坦）可防止DPN的发生发展，而CCB和利尿剂无此作用。

（3）中药　我国发表的大量研究和荟萃分析表明，一些活血化瘀的中药如丹红注射液、丹参川穹液、银杏叶提取剂、木丹颗粒等与甲钴胺合用，通过扩张血管、增加神经滋养血管血流量、抑制血小板聚集、改善微循环等作用，改善DPN患者临床症状和NCV。

4.改善糖代谢紊乱多元醇通路　醛糖还原酶抑制剂（aldose reductase inhibitor，ARIs）通过抑制醛糖还原酶活性、恢复Na^+-K^+-ATP酶活性、减少山梨醇和果糖在周围神经组织的沉积，改善糖尿病神经病变。以前有诸多药物但由于疗效有限或不良反应太大而未能用于临床，目前仅依帕司他（epalrestat）、利多司他（lidorestat）、非达司他（fidarestat）等经RCT研究证实对DPN有效。依帕司他1992年于日本上市，其临床试验也主要在日本进行，主要包括了2项RCT（分别为3个月和3年疗程）和一项大型的非对照研究。从试验结果看，依帕司他对于改善DPN症状及延缓DPN进展都有一定疗效，长期治疗耐受性较好。依帕司他（50mg/次，每日3次）与α－硫辛酸（600mg 每日1次）联合应用可获得更佳的降低TSS评分和改善正中神经和腓神经NCV的疗效。上述累积证据表明，依帕司他可改善神经感觉症状、提高NCV，被AASD指南推荐，常用药物是依帕司他片，50mg/次、每日3次口服，长期应用。

5.改善细胞能量代谢　乙酰左卡尼汀（acetyl-L-carnitine，ALC）具有刺激脑内有氧代谢、减轻细胞氧化应激损伤、减轻细胞兴奋毒性、减少突触的谷氨酸浓度从而减轻痛觉过敏的作用。Evans等总结了纳入1679例患者的2项大型RCT研究的结果，一项研究证实每日至少口服2g ALC可降低疼痛分值，另一项研究表明ALC较其他疗法可改善NCV等神经电生理参数，有神经痛表现的患者VAS评分下降，且有神经再生表现，未报告明显不良反应。因此，建议糖尿病患者尽早服用ALC以获得最大效应。一项华西医院牵头的多中心临床研究，纳入232例DPN患者，随机应用ACL 500mg/次、每日3次或甲钴胺500μg/次、每日3次口服24周，结果表明二者皆可减轻神经症状评分（NSS）和神经缺陷评分（NDS），也能改善神经电生理指标。近年一项对包含907位研究对象的4项临床研究［其中3项比较了ALC 1500～3000mg/d口服6～12个月与安慰剂的疗效，1项（n=232）将ALC 1500mg/d与甲钴胺1500μg/d的疗效做了对比］的荟萃分析结果表明，大剂量ALC可缓解VAS评分，但剂量＜1500mg/d时疗效不明显；2项安慰剂对照的研究发现ALC治疗12个月可改善VPT，但该项研究人群存在偏倚；1项研究发现ALC和甲钴胺均可改善神经损害和神经缺陷NDS评分，但二者疗效差异不大。该荟萃分析的作者认为这些研究设计存在偏倚，且缺乏感觉神经功能和电生理参数的比较，因此结果尚待进一步研究确认。

（三）痛性糖尿病周围神经病变的对症止痛治疗

1.抗惊厥类药物 抗惊厥类药物通过阻断离子通道抑制过度兴奋的神经元活动，从而减轻疼痛信号的传递。钙离子通道调节剂属于 γ-氨基丁酸类似物或衍生物，通过结合神经元膜上的电压依赖性钙通道的 $\alpha_2\delta$ 亚基发挥调节作用，是治疗痛性糖尿病周围神经病变（painful diabetic peripheral neuropathy，PDPN）的一线药物，主要包括加巴喷丁和普瑞巴林，新型 $\alpha_2\delta$ 亚基配体美洛加巴林也备受关注。

第一代钙离子通道调节剂加巴喷丁于1993年首次获得批准，最初用于癫痫的治疗，逐渐被用于治疗神经性疼痛等，特别是糖尿病神经痛和疱疹后神经痛。早在1996年，Backonja等在165名PDPN患者中展开了一项为期8周的双盲RCT，研究起始4周内将加巴喷丁治疗组患者的治疗剂量增加至最大耐受剂量3600mg/d，随后进行4周的维持治疗，研究过程中67%的患者用量达到了最大耐受剂量。结果显示，与安慰剂相比，加巴喷丁治疗组患者在研究终点的平均每日疼痛评分明显更低（5.1 vs 3.9，$P<0.001$），并且患者生活质量、情绪状态和睡眠情况都有所改善，而加巴喷丁主要不良反应是头晕（24% vs 4.9%，$P<0.001$）和嗜睡（23% vs 6%，P=0.003）。指南推荐加巴喷丁用于治疗PDPN的起始剂量为300mg/d，根据患者的耐受性和反应，剂量可以逐渐增加至1800mg/d。

第二代钙离子通道调节剂普瑞巴林是加巴喷丁的衍生物，并于2004年在欧洲被批准用于外周神经性疼痛的控制。普瑞巴林的药理特征和化学结构与加巴喷丁相似，但疗效和药代动力学优于加巴喷丁，且用药频率低于加巴喷丁。Rosenstock等展开的一项为期8周的多中心RCT研究评估了普雷加巴林在缓解PDPN相关疼痛方面的有效性，发现在研究第1周结束时，普瑞巴林治疗组平均疼痛评分显著降低（有统计学意义），且在整个研究过程中持续存在。同时，普瑞巴林治疗显著改善了睡眠干扰、情绪障碍和紧张焦虑评分。另有25项普瑞巴林RCT研究囊括了150～600mg/d的治疗剂量，其中18项研究结果表明相比安慰剂，在PDPN患者中普瑞巴林治疗有显著的镇痛作用，并且存在剂量反应梯度，患者对于600mg/d的治疗反应优于300mg/d，但同时伴随更多的不良事件。目前，指南推荐首选普瑞巴林用于治疗PDPN，且普瑞巴林治疗的起始剂量为150mg/d，分3次服用，后续根据患者的反应和耐受性，逐渐增加至300mg/d或更高，最高可达600mg/d。普瑞巴林的不良反应与加巴喷丁相似，包括头晕、嗜睡、感染和外周水肿。

钙通道的 $\alpha_2\delta$ 亚基有4种不同的分型，其中 $\alpha_2\delta$-1亚基与镇痛作用相关。第三代钙离子通道调节剂美洛加巴林与 $\alpha_2\delta$-1亚基具有更高的亲和力及相较 $\alpha_2\delta$-2亚基更慢的解离速率（11.1h vs 2.4h），因此与加巴喷丁和普瑞巴林相比，美洛加巴林的镇痛作用更强、更持久。2019年，一项纳入824例PDPN患者的双盲、多中心RCT研究对患者进行持续14周的安慰剂或者不同剂量的美洛加巴林治疗，结果表明，大剂量美洛加巴林组（30mg/d）的每日疼痛评分较基线降低显著，与安慰剂组存在统计学差异（-1.81 vs -1.34，P=0.0027），并且平均每日疼痛评分降低≥50%的患者比例高达30.9%，显著高于安慰剂组（P=0.0048）。同年，美洛加巴林首次于日本获批上市。Kato等汇总了于亚洲进行的2项多中心、双盲、安慰剂对照的Ⅲ期临床研究结果，总计纳入1587例存在外周神经性疼痛的患者，分析显示，与安慰剂相比，美洛加巴林10mg/次、每日2次组和15mg/次、每日2次组治疗后患者的每日疼痛评分较基线显著改善。此外，Baba的团队在亚洲PDPN患者中进一步探究了使用上述剂量美洛加巴林的长期安全性和有效性，扩展研究结果显示，治疗组的视觉模拟评分（visual analog scale，VAS）从基线至第8周逐渐降低，此后保持稳定，在第52周时相对于基线平均降低9.8分，而在52周时治疗组简式麦吉尔疼痛问卷的其他项目评分（总评分、感官评分、情感评分和当前疼痛强度）较基线也都有所改善。美洛加巴林相关的最常见不良事件为嗜睡、头晕、外周水肿和体重增加，大多数不良反应表现为轻至中度，无需治疗即可缓解。

2.抗抑郁类药物　抗抑郁类药物包括5-羟色胺（5-hydroxytryptamine，5-HT）和去甲肾上腺素（noradrenalin，NE）再摄取抑制剂（serotonin and norepinephrine reuptake inhibitors，SNRI）与三环类抗抑郁药（tricyclic antidepressant，TCA）两类，是治疗PDPN的一线或二线药物。

SNRI选择性抑制5-HT和NE的再摄取，增加这些神经递质在突触间的浓度，5-HT和NE在脊髓和脑干等中枢神经系统区域分别通过激活5-HT受体、α受体和β受体，增强抑制性神经元的活动，从而抑制疼痛信号的传递，提高患者对疼痛的耐受性。目前治疗PDPN的SNRI药物有度洛西汀和文拉法辛，其中度洛西汀与普瑞巴林推荐级别相同，也是推荐的首选用药。在2005年的一项为期12周、多中心、双盲RCT中，457名PDPN患者被随机分配至安慰剂组或不同剂量度洛西汀组（20mg/d、60mg/d或120mg/d）。研究发现，与安慰剂组相比，度洛西汀20mg/d组患者疼痛降低程度并不明显，而度洛西汀60mg/d和120mg/d组患者的疼痛程度自第1周至研究结束都有显著降低。此外，Hitoshi等纳入338例中至重度PDPN患者进行了随机、双盲、持续12周的Ⅲ期研究，结果显示与安慰剂相比，度洛西汀40mg/d和60mg/d治疗患者的24小时平均疼痛评分显著改善。随后，该团队在上述成功随访的患者中进一步进行了为期52周的随机、开放标签研究以探究度洛西汀长期治疗的疗效和安全性，发现度洛西汀可显著降低患者简要疼痛量表评分（$P<0.0001$），常见的不良事件包括嗜睡（13.6%）、便秘（13.2%）和恶心（10.5%）。一项囊括3项RCT的荟萃分析表明，度洛西汀和加巴喷丁在疗效和安全性方面没有统计学差异。总体来说，将度洛西汀用于对症治疗PDPN被认为是安全有效的。度洛西汀的推荐剂量通常为60mg/d，也可从30mg/d起始治疗，逐渐增加至60mg/d，以帮助患者耐受药物。

另一种SNRI药物——文拉法辛也被研究用于治疗PDPN。2004年，美国的一项多中心、双盲RCT纳入244例PDPN患者，随机给予参与者安慰剂、75mg/d或150～225mg/d文拉法辛，治疗6周，比较疼痛评分，发现150～225mg/d组患者的疼痛缓解比安慰剂组更为显著（$P<0.001$）。然而，在不同剂量的文拉法辛治疗组中均出现了心房颤动病例。虽然研究表明文拉法辛可能在缓解神经病理性疼痛方面有效，但其治疗神经病理性疼痛的效果不如普瑞巴林和度洛西汀等一线药物。因此，文拉法辛并不被广泛用于治疗PDPN，目前推荐使用剂量为75～225mg/d。

TCA属于非选择性单胺摄取抑制剂，可以通过增加突触内单胺水平直接影响下行性神经元的活性。由于TCA的非特异性作用使其对胆碱能受体和α-肾上腺素受体等其他神经递质受体也产生了一定的拮抗作用，进而导致口干和便秘等不良反应。阿米替林是治疗神经性疼痛最常用的三环类药物。1987年，Max等进行的双盲RCT结果表明，自第3周至第6周，阿米替林缓解疼痛的效果优于安慰剂组。此外，多项比较研究表明在治疗PDPN方面，阿米替林与普瑞巴林、度洛西汀、拉莫三嗪和局部辣椒素同样有效。然而，Rudroju

等对常用的PDPN药物进行网络荟萃分析发现，阿米替林的疗效不及其他药物，仅仅高于安慰剂，并且可能引起更多的戒断反应，安全性和效益风险平衡最低。指南推荐阿米替林的起始剂量为25 ~ 50mg，每晚服用，维持剂量为50 ~ 100mg/d。其主要不良反应为心律失常，因此在初次使用此类药物前应充分评估患者心血管情况，对于有心脏疾病或者高度怀疑心脏疾病的患者应谨慎使用。

3.阿片类药物 阿片类药物具有潜在的成瘾性，长期使用可能导致依赖和滥用。因此，只有当疼痛严重影响患者的生活质量，且其他治疗方法效果不佳时，才可考虑使用阿片类药物。此外，患者出现急性疼痛发作需要快速缓解时，阿片类药物也可作为一个短期解决方案。阿片类药物可分为部分μ受体激动剂和传统阿片类药物。

部分μ受体激动剂在μ受体上发挥部分激动作用，这意味着它们可以提供镇痛效果，且相对而言，成瘾性和呼吸抑制的风险较低，研究用于治疗PDPN的弱阿片类药物包括曲马多和他喷他多。曲马多不仅部分激活μ受体，同时能够发挥SNRI作用以达到镇痛效果。1998年的一项多中心、双盲RCT在131名PDPN患者中探究曲马多的对症治疗效果，发现患者疼痛缓解明显（$P<0.001$），且与安慰剂组相比，曲马多组患者在社会功能评分方面也有所提高。随后，哈佛医学院的一项RCT纳入313例PDPN患者，分别给予37.5mg曲马多/325mg对乙酰氨基酚或安慰剂持续治疗66天，在研究终点发现与安慰剂相比，曲马多/对乙酰氨基酚（tramadol/acetaminophen，T/A）治疗组患者的每日平均疼痛评分显著降低（-1.83 vs -2.71，P=0.001），情绪、睡眠和生活质量也明显改善。有RCT研究进一步表明，在治疗2型糖尿病患者PDPN方面，T/A与加巴喷丁一样有效。然而，Duehmke综述发现曲马多治疗神经性疼痛的研究较少，且大多是具有潜在偏见风险的小型研究，证据质量低。目前，不推荐曲马多作为治疗PDPN的一线或二线药物，临床应谨慎使用。

他喷他多具有与曲马多相似的机制，既有阿片类作用，也能抑制去甲肾上腺素的再摄取，因此可能有利于缓解多因素神经性疼痛。2项双盲RCT共纳入713例中至重度疼痛的PDPN患者，探究了他喷他多缓释治疗PDPN的有效性和安全性，持续治疗12周后发现，相比安慰剂，100 ~ 250mg他喷他多对症治疗可有效缓解疼痛，且安全性和耐受性与中枢作用镇痛剂一致，最常见的不良事件是恶心（21.1%）和呕吐（12.7%）。荷兰的一项小型RCT也表明他喷他多治疗对PDPN有镇痛作用。

传统阿片类药物羟考酮是强效的阿片类镇痛药，单纯使用传统阿片类药物治疗PDPN的RCT较少。GimbelS等在159名中至重度PDPN患者中开展了羟考酮短期治疗的双盲RCT研究。在这项为期6周的试验中，治疗组患者羟考酮的平均使用剂量为37 mg/d（使用范围为10 ~ 99mg/d），在研究终点表现出更佳的镇痛作用。然而，McNicol纳入31项关于阿片类药物治疗神经性疼痛的RCT进行综述，结果表明，短期研究得出阿片类药物可有效减轻神经性疼痛的证据质量并不高。因传统阿片类药物具有成瘾特性，应避免使用。

4.局部药物疗法 除口服全身性药物缓解疼痛以外，局部应用的止痛药物也有一定的作用，且已被临床研究证明。本文主要介绍辣椒素膏/贴剂和利多卡因贴剂。辣椒素是瞬时受体电位香草酸亚型1（transient receptor potential vanilloid 1，TRPV1）的选择性激动剂，通过激活神经细胞的TRPV1，持续释放传递疼痛的神经肽（如P物质），导致细胞内此类物质耗竭和TRPV1脱敏，降低了局部对各种刺激的敏感性，从而抑制疼痛。早期的一项多中心RCT表明，0.075%的外用辣椒素乳膏能够改善糖尿病患者的神经性疼痛。而样本量仅为33例的一项小型研究发现，尽管0.025%辣椒素凝胶安全且患者耐受性好，但是并未显著缓解疼痛。每日高达4次的涂抹频率是低浓度辣椒素应用受限制的原因之一。此外，低浓度辣椒素可导致伤害性感受器末端短期失去功能，这种现象在几小时内是可逆的。然而，高浓度辣椒素通过抑制表达TRPV1的传入神经末端，导致其长期丧失功能，从而实现持续数月的长效镇痛效果。2017年，Simpson等进行了为期12周的双盲RCT研究，首次在PDPN患者中评估了8%辣椒素贴片与安慰剂贴片的疗效和安全性。研究结果表明，与安慰剂贴片相比，8%辣椒素贴片治疗略微缓解疼痛和改善睡眠质量，并且患者的全身性不良反应不明显。也有研究表明，8%辣椒素贴片可以通过促进神经再生和功能恢复，在改善PDPN的同时缓解疼痛。局部外用的8%辣椒素贴片已经于2020年7月获得美国食品药品监督管理局正式批准，用于成人PDPN患者的治疗。

利多卡因能够阻断电压门控钠离子通道（包括Nav 1.7和1.8），并稳定过度兴奋的神经元膜电位，从而减弱患者的痛觉。在一项两阶段、开放标签的多中心RCT中，比较了局部涂抹5%利多卡因与口服普瑞巴林的疗效。第一阶段研究持续了4周，结果发现5%利多卡因缓解疼痛的效果与普瑞巴林相当，且与普瑞巴林相比，5%利多卡因治疗组的不良反应及相关停药事件都显著减少。随后，在对单一治疗没有反应的PDPN患者中进行第二阶段研究，发现5%利多卡因和普瑞巴林的联合用药比单独用药更有效，并且不良反应没有增加。局部应用利多卡因已被证明是治疗 PDPN的有效方法，能够提高患者生活质量。

5.联合用药　临床试验证据表明，任何单一疗法的最大疗效只有50%，联合用药可能有助于缓解PDPN患者的疼痛。Tesfaye等在标准剂量度洛西汀或普瑞巴林治疗无效的PDPN患者中，探究联合使用这两种药物的疗效是否优于将单一药物增加到最大推荐剂量的疗效。在最初的8周治疗中，给予60mg/d度洛西汀（1、2组）或300mg/d普瑞巴林（3、4组）。在此后的8周联合/高剂量治疗期间，343例无反应者接受了120mg/d度洛西汀（1组）、60mg/d度洛西汀（2组）、60mg/d度洛西汀+300mg/d普瑞巴林（3组）或600mg/d普瑞巴林（4组）的联合治疗。虽然联合治疗有效率没有明显优于大剂量单药治疗（52.1% vs 39.3%，P=0.068），但联合治疗被认为是有效、安全且耐受性良好的治疗方法。2022年，Tesfaye教授团队的另一项包含13个中心的双盲RCT研究分别评估了一线药物度洛西汀、普瑞巴林和阿米替林的疗效以及联合治疗的疗效和耐受性。所有患者先单药治疗6周，加至大量仍无效则再加一种药物进行联合，包括以下三种联合方案：阿米替林-普瑞巴林（A-P组）、普瑞巴林-阿米替林（P-A组）、度洛西汀-普瑞巴林（D-P组），观察16周，以7天内日间疼痛数字评分量表（numerical rating scale，NRS）均值为主要疗效指标。结果表明，研究结束时仍然单药治疗者NRS降低幅度低于两药联合，并且3组联合用药组患者平均NRS均下降，但无差异，表明联合疗法耐受性好。该研究主要不良反应是头晕（P-A）、恶心（D-P）和口干（A-P）。

（四）其他新型疗法探索

1.C肽　基础研究表明，C肽通过激活Na^+-K^+-ATP酶和各种转录因子对DPN起到有益作用，C肽缺乏可导致周围神经结构异常和功能障碍。瑞典学者Ekberg等在1型糖尿病DPN患者（n=139）中给予小剂量C肽（1.5mg/d分4次皮下注射）、大剂量C肽（4.5mg/d皮下注射）治疗6个月，结果发现，与安慰剂组相比，两个剂量的C-p治疗均可改善感觉性神经传导功能（SCV），基线病情轻者SCV改善＞1m/s，病情较重亚组SCV改善1m/s，神经评分和VPT也有明显改善。一项研究报告了每周一次长效C肽治疗1型糖尿病DPN的疗效，该研究纳入250例患者，分为小剂量长效C肽组（n=71）、大剂量组（n=73）和安慰剂组（n=106），治疗52周，观察治疗前、24周、52周时改良多伦多神经病变评分（mTCS）、VPT、双侧腓肠神经传导速度（SNCV）的变化。结果发现，长效C肽组呈剂量-依赖性升高血清C肽水平，提高SNCV，但与安慰剂组NCV差异不明显。与基线相比，治疗52周VPT可改善25%，但mTCS评分无明显改善。因此认为，长效C肽长期治疗可改善VPT神经感觉缺陷，但不能纠正NCV等电生理异常。新近的一篇综述汇总了C肽对糖尿病并发症的作用，总体来说，C肽替代治疗对胰岛功能缺乏的糖尿病动物可缓解神经功能，对1型糖尿病DPN有一定的改善神经感觉功能的疗效，但总体临床疗效尚不令人满意。

2.肌醇磷酸寡糖（Actovegin） DPN存在肌醇代谢异常，Actovegin是小牛血液中的一种提取物，具有胰岛素样作用。在Ziegler等进行的一项纳入567例2型糖尿病DPN患者、随访6个月的RCT研究中，先用肌醇磷酸寡糖2000mg/d静脉滴注20天，再用600mg 每日3次口服140天，结果表明肌醇磷酸寡糖静脉-口服序贯治疗可改善患者TSS和NIS-LL评分，降低VPT，改善患者生活质量。8年后，Ziegler等再次报道这批患者的疗效影响因素，确认肌醇磷酸寡糖可改善下肢神经的症状和神经功能缺陷，且基线时合用ARB/ACEI类药物是产生疗效的独立因素。在一篇DPN治疗进展综述中，研究者指出肌醇磷酸寡糖是有RCT证据的DPN治疗药物，通过抑制聚二磷腺苷核糖多聚酶（PDRP）发挥作用，主要在俄罗斯和东欧国家应用。

3.神经生长因子（NGF） 研究证据表明，NGF减少可能参与DPN的发病，动物实验发现外源性应用NGF可改善动物神经损伤。鼠源性NGF不仅可以改善神经功能的障碍，还可以缩小感觉障碍的面积，提高患者的生活质量，但是研究样本量小。2项Ⅱ期临床试验提示，重组人NGF（rhNGF）可有效缓解DSPN和HIV相关神经病变的症状。然而，这些早期研究发现，NGF注射后疼痛明显，使其应用范围受限。20年前一项大型Ⅲ期临床试验，纳入1019例患者随机接受rhNGF 0.1μg每周3次皮下注射或安慰剂治疗48周，并未证实rhNGF早期应用对DPN症状或神经功能的有效性，且注射部位疼痛明显。近年一项用肝细胞生长因子（HGF）基因疗法的Ⅲ期临床研究结果提供了新证据。美国西北大学的研究者用质粒制备HGF，而后在500例DPN患者中进行两个阶段的观察，先是在0、14、90、104天时腓肠肌注射HGF，共9个月观察期（DPN-Ⅲ-1），再对其中101例患者进行不用药的延伸观察，至12个月（DPN-Ⅲ-1b）。结果显示，在前9个月的间断治疗期间，HGF并未对神经疼痛（NRS）产生显效性改善，而在Ⅲb期，该药对疼痛有缓解作用且持续到最后一次用药的8个月后，尤其在原来未服用过加巴喷丁和普瑞巴林的患者中疗效明显，且无明显不良反应发生。还有研究显示，胰岛素样生长因子-1（IGF-1）、成纤维细胞生长因子（FGF）等在糖尿病动物模型中显示了改善神经损害的作用，但尚需RCT研究证实。

4.维生素D 临床研究显示，维生素D缺乏（25-OH-D＜17.22ng/ml）与2型糖尿病DPN患病风险独立相关（OR=2.59）；新近的一项纳入14709例 2型糖尿病人群的前瞻性研究表明，与血清25-羟基维生素D3（25-OH-D）水平＜25nmol/L组相比，25-OH-D＞75nmol/L可使DPN发生的相对风险降低52%（HR=0.48）。近期一篇综述表明，维生素D缺乏在2型糖尿病患者的DPN、足溃疡以及CAN的发展中起重要作用。据此，已经有研究尝试了补充维生素D治疗DPN。Karonova等对67例2型糖尿病患者分别用低剂量(5000IU)和大剂量(40000IU)维生素D每周一次口服治疗，用药24周后，大剂量组NSS和NDS评分均显著下降，局部皮下微循环也得到改善，而小剂量组未获得明显疗效。

5.抗氧化剂联合用药 在一项RCT中，纳入有症状DPN的2型糖尿病受试者，随机分为药物组(n=109例)或安慰剂组(n=107例)，给予4种抗氧化剂包括琥珀酸、肌苷、烟酰胺和核黄素联合治疗(SINR)，先静脉滴注10天，后续口服75天，评估它们对DPN的疗效和安全性。结果表明，治疗12周后，无论HbA1c水平如何，SINR组的TSS都有所减轻，用药11天时即观察到感觉异常和麻木症状改善，57天时烧灼感改善；在初始TSS＜7.5分的患者中观察到更好的结果。

6.促红细胞生成素(EPO) 诸多基础研究发现，EPO可抑制氧化应激、拮抗促炎因子、减少施万细胞凋亡等，从而促进神经损伤恢复和组织愈合。ARA290与EPO结构类似，但是不具有生血作用，可以选择性作用于EPO受体，介导组织保护。有研究者给予合并轻中度慢性肾病(CKD)的2型糖尿病患者EPO或加巴喷丁+EPO治疗6个月，结果显示EPO单独和联合治疗均未能改善下肢神经的传导速度。但是，一项Ⅱ期临床研究表明，ARA290 4mg每日一次皮下注射，连续28天，可以改善2型糖尿病患者的糖脂代谢，减轻神经痛，改善角膜神经纤维密度(CNFD)。

7.足踝运动治疗 在一项单盲随机对照试验和意向治疗分析中，78名患有DPN的患者被分为对照组和干预组，对照组接受常规护理，干预组接受常规治疗和为期12周的足踝锻炼指导。研究结果表明，与常规护理相比，足踝治疗运动组在12周时快速行走速度显著改善，踝关节活动范围、振动感知也得到改善，在24周时表现出更好的生活质量；随访1年发现，运动干预组步态速度和振动感知仍然更高。该研究结果提示足踝锻炼可作为一种补充治疗策略，用于改善与DPN相关的肌肉骨骼和功能缺陷。

8.低热卡饮食减重 一项前瞻性队列研究，对131名参加医学体重管理项目的肥胖受试者进行12周800kcal/d的膳食替代，之后过渡到1200～1500kcal/d，72人完成了2年的随访。结果显示，参与者体重减轻了12.4(±11.8)kg；除血压外，所有代谢综合征成分都有所改善；MNSI症状评分、神经疾病相关的生活质量和QST冷觉阈值方面有明显改善，但皮肤活检显示的小腿远端和大腿近端的表皮神经纤维密度(IENFD)没有显著变化。鉴于糖尿病自然病史研究显示IENFD随着时间的推移而减少，故这项研究提示通过饮食减重可能会阻止这一进展，但需要RCT研究进一步验证。

总之，对症状较轻、仅有感觉异常的DPN患者，可以通过良好的血糖、血压、血脂等代谢控制和戒烟等生活方式干预延缓其进展；对病情明显或加重者，尽早积极应用抗氧化应激、抑制AR、改善微循环、营养修复神经等药物，单用或联合；对伴有神经性疼痛的人群，积极进行对症止痛药物的治疗；对一些特殊人群尝试C-肽、苯磷硫胺、大剂量维生素D等方法，并加强足踝锻炼、节食减重等生活方式调整，才有望使患者DSPN症状得以缓解，病情得以改善和延缓。

(黄鑫茹　姜天缘　刘 芳)

主要参考文献

[1] Melmed S, Koenig R, Rosen CJ, et al. Williams Textbook of Endocrinology [M]. 14th ed. Maryland Heights, MO: Elsevier, 2019.

[2] American Diabetes Association Professional Practice Committee. 12. Retinopathy, Neuropathy, and Foot Care: Standards of Care in Diabetes-2024 [J]. Diabetes Care, 2024, 47: S231-S243.

[3] 中华医学会糖尿病学分会神经并发症学组. 糖尿病神经病变诊治专家共识（2021年版）[J]. 中华糖尿病杂志，2021，13（6）：540-557.

[4] 中华医学会糖尿病学分会. 中国2型糖尿病防治指南（2020年版）[J]. 中华糖尿病杂志，2021，13（4）：315-409.

[5] 中华医学会神经病学分会，中华医学会神经病学分会神经肌肉病学组，中华医学会神经病学分会肌电图与临床神经生理学组. 肌电图规范化检测和临床应用共识修订版 [J]. 中华神经科杂志，2015，48（11）：950-964.

[6] Liu F, Bao Y, Hu R, et al. Screening and prevalence of peripheral neuropathy in type 2 diabetic outpatients: a randomized multicentre survey in 12 city hospitals of China [J]. Diabetes Metab Res Rev, 2010, 26 (6): 481-489.

[7] Binns-Hall O, Selvarajah D, Sanger D, et al. One-stop microvascular screening service: an effective model for the early detection of diabetic peripheral neuropathy and the high-risk foot [J]. Diabet Med, 2018, 35 (7): 887-894.

[8] 黄辛炜，林夏鸿. 非编码RNA在糖尿病周围神经病变发病机制中的作用 [J]. 中华糖尿病杂志，2020，28（7）：525-528.

[9] Chen W, Wu X, Li S, et al. Optical coherence tomography of the retina combined with color Doppler ultrasound of the tibial nerve in the diagnosis of diabetic peripheral neuropathy [J]. Front Endocrinol (Lausanne), 2022, 21 (13): 938659.

[10] Wu X, Fang J, Huang Y, et al. Diagnostic value of optic disc retinal nerve fiber layer thickness for the diagnosis of diabetic peripheral neuropathy [J]. J Zhejiang Univ Sci B, 2020, 21 (11): 911-920.

[11] 中华医学会糖尿病学分会神经并发症学组. 糖尿病神经病变诊治专家共识（2021年版）[J]. 中华糖尿病杂志，2021，13（6）：540-557.

[12] 贾建平，陈生弟. 神经病学 [M]. 8版. 北京：人民卫生出版社，2018.

[13] Bril V, Blanchette M C, Noone M J, et al. The dilemma of diabetes in chronic inflammatory demyelinating polyneuropathy [J]. Journal of Diabetes and Its Complications, 2016, 30 (7): 1401-1407.

[14] Maltese G, Tan SV, Bruno E, et al. Peripheral neuropathy in diabetes: it's not always what it looks like [J]. Diabet Med, 2018, 35 (10): 1457-1459.

[15] 中华医学会神经病学分会，中华医学会神经病学分会周围神经病协作组，中华医学会神经病学分会肌电图与临床神经电生理学组，等. 慢性炎性脱髓鞘性多发性神经根神经病诊治中国专家共识2022 [J]. 中华神经科杂志，2023，56（2）：125-132.

[16] Waldfogel JM, Nesbit SA, Dy SM, et al. Pharmacotherapy for diabetic peripheral neuropathy pain and quality of life: a systematic review [J]. Neurology, 2017, 88: 1958-1967

[17] Abin C, Aseem B, W G J. Review of thiamine deficiency disorders: Wernicke encephalopathy and Korsakoff psychosis [J]. Journal of basic and clinical physiology and pharmacology, 2018, 30 (2): 153-162.

[18] 中华医学会神经病学分会，中华医学会神经病学分会周围神经病协作组，中华医学会神经病学

分会肌电图与临床神经电生理学组，等.中国亚急性联合变性诊治共识［J］.中华神经科杂志，2020，53（4）：269-273.

［19］Cavallaro T，Tagliapietra M，Fabrizi GM，et al. Hereditary neuropathies：A pathological perspective［J］. J PeripherNerv Syst，2021，26（2）：S42-S60.

［20］Yan Z，Chen D，Yao L，et al. Diabetes coexistent with Charcot-Marie-Tooth disease presenting as a recurrent foot ulcer misdiagnosed as diabetic foot：a case report［J］. J Diabetes Investig，2021，12（11）：2099-2101.

［21］黄旭升，何正卿，苏博洋.遗传性压力易感性周围神经病［J］.中华神经科杂志，2023，56（4）：442-447.

［22］Paul P，Campbell G，Zekeridou A，et al. Diagnosing Peripheral Neuropathy in Patients With Alcohol Use Disorder［J］. Mayo Clin Proc，2024，99（8）：7.

［23］Chaudhry HM，Mauermann ML，Rajkumar SV. Monoclonal Gammopathy-Associated Peripheral Neuropathy：Diagnosis and Management［J］. Mayo Clin Proc，2017，92（5）：838-850.

［24］Traub R，Qarni T，Cohen AD，et al. Paraproteinemic neuropathies. Muscle Nerve［J］. 2024，70（2）：173-179.

［25］中华医学会神经病学分会，中华医学会神经病学分会周围神经病协作组，中华医学会神经病学分会肌电图与临床神经电生理学组，等.中国POEMS综合征周围神经病变诊治专家共识［J］.中华神经科杂志，2019，52（11）：893-897.

［26］中国医师协会血液科医师分会多发性骨髓瘤专业委员会.多发性骨髓瘤周围神经病变诊疗中国专家共识（2015年）［J］.中华内科杂志，2015，54（9）：821-824.

［27］Graus F，Vogrig A，Muñiz-Castrillo S，et al. Updated Diagnostic Criteria for Paraneoplastic Neurologic Syndromes［J］. Neurol NeuroimmunolNeuroinflamm，2021，8（4）：e1014.

［28］Kung AW. Neuromuscular complications of thyrotoxicosis［J］. Clin Endocrinol（Oxf），2007，67（5）：645-650.

［29］Camargo CRS，Schoueri JHM，Alves BDCA，et al. Uremic neuropathy：an overview of the current literature［J］. Rev Assoc Med Bras（1992），2019，65（3）：469-474.

［30］Raffetin A，Hovius JWR，Jaulhac B，et al. Early and better diagnosis for Lyme neuroborreliosis［J］. Clin Microbiol Infect，2024，30（12）：1500-1502.

［31］van Haren FGAM，Steegers MAH，Vissers KCP，et al. A qualitative evaluation of the oncologists'，neurologists'，and pain specialists' views on the management and care of chemotherapy-induced peripheral neuropathy in The Netherlands［J］. Support Care Cancer，2024，32（5）：301.

［32］Manji H. Drug-induced neuropathies［J］. Handb Clin Neurol，2013，115：729-742.

［33］中华医学会糖尿病学分会.中国2型糖尿病防治指南（2020年版）［J］.中华糖尿病杂志，2021，13（4）：315-409.

［34］中华医学会糖尿病分会糖尿病神经并发症学组.中国糖尿病神经病变防治专家共识［J］.中华糖尿病杂志，2021，13（6）：540-557.

［35］Callaghan BC，Cheng HT，Stables，et al. Diabetic neuropathy：clinical manifestations and current treatments［J］. Lancet Neurol，2012；11（6）：521-534.

［36］Ang L，Jaiswal M，Martin C，et al. Glucose control and diabetic neuropathy：lessons from recent large clinical trials［J］. Curr Diab Rep，2014，14（9）：528.

［37］Ohkubo Y，Kishikawa H，Araki E，et al. Intensive insulin therapy prevents the progression of diabetic microvascular complications in Japanese patients with noninsulin-dependent diabetes mellitus: a randomized prospective 6-year study [J]. Diabetes Res Clin Pract, 1995, 28: 103-117.

[38] Pop-Busui R, Lu J, Brooks MM, et al. Impact of glycemic control strategies on the progression of diabetic peripheral neuropathy in the Bypass Angioplasty Revascularization Investigation 2 Diabetes (BARI 2D) Cohort [J]. Diabetes Care, 2013, 36: 3208-3215.

[39] Tang Y, Shah H, Bueno Junior CR, et al. Intensive risk factor management and cardiovascular autonomic neuropathy in type 2 diabetes: the ACCORD trial [J]. Diabetes Care, 2021, 44: 164-173.

[40] Mayeda L, Katz R, Ahmad I, et al. Glucose time in range and peripheral neuropathy in type 2 diabetes mellitus and chronic kidney disease [J]. BMJ Open Diabetes Res Care, 2020, 8 (1): e000991.

[41] Nathan DM, Lachin JM, Bebu I, et al. Glycemia Reduction in Type 2 Diabetes - Microvascular and Cardiovascular Outcomes [J]. N Engl J Med, 2022, 387 (12): 1075-1088.

[42] Afshinnia F, Reynolds EL, Rajendiran TM, et al. Serum lipidomic determinants of human diabetic neuropathy in type 2 diabetes [J]. Ann Clin Transl Neurol, 2022, 9: 1392-1404.

[43] Iqbal Z, Bashir B, Ferdousi M, et al. Lipids and peripheral neuropathy. Curr OpinLipidol [J].2021, 32 (4): 249-257.

[44] Bourgonje AR, Connelly MA, van Goor H, et al. Both LDL and HDL particle concentrations associate positively with an increased risk of developing microvascular complications in patients with type 2 diabetes: lost protection by HDL (Zodiac-63) [J]. Cardiovasc Diabetol, 2023, 22 (1): 169.

[45] Tesfaye S, Chaturvedi N, Eaton SE, et al. Ionescu-Tirgoviste C, Witte DR, Fuller JH; EURODIAB Prospective Complications Study Group. Vascular risk factors and diabetic neuropathy [J]. N Engl J Med, 2005, 352 (4): 341-350.

[46] Iwane S, Nemoto W, Miyamoto T, et al. Clinical and preclinical evidence that angiotensin-converting enzyme inhibitors and angiotensin receptor blockers prevent diabetic peripheral neuropathy [J]. Sci Rep, 2024, 14 (1): 1039.

[47] Lu Y, Xing P, Cai X, et al. Prevalence and risk factors for diabetic peripheral neuropathy in type 2 diabetic patients from 14 countries: estimates of the INTERPRET-DD study [J]. Front Public Health, 2020, 8: 534372.

[48] Ziegler D, Low PA, Litchy WJ, et al. Efficacy and safety of antioxidant treatment with a-lipoic acid over 4 years in diabetic polyneuropathy: the NATHAN 1 trial [J]. Diabetes Care, 2011, 34 (9): 2054-2560.

[49] Ziegler D, Nowak H, Kempler P, et al. Low PA. Treatment of symptomatic diabetic polyneuropathy with the antioxidant alpha-lipoic acid: a meta-analysis [J]. Diabet Med, 2004, 21 (2): 114-121.

[50] 刘芳，张扬，杨明，等. α-硫辛酸对糖尿病病人周围神经病变的治疗作用[J]. 中华医学杂志，2007，87(38)：2706-2709.

[51] Abubaker SA, Alonazy AM, Abdulrahman A. Effect of Alpha-Lipoic Acid in the Treatment of Diabetic Neuropathy: A Systematic Review [J]. Cureus, 2022, 14 (6): e25750.

[52] Sawangjit R, Thongphui S, Chaichompu W, et al. Efficacy and Safety of Mecobalamin on Peripheral Neuropathy: A Systematic Review and Meta-Analysis of Randomized Controlled Trials [J]. J Altern Complement Med, 2020, 26 (12): 1117-1129.

[53] Didangelos T, Karlafti E, Kotzakioulafi E, et al. Vitamin B12 Supplementation in Diabetic Neuropathy: A 1-Year, Randomized, Double-Blind, Placebo-Controlled Trial [J]. Nutrients, 2021, 13 (2): 395.

[54] Mai W, Wei A, Lin X, et al. Efficacy and safety of traditional Chinese medicine injection with

mecobalamin in treating diabetic peripheral neuropathy: A protocol for systematic review and meta-analysis [J]. Medicine (Baltimore), 2021, 100 (1): e23702.

[55] Lee CW, Jin JS, Kwon S, et al. Are herbal medicines alone or in combination for diabetic peripheral neuropathy more effective than methylcobalamin alone? A systematic review and meta-analysis [J]. Complement Ther Clin Pract, 2022, 49: 101657.

[56] Bö nhof GJ, Sipola G, Strom A, et al. BOND study: a randomised double-blind, placebo-controlled trial over 12 months to assess the effects of benfotiamine on morphometric, neurophysiological and clinical measures in patients with type 2 diabetes with symptomatic polyneuropathy [J]. BMJ Open, 2022, 12 (2): e057142.

[57] Iwane S, Nemoto W, Miyamoto T, et al. Clinical and preclinical evidence that angiotensin-converting enzyme inhibitors and angiotensin receptor blockers prevent diabetic peripheral neuropathy [J]. Sci Rep, 2024, 14 (1): 1039.

[58] Chen J, Huang Y, Liu C, et al. The role of C-peptide in diabetes and its complications: an updated review [J]. Front Endocrinol (Lausanne), 2023, 14: 1256093.

[59] Chen X, Wan Z, Geng T, et al. Vitamin D Status, Vitamin D Receptor Polymorphisms, and Risk of Microvascular Complications Among Individuals With Type 2 Diabetes: A Prospective Study [J]. Diabetes Care, 2023, 46 (2): 270-277.

[60] Putz Z, Tordai D, HajdúN, et al. Vitamin D in the Prevention and Treatment of Diabetic Neuropathy [J]. Clin Ther, 2022, 44 (5): 813-823.

[61] Kharitonova T, Shvarts YG, VerbovoyAF, et al. Efficacy and safety of the combined metabolic medication, containing inosine, nicotinamide, riboflavin and succinic acid, for the treatment of diabetic neuropathy: a multicenter randomized, double-blind, placebo-controlled parallel group clinical trial (CYLINDER) [J]. BMJ Open Diabetes Res Care, 2022, 10 (3): e002785.

[62] Monteiro RL, Ferreira JSSP, Silva ÉQ, et al. Foot-ankle therapeutic exercise program can improve gait speed in people with diabetic neuropathy: a randomized controlled trial [J]. Sci Rep, 2022, 12 (1): 7561.

第三章　糖尿病自主神经病变

第一节　糖尿病心脏自主神经病变

糖尿病心脏自主神经病变（cardiac autonomic neuropathy，CAN）是因不同病理生理机制导致的、具有多样化表现的一组临床综合征，是糖尿病常见的严重并发症之一。依据2017年ADA糖尿病神经病变立场声明、《中国2型糖尿病防治指南（2020年版）》及《糖尿病神经病变诊治专家共识（2021年版）》中关于糖尿病神经病变分型的定义，糖尿病神经病变分为弥漫性神经病变、单神经病变、神经根或神经丛病变三个大类，弥漫性神经病变为最常见的糖尿病神经病变类型，约占糖尿病神经病变的75%。而弥漫性神经病变又分为远端对称性多发性神经病变（distal symmetric polyneuropathy，DSPN）和自主神经病变。自主神经病变包括CAN、胃肠道自主神经病变和泌尿生殖道自主神经病变等，CAN是糖尿病自主神经病变最重要的组成部分。

心脏接受来自交感神经和副交感神经系统共同组成的心脏自主神经输入，调节心率、节律和收缩力。心脏副交感神经活动通过迷走神经介导，迷走神经起源于延髓；而心脏的交感神经支配主要来自左右星状神经节。在患糖尿病的情况下，如果支配心脏和血管的自主神经纤维损伤，将导致CAN。

CAN定义为排除其他原因后糖尿病背景下的心脏自主神经控制受损，当通过基于心率变异性（heart rate variability，HRV）和站立位血压反应的心脏自主神经反射试验检测时，累及约20%的糖尿病患者。不论在1型还是2型糖尿病患者中，CAN与动脉粥样硬化性心血管疾病（CVD）的发生相关，并且致死性心律失常、猝死的发生率及全因死亡率增加。

CAN早期缺乏典型症状及体征，需通过临床检查和自主神经功能评价才能发现，因此容易被忽视和诊断不足。由于心脏自主神经反射试验开展较少，HRV降低可能是检测CAN唯一的方法，因此根据HRV的心电图衍生指数早期诊断CAN对于改善糖尿病患者的预后非常重要。CAN晚期可表现为运动不耐受、静息性心动过速、体位性低血压、无症状性心肌缺血和梗死等，而出现自主神经功能障碍相关的症状常常表明患者预后不佳。故了解糖尿病心脏自主神经病变的临床特点及心脏自主神经反射试验在诊断中的重要性有助于尽早识别CAN，为医生决定如何实施个体化风险分层管理和制定治疗方案提供最佳策略。

一、病理生理

CAN的病理生理机制复杂，其病理生理改变包括结构改变和功能改变。CAN结构改变的特点是进行性长度依赖性神经病变，因为心脏迷走（副交感）神经是最长的神经，最初主要影响迷走神经的远端部分，接着迷走神经全长受影响，再进展至自主神经系统的交感神经丛，最后副交感神经病和交感神经病均伴有纤维化。解剖发现CAN患者椎旁交感神经节异常，包括神经元肿胀、神经元空泡变性、自主神经纤维束和神经节的单核细胞浸润、神经纤维肿胀和变形，及副交感神经、交感神经纤维缺失等，神经递质如P物质、降钙素基因相关肽（calcitonin gene related peptide，CGRP）和神经生长因子等也出现缺乏。糖尿病自主神经病变属于小纤维神经病变（small fiber neuropathy，SFN），SFN是一类主要累及小直径薄髓A δ神经纤维和无髓 C类神经纤维的周围神经病变，大神经纤维不受累，疼痛、感觉异常和/或自主神经功能障碍是SFN最典型的临床表现。CAN的功能改变特点是：在早期CAN中主要观察到副交感自主神经张力的降低，交感神经占主导地位，表现为血压昼夜节律丧失，伴有静息心动过速；晚期交感和副交感神经受累，心脏去神经支配，出现固定心率、体位性低血压。

导致心脏自主神经结构改变和功能改变的潜在致病机制广泛，包括慢性高血糖、胰岛素信号传导受损、葡萄糖变异性和糖尿病病程（作为血糖暴露指标）之间的复杂相互作用，以及其他几种风险因素，包括肥胖、高血压、血脂异常和年龄相关神经元退化。这一系列因素可以激活氧化应激的关键途径，导致氧化应激、低度炎症和晚期糖基化，从而对神经细胞代谢、生物能量学和灌注产生影响，最终导致糖尿病心脏自主神经病变。

（一）慢性高血糖、血脂异常、胰岛素抵抗

长期高血糖状态导致神经细胞内AGEs蓄积，AGEs识别其受体（receptor of advanced glycation endproducts，RAGE），激发慢性炎症反应。研究显示，AGEs中胶原组织的蓄积与自主神经功能受损的严重程度相关，AGEs引发的氧化应激和炎症反应导致神经细胞膜损伤，这些损伤会进一步导致自主神经纤维损伤，甚至导致纤维化和去突触现象。心脏组织的去突触和纤维化不仅影响了神经传导，还将导致心脏结构的改变，包括心肌细胞凋亡、细胞间连接改变和细胞外基质重塑，最终心肌收缩功能减弱，发生心脏扩张与心力衰竭。

高血糖、血脂异常以及胰岛素信号通路异常所导致的一系列病理生理变化与自主神经病变相关。其中，高血糖通过多元醇途径、糖酵解途径、己糖胺途径、晚期糖基化终末产物途径，脂代谢紊乱通过Toll样受体4信号转导通路、氧化低密度脂蛋白受体信号通路等，单独或共同作用导致细胞Na^+-K^+-ATP酶表达下调、内质网应激、线粒体功能障碍、DNA损伤、炎症信号增强及炎症因子水平升高。此外，胰岛素信号通路异常可引起神经营养信号缺失，抑制神经轴突生长，促进细胞凋亡。

（二）血糖变异性

急性高血糖-低血糖波动与慢性高血糖和葡萄糖毒性叠加，可能导致几种生化途径激活，导致氧化应激、低度炎症、晚期糖基化终末产物以及底物利用和神经细胞代谢改变。血糖变异性（glycemic variability，GV）与糖尿病患者（以及糖尿病前期）CAN的关系在1型糖尿病（type 1 diabetes mellitus，T1DM）和2型糖尿病（type 2 diabetes mellitus，T2DM）中可能不完全一致。在T1DM 中，DCCT中的2项研究未发现血糖变异性对CAN的5年发展的影响，CAN独立于 HbA1c 和平均血糖。在T2DM中，目前7项T2DM 研究中的5项发现CAN与血糖变异性独立相关，主要使用连续性血糖监测（continuous glucose monitoring，CGM）测量。国内的一项研究显示，在新诊断的2型糖尿病患者中通过CGM检测血糖变异性的严重程度与CAN之间存在显著的相关性。T2DM患者CAN与血糖变异性之间的相关性似乎较T1DM患者CAN与视网膜病变和肾病之间的相关性一样得到较多研究的支持；但是血糖变异性是否是CAN的独立风险因素（独立于慢性高血糖或疾病严重程度的标志物）还需要进一步的探索和研究。在机制方面推测，GV的增加与T2DM患者交感神经与迷走神经的平衡被破坏相关，即使在糖化血红蛋白控制良好的T2DM患者中，也观察到上述现象。因此，GV可能是自主神经功能障碍进展的早期标志物和促进因素。有动物和人体研究报告，与慢性高血糖相比，GV对活性氧簇生成、内皮功能障碍和血管损伤的影响更明显，故GV可能具有加速糖尿病心血管并发症的作用。急性血糖波动促进氧化应激的产生，再通过增加晚期糖基化终末产物的形成和活化核因子 κB（NF-κB）和蛋白激酶 C 途径介导血管内皮损伤的增加，促进微循环障碍。糖尿病微循环障碍导致缺氧，从而引起神经元等细胞损伤，最终导致神经元、神经胶质细胞、血管内皮细胞等发生不可逆性损伤，促使糖尿病神经病变的发生和发展。

（三）氧化应激和炎性生物标志物

氧化应激是指活性氧和抗氧化防御之间的不平衡。活性氧指含有氧的高活性化学物质，在高浓度时可通过损伤核酸、蛋白质和脂质而发挥有害作用。与氧化应激和炎症相关的新生物标志物可能是CAN指标恶化的预测因子。但是将炎性生物标志物作为DSPN 和CAN风险因素的研究很少，基于人群的研究或新发糖尿病患者的数据主要限于奥格斯堡地区的健康合作研究（KORA研究）中F4/FF4队列和德国糖尿病研究（German Diabetes Study，GDS）。促氧化剂生物标志物的水平，如髓过氧化物酶（myeloperoxidase，MPO）、甲基乙二醛、超氧阴离子和细胞外超氧化物歧化酶（superoxide dismutase，SOD），在DSPN 发病时升高，较高水平的促氧化剂生物标志物可能与较高的DSPN风险相关。但是关于作为CAN潜在风险因素的氧化应激和炎症生物标志物的详细研究更少，且缺乏前瞻性研究，证据较弱。在一项来自德国的纵向研究中，在72例糖尿病患者中，基线时的超氧阴离子水平能够预测6年随访时静息心率变异系数的下降、感觉神经功能减退甚至死亡率的增加。有横断面研究发现，在短期T2DM患者中，较高水平的血清白细胞介素-18、可溶性细胞间黏附分子-1和可溶性 E-选择素与更多受损的心血管自主反射试验（Cardiovascular Autonomic Reflex Test，CART）或较低的HRV指数独立相关。英国的一项大型纵向研究（UK；Whitehall Ⅱ队列研究）中，炎症标志物是5年随访时静息心率增加的独立预测因子。动物研究发现，低剂量内毒素（脂多糖）给药引发的急性炎症改变了交感神经和迷走神经活性之间的平衡，降低了HRV。也有研究报告了C反应蛋白（C-reactive protein，CRP）和白细胞介素-6与HRV的各种指数之间呈负相关，从而指出炎症和心脏自主神经功能障碍之间的联系。针对氧化应激和炎症的干预研究发现，在DSPN或CAN糖尿病患者中评估抗氧化剂疗效的研究中，α-硫辛酸已达到随机对照试验（randomized controlled trial，RCT）和荟萃分析的最佳证据水平，表明 α-硫辛酸治疗可改善 DSPN 患者的神经病变症状、减轻神经病变的损害，还可改善CAN患者的HRV。相比之下，其他抗氧化剂（如维生素E）对DSPN指标无明显作用。T1DM中的CAN受试者全身氧化应激增加，通过11C-HED PET测定的心脏交感神经张力在T1DM早期发生改变。此外，实验和临床数据均表明，低度炎症是CAN发生的关键介质。有研究发现，缺血再灌注损伤（ischemia-reperfusion injury，IRI）导致坐骨神经内皮细胞和施万细胞中氧化还原敏感转录因子NF-κB的过度表达，引起细胞间黏附分子-1（intercellular cell adhesion molecule-1，ICAM-1）和单核巨噬细胞的表达增加，支持NF-κB活化是糖尿病神经炎性反应的关键组分。NF-κB受高血糖症、氧化应激和炎性细胞因子激活，从而在调节其他炎性基因及其相关作用中发挥重要作用，所有这些都可能导致外周和自主神经纤维发生结构和功能受损。有研究报告，T1DM中的CAN患者的炎症标志物（包括TNF-α）显著高于无CAN的T1DM患者。

氧化应激是将高血糖症和亚临床炎症及糖尿病并发症联系起来的重要病理机制，在糖尿病状态下发挥重要作用，并通过以下多种途径导致后续并发症（包括CAN）的进行性恶化。①葡萄糖氧化和多饱和脂肪酸途径，有研究发现油酸通过抑制葡萄糖自然氧化的方式，促进从果糖赖氨酸到3-脱氧葡糖醛酮（3-Deoxyglucosone，3-DG）到AGEs的糖基化途径，形成的高级糖基化终产物（AEGs）和活性中间体增多；②反应性氮途径，生成活性氮；③髓过氧化物酶途径，生成酪氨酰自由基次氯酸；④线粒体途径，形成过氧化氢；⑤内皮细胞功能障碍，产生过量超氧化物。同时，氧化应激也可由肥胖相关的代谢紊乱（如高脂血症）和环境风险因素（如空气污染）触发。因此，氧化应激最有可能是多种风险因素与糖尿病及其合并症之间的中心介质。鉴于氧化应激介导了DSPN和CAN的病理机制，未来需要重点关注氧化应激临床和前瞻性研究。

目前，仍然缺乏前瞻性生物标志物研究，无假设的组学研究（如基因组学、转录组学、蛋白质组学、代谢组学）限制了对病理机制的理解，并导致缺乏可靠的生物标志物用于预测糖尿病个体DSPN和CAN的发生。

（四）代谢性紊乱

有证据表明，糖酵解途径和三羧酸循环（tricarboxylic acid cycle，TCAcycle）的中间代谢物水平的改变与糖尿病并发症相关。动物研究报告，糖尿病小鼠腓肠神经和坐骨神经中糖酵解和TCA循环中间产物水平显著降低。有研究发现，糖尿病通过糖酵解途径和TCA循环以组织特异性模式导致代谢重编程，包括肾脏、周围神经和视网膜。最近在T1DM队列中报告了使用CART、HRV指数和11c-HED PET进行心脏交感神经成像用于CAN的诊断与分型，分析TCA代谢物和氨基酸的特定模式与CAN基线和指标变化以及3年随访期间CAN的进展的关系。研究发现，基线时较高的富马酸盐和较低的天冬酰胺和谷氨酰胺水平与CAN指标之间存在显著相关性。此外，校正糖尿病病程和代谢参数后，基线时谷氨酰胺和鸟氨酸水平与CAN进展相关。针对这些变化的潜在治疗干预可能有助于预防糖尿病患者CAN的发生和进展。

（五）遗传易感性

南亚糖尿病患者的神经病变和糖尿病视网膜病变的患病率高于白种人，但糖尿病性多发性神经病变的患病率较低，说明糖尿病神经病变可能存在种族差异，遗传因素是其主要原因。有研究发现，CAN与编码少数microRNA（即MIR146a、MIR27a和MIR499）的基因多态性存在相关性，遗传易感性的作用逐渐得到一些关注。MicroRNA是转录后水平基因表达的调节因子，参与许多途径，并被报道在糖尿病及其并发症中发生变化。在意大利T2DM患者队列中，MIR146a中rs2910164单核苷酸多形态性（SNP）的C等位基因与发生CAN的风险降低相关，而MIR27a中rs895819 SNP的变异等位基因与发生早期CAN的风险升高相关。此外，在分析MIR499基因的rs3746444 SNP时发现，MIR499AGG基因型与病程和HbA1c共同作用导致早期CAN，而GG基因型和病程是导致CAN严重程度的主要变量。有趣的是，研究观察到microRNA-499优先表达于心脏和中央自主神经网络区域，参与了心血管疾病、代谢综合征及糖尿病，以及MIR499的多态性与易患心血管疾病密切相关。

糖酵解中间产物分流到磷酸戊糖途径被认为可以防止高血糖诱导的微血管损伤。转酮醇酶（recombinant transketolase，TKT）是一种参与磷酸戊糖途径的酶，被其辅因子硫胺素激活，并将代谢中间体从糖酵解途径转移到磷酸戊糖途径。在GDS基线队列患者中，对TKT基因的9个 SNP 进行了基因型分型。校正多重检验后，发现TKT基因的SNP主要与男性T2DM神经病变症状和热检测阈值降低密切相关。这些结果表明，在早期DSPN的发生发展中，糖酵解中间产物的代谢途径发挥重要作用，但其与CAN的关系目前还不明确。

目前，糖尿病性 CAN 的具体发病机制仍不明确。传统观点认为CAN是T1DM和T2DM的晚期并发症，由血糖控制不佳引起CAN的观点受到挑战，更多的证据表明，CAN的发生可在糖尿病发生前开始。除血糖控制外，年龄、肥胖、血脂异常、高血压、肾功能受损、低体力活动和吸烟似乎也可增加CAN的风险。最近，横断面研究还证实CAN与 T2DM患者的低维生素 B_{12} 水平相关，T1DM和T2DM患者的维生素D水平不论是低还是高均与CAN相关，T2DM患者的低胆红素水平与CAN相关。但是在糖尿病患者中，高血糖或其他传统风险因素仍然不能完全预测任何单个患者的糖尿病神经病变的发生和进展，目前评价靶向CAN发病途径的潜在治疗药物的几项临床试验结果令人失望，说明目前既定的发病途径仍不完整。因此，寻找基因决定因素仍然是需要关注的问题。CAN患病最有可能是由代谢、免疫、生活方式和遗传因素之间复杂的相互作用引起的。相信随着糖尿病研究技术的不断进步，大数据分析和基因型/表型相互作用与多组学方法的整合，有希望更精准地识别CAN的特定易感性。

二、临床表现

（一）常见临床表现

CAN的临床特点复杂多样，具体的临床表现如下。

1.静息性心动过速　静息性心动过速和固定心率是CAN患者较晚期出现的伴有迷走神经损伤的特征。CAN患者静息心率为90～100次/分，偶尔出现心率增加至130次/分。在CAN病程中，在伴有副交感神经损害的患者中出现静息性心动过速的时间早于交感神经功能损害的患者；在伴有迷走神经和交感神经联合受累证据的患者中，心率恢复正常但仍升高。对中度运动、应激或睡眠无反应的固定心率表明心脏几乎完全去神经支配。

2.运动不耐受　心脏自主神经功能障碍会损害运动耐量，降低心率和血压（BP）的反应，减弱运动引起的心输出量增加。糖尿病患CAN的高危人群应在进行运动计划之前进行心脏自主神经反射试验，评估CAN。

3.术中和围手术期心血管不稳定　糖尿病患者与非糖尿病受试者相比，围手术期心血管发病率和死亡率增加2～3倍。因为血管收缩和心动过速的生理性自主神经反应不能完全补偿麻醉的血管扩张作用，故接受全身麻醉的糖尿病患者在麻醉诱导期间可能经历更大程度的心率和BP下降，有CAN的糖尿病患者比无CAN的糖尿病患者更常需要血管活性药物支持。CAN还可能导致药物代谢降低、伤口愈合受损及更严重术中低体温，麻醉师和外科医生应重视合并CAN患者的术前评估和术中监测。

4.直立位低血压　直立位低血压定义为从卧位改变为直立体位的3min内血压（BP）下降［收缩压下降≥20mmHg和（或）舒张压下降≥10mmHg］，症状包括从仰卧位变为站立位后的无力、虚弱、头晕、视力障碍，甚至晕厥，还可出现血压昼夜变化消失、夜间出现仰卧位高血压以及餐后低血压等，表现为运动不耐受、晕厥、无症状型心肌梗死、心搏骤停，甚至猝死。直立性低血压可能致残，但 BP 下降也可能无症状。直立性症状可能被误判为低血糖，并且许多药物可能会加重直立性症状，包括血管舒张剂、利尿剂、吩噻嗪类药物，尤其是三环类抗抑郁药和胰岛素。从卧位到站立位的变化通常导致压力感受器启动的中枢介导的交感神经反射激活，导致外周血管阻力和心动过速增加。在糖尿病患者中，直立性低血压通常归因于传出交感神经血管舒缩纤维的损伤，特别是支配内脏血管自主神经。

5.直立性心动过速和心动过缓综合征 患者从仰卧位变为直立位时可能出现与体位性低血压一致的症状，如感觉昏厥或头晕、口周感觉异常和头痛，可能由体位性心动过速综合征（POTS）、不适当的窦性心动过速、神经心源性晕厥或压力感受器功能异常引起。有的患者站立时有反常的心动过缓，这些症状与低血压非常相似，需要注意识别。还有些患者是站立时没有血压下降，但随着姿势的改变出现心动过速或心动过缓。目前POTS的发病机制尚不清楚。

6.无症状性心肌缺血/心脏去神经支配综合征 CAN患者发生无症状性心肌缺血的频率显著增加，对缺血性疼痛的反应降低可能会损害对心肌缺血或梗死的及时识别，从而延迟适当的治疗。无痛性心肌缺血的机制是复杂的，尚不完全清楚。痛阈改变、阈下缺血不足以引起疼痛以及传入心脏自主神经纤维功能障碍均被认为是可能的机制。糖尿病性神经病变可导致心肌交感神经纤维碎片化、数量减少及神经珠状增厚，形成自主神经感觉神经病变，升高疼痛阈值，使患者对疼痛的感知变得不敏感，即使心肌存在缺血，也可能不会产生疼痛症状。当心肌缺血程度较轻，持续时间较短，且缺血刺激强度未达到疼痛阈值即“阈下缺血”时，可能不会引起疼痛症状。测量局部脑血流量（作为局部神经元活化的指标）的正电子发射断层扫描显示，心脏自主神经功能障碍导致的传入信号受损与丘脑至额叶皮质的信号传递异常相关。CAN患者患无症状性心肌梗死（silent myocardial infarction，SMI）的可能性增加。CAN患者的SMI特征为静息、无症状，常表现为咳嗽、恶心和呕吐、呼吸困难、疲倦，或仅仅是心电图（ECG）的变化。

（二）CAN与其他疾病关联

1.死亡风险增加 CAN导致死亡率增加的机制仍不清楚。许多研究表明，在显示 QT 间期延长的糖尿病患者中发生CAN的风险增加2.3倍，推测CAN患者也可能易患恶性室性心律失常和尖端扭转型室性心动过速，导致心脏骤停猝死，如长QT综合征。由于CAN与心血管疾病（CVD）共存，难以确定CAN对死亡率的独立影响。有症状的CAN患者因肾衰竭和各种其他原因导致的死亡率升高。但是，排除了CHD后的几项研究仍然显示CAN患者的死亡率增加。如果控制了病程、肾病、高血压和CVD，相对风险将从4.03降至1.39，但仍具有显著的统计学差异。所以心脏自主神经功能受损与全因死亡率和心血管死亡率增加相关，已处于ASCVD风险的患者（糖尿病、高血压或CVD病史）合并CAN可能尤其危险。因此，心脏自主神经功能检查可能是糖尿病合并冠状动脉疾病患者风险评估的重要组成部分。

2.CAN与重大心血管事件的相关性 CAN与主要心血管事件之间似乎存在相关性，但考虑到在这些研究发生的事件中数量较少，故需要进行更多的随访研究。有2项前瞻性研究评估了CAN与重大心血管事件之间的关系，研究了基线CAN与致死性或非致死性心血管事件（定义为MI、心力衰竭、室性心动过速或室颤复苏、心绞痛或需要冠状动脉血运重建）的后续发生率之间的关系。结果显示，与CAN相关的相对风险分别为2.2和3.4，仅1项前瞻性研究的结果具有统计学差异。

3.CAN和猝死 CAN患者发生突发性非预期死亡的一个潜在原因可能是严重但无症状的缺血，可诱发致死性心律失常。QT间期延长也可能使个体易患危及生命的心律失常和猝死。然而，CAN作为猝死的独立危险因素最近受到质疑。在罗切斯特糖尿病神经病变研究中，研究者发现在伴或不伴糖尿病的个体中所有猝死病例均有重度冠状动脉疾病或左心室（LV）功能障碍，研究者认为，尽管CAN可能是一个促成因素，但它不是猝死的显著独立原因。然而，心力衰竭在糖尿病患者中很常见。如果这些患者同时存在心脏自主神经病变和确定的心力衰竭，即使在无冠状动脉疾病证据的患者中猝死病例也明显增加，但是病例数较少。故在无冠状动脉疾病和心肌病的情况下，CAN的相关性猝死关联性需要进一步研究。

4.MI后死亡率增加 与非糖尿病患者相比，糖尿病患者MI后的死亡率更高。一项简单的床旁检测发现，在深呼吸期间测量1分钟HRV是首次MI后全因死亡率的良好预测因子。心脏自主神经功能检测是识别MI后患者高死亡风险的一种有价值的工具。

5.脑血管病与CAN的相关性 有一项133例2型糖尿病患者的研究发现，副交感神经和交感神经自主神经功能异常是10年卒中的独立预测因素。然而，还需要进行排除导致卒中的所有多变量因素的其他研究来证实脑血管病与CAN的相关性。

6.心功能不全 在无心脏疾病的糖尿病患者中，CAN可能与LV收缩功能异常相关，尤其是舒张功能异常。在CAN患者中，迷走神经损伤可导致交感神经与迷走神经的平衡中的交感神经活性相对占优势。交感神经过度活动刺激肾素-血管紧张素-醛固酮系统，增加心率、心搏量和外周血管阻力，从而导致LV功能障碍。最近研究表明，这种交感神经过度活动结合心肌去交感神经支配可导致早期微血管病变糖尿病患者的冠状动脉血流储备减少和舒张功能障碍。类似于神经激素的情况，细胞因子的过度表达足以导致LV功能障碍，并最终导致心力衰竭。

三、CAN筛查

诊断时无症状的2型糖尿病患者和患病5年后的1型糖尿病患者，尤其是由于血糖控制不佳（HbA1c＞7%）、存在一种主要心血管风险因素（在高血压、血脂异常和吸烟中）或存在大血管或微血管并发症而导致CAN风险更高的患者，均需进行CAN筛查。无症状患者在大手术前也可能需要进行CAN筛查，以进行术前风险评估。

四、检查方法

临床实践中CAN评估的方法包括症状和体征评估、心脏自主神经反射试验（CART）和动态血压监测（ABPM）。多伦多神经病变专家共识认为，CART是诊断CAN的“金标准”。CART包括深呼吸、Valsalva动作和卧立位期间的HRV以及卧立位血压试验，这些试验结果反映了副交感和交感神经的功能。目前，CART可用心脏自主神经功能检测系统来检测，这种方法更加便捷和准确。通过长时程（24小时）动态心电图的时域指标、频域指标和非线性指标评估心率变异性（HRV）和压力反射敏感性（BRS）等的方法可用于临床和研究领域，而其他技术如肌肉交感神经活动（MSNA）仅限于研究。

（一）心率变异性

HRV是指受检者窦性心率逐搏的快慢变化与差异，其以受检者连续心搏的RR间期为分析目标，计算患者窦性心律时每个RR间期的差别，通过心率的变化规律来反映心脏自主神经的变化趋势。心率变异性可用无创、简便、可重复的方法检测，被广泛用于心脏自主神经功能的临床评价。可以通过深呼吸、Valsalva动作和卧立位变化分析心率的变化，检测HRV，也可以通过短程（5～7分钟）心电图和长程（24小时）动态心电图进行HRV的检测，参数指标根据分析方法的不同主要分为时域指标、频域指标和非线性指标三种。

1.呼吸及体位变化时HRV的检测

（1）深呼吸HRV　在6次/分的呼吸频率下，行深呼吸动作1～2分钟，其间进行心电图记录，以吸气期间最快心率（对应的最短RR间期）与呼气期间最慢心率（对应的最长RR间期）之间的心率差［I–E（次/分）］作为评估HRV的指标。

（2）卧立位HRV　患者从卧位开始起身时即进行心电记录，以站立后最长RR间期［第（30±5）次内］和站立后最短RR间期［第（15±5）次内］的比值（30∶15比值）作为评估卧立位HRV的指标。正常人在深呼吸或体位改变时，心率会加快，HRV增高；而在CAN患者，其心率可能无变化，HRV下降 。

（3）Valsalva动作HRV　嘱患者行Valsalva吸气屏息动作，同时记录心电图，Valsalva比值=最大RR间期/最小RR间期。需要注意的是，Valsalva动作会增加胸腔内压、眼内压和颅内压，可能与眼内出血或晶状体脱位有关，应当避免增生性视网膜病变患者行Valsalva动作检查。

2.动态心电图HRV评估

（1）时域分析　利用统计学的离散趋势分析法，主要分析心率或RR间期的变异度，在临床广为应用。动态心电图报告中的平均心率、最大心率、最小心率就是反映心率变异性的最简单指标，常常不被归入HRV 的时域指标中。昼夜心率的差值变小是HRV 异常的重要表现，比如昼夜平均心动周期差＜40ms为明显异常。全部窦性心搏RR间期（简称NN间期）的标准差（SDNN）、相邻RR间期差值的均方根（RMSSD）及相邻NN之差＞50ms的个数占总窦性心搏个数的百分比（PNN50）最为常用。使用时域分析以长时程（24 小时）为宜，特别是对心肌梗死患者的预后判断，不宜取任何时段进行分析。特殊情况下，如观察药物反应或心律失常发作前后HRV 变化，则可根据需要取不同时段计算，但采样时间不得少于20分钟。

（2）频域指标　心动周期是非连续性变量，运用特殊计算方法可将HRV 中不同频率成分所占的功率进行分解，得到HRV 的频谱。最常用的计算方法为快速傅里叶变换（FFT）和自回归参数模型法（AR）。由此可以得到以频率（Hz）为横坐标、功率谱密度（power spectral density，PSD）为纵坐标的功率谱图，纵坐标单位为ms^2/Hz。从功率谱图可以得出各频率的功率密度的分布及变化情况。心率变异性总功率（TP）一般≤0.4Hz。频谱再细分成4 个区域：超低频功率（ULF），频段≤0.003Hz；极低频功率（VLF），频段0.003～0.04Hz；低频功率（LF），频段0.04～0.15Hz；高频功率（HF），频段0.15～0.4Hz。低频反映了交感神经和副交感神经活性；而高频仅反映了副交感神经活性；低频/高频比值是交感神经和迷走神经平衡的指标，反映了向交感神经或副交感神经激活的任何转变。

国内杨旭斌等的研究发现，在检测CAN的灵敏度和特异性方面，HRV检测不劣于传统的Ewing检测（两者的值均在75%至85%之间），24小时HRV可能比标准自主反射试验更敏感。使用24小时ECG记录的心率功率谱进行分析，在一般人群中可以观察到交感神经和迷走神经平衡的昼夜节律。目前，24小时ECG监测的HRV越来越多地用于急性MI和充血性心力衰竭后的风险分层。1996年，欧洲心脏病学会（ESC）、北美心脏起搏和电生理学会（NASPE）的工作组发布了HRV的测量和临床应用标准。在糖尿病患者中进行的几项研究表明，24小时HRV评估在检测CAN方面可能比标准自主反射试验更敏感。

（二）心脏自主神经反射试验

CART包括深呼吸、Valsalva动作和卧立位期间的HRV以及卧立位血压试验，这些试验结果反映了副交感神经和交感神经的功能。目前，CART可用心脏自主神经功能检测系统来检测，这种方法更加便捷和准确。CARTs最初由Ewing建立，由并称为"Ewing组合"的深呼吸测试、躺下站立、Valsalva动作、体位性低血压和握力5种状态下的心血管自主反射试验组成。最近的证据证实，握力试验的诊断效用降低，因此，专家组现已取消后者。向前迈进了一步，显示出高诊断准确性的更简化的诊断方案，有利于实现更广泛的CAN筛查。CARTs通过激发性生理操作和测量终末器官反应（即心率和血压变化）评估心脏自主神经功能。但它们被认为是自主。CART可测量心率和血压对激发性生理动作的反应，虽然是间接的自主神经检测，但仍是多伦多共识和神经科学学会认可的自主神经检测的金标准。

多伦多共识建议CAN的诊断基于CART的使用，即深呼吸、站立、Valsalva动作的心率反应和站立的BP反应。CART还受许多混杂因素的影响，执行检测和控制时应遵循标准程序，或尽量减少混杂因素的影响，应进行适当的干扰药物洗脱，尤其是利尿剂、交感神经阻滞剂和精神活性药物，如果不可行，应谨慎解释结果。受试者在评估自主神经功能前，应在室温（18～23℃）的安静房间内以仰卧位休息5分钟。

CART的判读具体如下。

（1）测定心率对呼吸的反应　患者取仰卧位，控制呼吸频率为每分钟6次，通过心电图测量心率。呼气相和吸气相的心率相差≥15次/分视为正常，11～14次/分为临界，≤10次/分为异常。

（2）站起后的心率反应　表现为心率先升高后降低。正常情况下，站立后第15次和第30次心跳的R-R间期差值应≥1.04，1.01～1.03为临界，≤1.00为异常。

（3）心率对Valsalva的反应　正常应为先增加，随后明显下降，最长与最短R-R间期的比值≥1.21，1.11～1.20为临界，≤1.10为异常。

（4）通过观察仰卧位收缩压的变化来评估交感神经功能，并在站立2分钟后再次测量。正常情况血压下降应≤10mmHg，11～29mmHg为临界，≥30mmHg为异常。

（5）持续握力试验　一手持握力计进行等长运动；对侧舒张压通常增加≥16mmHg，11～15mmHg临界，≤10mmHg为异常。

CART的检测较为繁杂，需要患者的积极配合。此外，专家们尝试了其他方法，以多种可能的解决方案来解决CART可负担性的需求：①减少Valsalva动作和深呼吸的重复次数；②在深呼吸测试中使用单次呼吸；③使用2～3个CART的迷你组合；④使用来自文献中不同评价方法所获得的参考数据范围；⑤开发手持式设备，研究新技术（如遥测和移动衍生方法）；⑥用新的HRV指数替代CART，测量短心电图记录（5～7分钟），或24小时的心电图监测。

五、诊断

CAN的诊断依据临床症状和/或体格检查，常见症状包括心悸、头晕、虚弱无力、视力障碍、晕厥等，异常体征包括静息性心动过速、直立性低血压及CART下降。

1.可能或早期CAN 一项CART试验心率结果异常。

2.确诊CAN 至少2项CART试验心率结果异常。

3.严重或晚期CAN 除CART试验心率结果异常之外，还存在直立性低血压。

加强CAN的临床筛查、早期诊断及评估，及时进行分层管理，并制定最佳的风险管理策略，对预防糖尿病患者的心血管并发症和提高生命质量具有重要的临床意义。

六、鉴别诊断

1.自身免疫性自主神经节病（AAG） AAG是一种免疫介导的疾病，涉及抗体介导的自主神经纤维或神经节的靶向，其特点是三联征：直立性低血压、失眠和严重的胃肠道（GI）运动障碍。自主神经反射试验对诊断AAG至关重要，可在倾斜试验中发现明显的直立性低血压，心率增快受损。在Valsalva测试中可以检测到心脏迷走神经的损害。在汗腺轴突反射定量测试（QSART）或体温调节汗液测试（TST）中发现的全局性无汗或少汗的分泌运动结果进一步引起对AAG的怀疑。在适当的临床背景下，体检发现的无反应或迟钝的瞳孔反射，高度提示AAG，并且可以用正式的瞳孔测量法来进一步量化。患者有不相称的消化道功能障碍，如早饱感、腹胀、便秘和/或腹痛，常常出现体重明显下降。男性经常出现急性至亚急性勃起功能障碍和尿潴留。有无糖尿病病史、失眠、严重的胃肠道运动障碍及神经节（α-3型）尼古丁乙酰胆碱受体抗体（gAChR）是否阳性是AAG与CAN鉴别诊断的要点。50%的AAG患者携带神经节（α-3型）尼古丁乙酰胆碱受体抗体（gAChR），滴度大于1.0nmol/L被认为具有特异性的诊断意义。

2.干燥综合征 干燥综合征涉及交感神经和副交感神经，常表现为固定性心动过速和直立性低血压，但也可与体位性心动过速综合征相重叠。有无糖尿病病史、有无提示性线索如出现口疮和干咳、鼻腔干燥、反酸和腹痛，特别是在高脂肪饮食后，自身免疫性抗体如抗Ro（SSA）和抗La（SSB）的升高是鉴别诊断的要点。如果高度怀疑干燥综合征，应进行小唇唾液腺活检，因为在一些情况下抗体可能会出现假性阴性。

3.吉兰-巴雷综合征 吉兰-巴雷综合征（Guillain Barre Syndrome，GBS）是一种自身免疫介导的周围神经病，主要损害多数脊神经根和周围神经，也累及自主神经纤维。临床特点为急性起病，症状多在2周左右达到高峰，表现为多发神经根及周围神经损害，常有脑脊液蛋白-细胞分离现象，多呈单时相自限性病程，静脉注射免疫球蛋白和血浆置换治疗有效。自主神经紊乱主要影响心血管和胃肠系统，在三分之二的患者中存在。心脏紊乱表现为心脏迷走神经和心脏肾上腺素能反应的过度反应或迟钝，患者常常表现为窦性心动过速、心律失常（有时是潜在的致命心律失常）、全身性高血压、心动过缓和/或血压波动。有无糖尿病病史及有无呼吸系统受累、颅脑症状，以及有无先兆感染的证据是鉴别诊断的要点。

七、治疗

糖尿病神经病变的预防重点是血糖控制和生活方式调整。现有证据仅少数集中于DSPN和CAN的治疗，而且大多数评价了血糖控制对并发症风险影响的大型试验将DSPN和CAN作为次要结局或事后分析而非主要结局纳入。因此在其中一些试验中，用于评价神经病变的结局指标检测获益（如果存在）的能力可能有限。

（一）血糖控制

在糖尿病控制和并发症试验（DCCT研究）中，强化血糖控制治疗组的CAN患病率降低了53%。在后续的糖尿病干预与并发症的流行病学（EDIC）研究中，随访13～14年发现，强化血糖控制治疗组CAN发病率降低了31%。DCCT/EDIC的高重现性和严谨的试验方案、CAN使用的严格定义以及大样本量增强了结果的有效性，支持在1型糖尿病病程中尽早实施和维持严格血糖控制的原理。相反，2型糖尿病的血糖控制并没有降低CAN的风险。但是，以血糖和心血管疾病风险因素为目标的多因素干预（包括生活方式部分）可降低CAN风险，2003年发表的一项Steno-2试验表明，针对高血糖、高血压、血脂异常和生活方式的强化多因素干预可使2型糖尿病患者的CAN进展率降低63%。近年的糖尿病心血管风险控制行动研究（ACCORD）事后分析显示，在心血管事件高风险的2型糖尿病患者中，接受更严格的HbA1c和血压目标治疗与CAN风险降低相关。具体而言，在校正多个变量后，平均5年随访期间，HbA1c低于6%（强化干预）而不是低于7%～7.9%（标准干预）的患者发生CAN的风险降低17%，目标收缩压＜120mmHg而不是＜140mmHg的患者CAN的风险降低了22%，即心电图上的心率变异性降低。ACCORD研究将最初入组的 10251名患者的基线检查数据和完成随访时进行CAN评价的7275名患者数据纳入分析。大约一半的患者接受了强化血糖控制，一半的患者接受了标准血糖控制；研究人员进一步将患者细分为接受强化或标准降压治疗的2组患者，分别应用辛伐他汀加非诺贝特或安慰剂治疗。在最初的ACCORD试验中，强化血糖控制组的患者死亡率较高，因此他们在平均3.7年后转为标准血糖治疗。在基线检查时，患者的平均年龄为62岁，约40%为女性，HbA1c中位数为8.1%，平均收缩压约为135mmHg。在校正多个混杂因素后，强化降糖治疗在降低CAN风险方面比标准治疗更有效［优势比（OR）0.83；*P*=0.002］，但仅在基线时无心血管疾病的患者中显著。在多变量调整后，强化降压治疗在降低CAN风险方面也比标准治疗更有效（OR 0.78；*P*=0.004），但仅在65岁以上的患者中表现显著。非诺贝特对CAN无显著影响（OR 0.87；*P*=0.078）。研究表明，强化血糖控制加上强化血压控制并不能进一步降低CAN的风险，但是强化血糖控制可降低糖尿病患者心脏自主神经病变风险。

（二）改变生活方式

迄今为止，关于循证强化生活方式干预参数的最佳模型来自糖尿病预防计划（DPP）、Steno-2研究、意大利监督跑步机研究和犹他大学2型糖尿病研究。犹他大学2型糖尿病研究发现参与运动计划的2型糖尿病患者出现神经纤维再生，并与仅遵循标准治疗的患者的神经纤维损失进行了比较。总体而言，这种方法侧重于单独运动（监督有氧和/或抗阻训练）或结合饮食调整和劳力。目前关于饮食方案尚未达成共识，尽管DPP使用低热量、低脂饮食，但其他研究支持地中海饮食，即碳水化合物中度降低（45%）、脂肪中度升高（35%～40%）、饱和脂肪低于10%。尽管DPP和糖耐量受损神经病变（IGTN）研究分别报告了生活方式干预对CAN和DSPN指标有益，但这些试验未纳入确诊糖尿病的受试者。此外，在DPP中，生活方式干预改善了CAN指数，其他组无变化。针对各种发病机制的多种其他治疗未能逆转已确定的CAN。关于CAN治疗目前仍然强调坚持饮食和运动干预的重要性，并且生活方式的干预（例如坚持饮食和锻炼）可以降低2型糖尿病的发病率，从源头进行干预。

（三）低血糖的预防

尽管自主神经病变的特征与低血糖无意识之间的关系是复杂的，并且存在重叠，但是人们认识到自主神经病变可能导致或归因于低血糖无意识的发生。在大多数没有意识到低血糖的个体中，可能需要提高血糖控制目标以防止重复发作。因此，强调严格控制自主神经功能障碍的患者还应提高血糖监测的警惕性，并就低血糖对患者进行再教育。

（四）药物治疗

1.抗氧化应激药物 抗氧化应激药物的临床试验证据是有希望的。早期研究发现，CAN患者及时开始抗氧化剂α-硫辛酸治疗，似乎可减缓或逆转神经病变的进展，但需要进一步检测。其他抗氧化剂如维生素E已被证明可改善伴有CAN的2型糖尿病患者的心脏交感神经与副交感神经张力的比值，但可能减轻他汀和烟酸治疗或预防大血管疾病的作用。

2.ACE抑制剂 使用ACE抑制剂作为改善心率变异手段的研究得到了相互矛盾的结果。研究发现，虽然喹那普利治疗3个月后显著增加副交感神经活性，但在群多普利拉治疗12个月后，心血管自身功能没有显著变化。

3.β受体拮抗剂 使用心脏选择性（如阿替洛尔）或亲脂性（如普萘洛尔）的β受体拮抗剂，可影响自主神经功能的调节，通过对抗交感神经刺激，恢复副交感神经-交感神经平衡。用美托洛尔联合雷米普利治疗伴有异常白蛋白尿的1型糖尿病患者，可改善自主神经功能障碍。

（五）对症治疗

CAN治疗通常侧重于缓解症状，针对特定的临床表现进行治疗。体位性低血压的对症治疗具有挑战性，通常包括药物和非药物干预。应鼓励体力活动和运动以避免去适应，这是因为去适应会加重直立性倾向。液体和盐的容量补充是直立性低血压管理的核心。低剂量的氢化可的松可能对一些患者的补充血容量有益，尽管有越来越多的证据表明其有仰卧位高血压的风险。由于神经源性直立性低血压很大程度上是交感神经元释放去甲肾上腺素失败的结果，因此给予拟交感神经药物对于其他措施无法控制症状的患者的治疗至关重要。米多君是一种外周、选择性、直接α_1-肾上腺素受体激动剂，是FDA批准的用于治疗体位性低血压的药物。米多君应逐渐滴定至起效。只有当患者打算直立或坐位时才能使用，以尽量减少仰卧位高血压。FDA批准屈昔多巴用于治疗神经源性或体位性低血压，但未专门用于治疗糖尿病引起的体位性低血压患者。

尽管目前可用的药物治疗神经病变的益处尚未得到证实，但研究证明了药物对神经病变的治疗具有积极作用。由于CAN的发病机制很可能是一个多因素过程，因此可能需要同时针对致病途径不同部分的联合治疗。此外，这些干预措施的目标应是预防心血管自主神经功能障碍的进一步恶化，而不是期望实现功能改善。

（朱延华）

主要参考文献

[1] Vinik A I，Ziegler D. Diabetic cardiovascular autonomic neuropathy[J]. Circulation，2007，115（3）：387-397.

[2] Spallone V，Ziegler D，Freeman R，et al. Cardiovascular autonomic neuropathy in diabetes：clinical impact，assessment，diagnosis，and management [J]. Diabetes Metab Res Rev，2011，27（7）：639-653.

[3] 中华医学会糖尿病学分会神经并发症学组. 糖尿病神经病变诊治专家共识（2021年版）[J]. 中华糖尿病杂志，2021，13（6）：540-557.

[4] Vinik A I，Maser R E，Mitchell B D，et al. Diabetic autonomic neuropathy [J]. Diabetes Care，2003，26（5）：1553-1579.

[5] Pop-Busui R. Cardiac autonomic neuropathy in diabetes：a clinical perspective [J]. Diabetes Care，2010，33（2）：434-441.

[6] Ewing D J，Martyn C N，Young R J，et al. The value of cardiovascular autonomic function tests：10years experience in diabetes [J]. Diabetes Care，1985，8（5）：491-498.

[7] Pop-Busui R，Boulton A J，Feldman E L，et al. Diabetic Neuropathy：A Position Statement by the American Diabetes Association [J]. Diabetes Care，2017，40（1）：136-154.

[8] Heart rate variability：standards of measurement，physiological interpretation and clinical use. Task Force of the European Society of Cardiology and the North American Society of Pacing and Electrophysiology [J]. Circulation，1996，93（5）：1043-1065.

[9] 杨旭斌，朱延华，陆莹，等. Ewing试验及心率变异性对初诊2型糖尿病患者心血管自主神经病变诊断的比较 [J]. 中华糖尿病杂志，2015，4（6）：328-333.

[10] Herder C，Roden M，Ziegler D. Novel Insights into Sensorimotor and Cardiovascular Autonomic Neuropathy from Recent-Onset Diabetes and Population-Based Cohorts [J]. Trends Endocrinol Metab，2019，30（5）：286-298.

[11] Spallone V. Update on the Impact，Diagnosis and Management of Cardiovascular Autonomic Neuropathy in Diabetes：What Is Defined，What Is New，and What Is Unmet[J]. Diabetes Metab J，2019，43（1）：3-30.

[12] Xu W，Zhu Y，Yang X，et al. Glycemic variability is an important risk factor for cardiovascular autonomic neuropathy in newly diagnosed type 2 diabetic patients [J]. Int J Cardiol，2016，215：263-268.

[13] England J D，Gronseth G S，Franklin G，et al. Practice Parameter：evaluation of distal symmetric polyneuropathy：role of autonomic testing，nerve biopsy，and skin biopsy（an evidence-based review）.Report of the American Academy of Neurology，American Association of Neuromuscular and Electrodiagnostic Medicine，and American Academy of Physical Medicine and Rehabilitation [J]. Neurology，2009，72（2）：177-184.

[14] Sloan G，Selvarajah D，Tesfaye S. Pathogenesis，diagnosis and clinical management of diabetic sensorimotor peripheral neuropathy [J]. Nat Rev Endocrinol，2021，17（7）：400-420.

[15] Jun J E，Lee S E，Choi M S，et al. Clinical factors associated with the recovery of cardiovascular autonomic neuropathy in patients with type 2 diabetes mellitus [J]. Cardiovasc Diabetol，2019，18（1）：29.

[16] Prince C T，Secrest A M，Mackey R H，et al. Cardiovascular autonomic neuropathy，HDL cholesterol，and smoking correlate with arterial stiffness markers determined 18years later in type 1 diabetes [J]. Diabetes Care，2010，33（3）：652-657.

[17] Ziegler D，Sohr C G，Nourooz-Zadeh J. Oxidative stress and antioxidant defense in relation to the severity of diabetic polyneuropathy and cardiovascular autonomic neuropathy[J]. Diabetes Care，2004，27（9）：2178-2183.

第二节　糖尿病胃肠道自主神经病变

糖尿病自主神经病变累及胃肠道在临床上并不少见，但因为临床表现不一，且缺乏统一的诊断标准，故总体的发生率并不明确。因缺乏有效治疗药物，往往对患者生活质量产生严重不良影响。

一、临床表现

糖尿病胃肠道自主神经病变的表现多种多样，可表现为食管动力障碍、胃食管反流、胃轻瘫、腹泻、大便失禁和便秘等。

胃食管反流最常见的症状是烧心和胃内容物反流。烧心通常表现为胸骨后烧灼感，最常见于餐后。胃食管反流的其他症状有吞咽困难、胸痛、反酸、癔球症、吞咽痛，以及食管外症状，如慢性咳嗽、声音嘶哑、喘息等，偶可出现恶心。

糖尿病性胃轻瘫是指在无机械性梗阻的情况下出现的客观性胃排空延迟综合征。胃轻瘫通常被认为是胃肠道自主神经病变最显著的表现。患者可表现为胃张力低下、胃扩张及蠕动减弱、胃内容物排空延迟。早期患者无症状，随着病程进展，逐渐出现进食后饱胀、反胃，严重者出现恶心、呕吐、上腹疼痛、体重减轻，少数患者可出现糖尿病酮症或酮症酸中毒。在诊断胃轻瘫之前需排除胃排出道梗阻或其他器质性原因。

另外，糖尿病胃肠道自主神经病变可表现为慢性腹泻。腹泻通常呈无痛性水样便，多发生于餐后、黎明前或半夜时分，呈阵发性，间歇期排便习惯正常，甚至与便秘期交替出现，而长期腹泻可导致患者极度消瘦，呈恶病质表现。糖尿病慢性腹泻可能是由于肛门内外括约肌和直肠收缩功能障碍所致。

二、检查方法

糖尿病胃肠道自主神经病变在进行筛查前，首先应排除其他原因所致的消化系统疾病，如使用阿片类药物或GLP-1受体激动剂，以及器质性病变造成的胃排出道梗阻等，后者需要进行特殊的检查。对于有糖尿病神经病变、糖尿病视网膜病变和（或）糖尿病肾病的患者应进行胃轻瘫的评估。

（一）上消化道内镜

上消化道内镜可直视食管黏膜，发现糜烂、溃疡等反流性病变，排除上消化道恶性肿瘤。但胃食管反流患者食管黏膜也可无异常表现。

（二）食管24小时动态pH值监测评估

在食管下端放置pH探头，连续24小时记录食管pH值变化，是诊断胃食管反流的可靠指标。

（三）胃排空核素显像检查

受检者空腹状态下，取站立位，在10分钟内服用标准试验餐，最常用的是255kcal用^{99m}Tc SC标记的包括鸡蛋清、果酱、面包和水的低脂固体试验餐。摄入试验餐后使用γ照相机在基线水平及进食后1、2、4小时于前后位采集食物在胃内分布的图像，在每个时间点描绘放射性核素聚集区，计算每个时间点胃内放射性核素的滞留百分比。2小时胃潴留＞60%或者4小时胃潴留＞10%诊断为胃排空延迟。2022年发表的胃轻瘫临床指南建议，4小时胃潴留＞10%视为诊断胃排空延迟更理想的标准。

（四）胃电图

体表胃电图（electrogastrogram，EGG）是放置体表电极以记录胃的电控活动或“起搏”。特发性和糖尿病性胃轻瘫、神经性厌食、晕动病和妊娠呕吐患者可见餐后电信号频率变化（包括胃动过缓、胃动过速或混合型）和振幅降低。

（五）胃排空呼气试验

^{13}C标记的醋酸盐、辛酸或螺旋藻（植物性蛋白来源）呼气试验已用于评估胃排空。摄入由稳定同位素标记的检查餐（常用^{13}C–辛酸）4～6小时后，通过质谱或红外光谱等方法测定呼出的$^{13}CO_2$浓度。该试验为无创检查，且与闪烁成像不同的是，其可避免辐射暴露。有文献报道，胃排空呼气试验的准确度接近胃排空核素显像。

三、诊断

（1）患者具有明确糖尿病病史，结合临床消化道症状（如早饱、餐后饱胀、腹胀、恶心、呕吐、腹痛等），并通过影像学（如CT或MR肠造影）或上消化道内镜检查，排除机械性梗阻。胃排空核素显像检查（gastric emptying scintigraphy，GES）为诊断胃轻瘫的“金标准”。2小时胃潴留＞60%或者4小时胃潴留＞10%诊断为胃排空延迟，而4小时胃潴留＞10%视为诊断胃排空延迟更理想的标准。扫描前需要优化血糖水平，以避免出现假阳性结果。^{13}C–辛酸呼气试验及胃电图也有助于诊断胃轻瘫。

（2）排除其他消化道功能紊乱。胆囊功能障碍可通过超声辅助诊断。小肠功能障碍没有特异性的诊断性试验，但可通过测压法明确是否存在肠道动力异常。大肠功能障碍可通过钡剂测压辅助诊断。

四、鉴别诊断

（一）肠易激综合征

肠易激综合征（irritable bowel syndrome，IBS）患者存在慢性腹泻，特点通常是频繁的少量至中量的稀便、水样便，伴随反复腹痛。患者通常在清醒时排便，大多在早晨或饭后。通常在年轻时期开始出现症状，症状发作经常与心理应激有关。糖尿病腹泻以水样便多见，无黏液脓血，腹泻前可有痉挛性腹痛伴肠鸣增多，排便后症状可好转，大便常规及培养无炎性成分及细菌生长。必要时行肠镜等检查，有助于鉴别。

（二）慢性肠道假性肠梗阻

行腹部成像和/或小肠压力测定可以鉴别慢性肠道假性梗阻。

（三）胃和十二指肠溃疡

胃和十二指肠溃疡常表现为规律性上腹痛，胃溃疡表现为餐后上腹痛，十二指肠溃疡的疼痛则常在夜间和空腹发生。内镜和上胃肠道钡餐造影可用于明确诊断。

（四）胆道疾病

胆道疾病常表现为餐后，尤其是进食油腻食物后，右上腹痛伴有肩背部放射痛。超声及增强CT等影像学检查可用于明确诊断。

（五）胰腺癌

胰腺癌表现为持续信中上腹及后背疼痛，伴有食欲减退、体重减轻，结合超声、CT等影像学检查可明确诊断。

五、治疗

糖尿病胃肠道自主神经病变治疗缺乏有效的病因学治疗，目前治疗主要包括一般措施、危险因素管理及对症支持治疗。

（一）优化血糖控制

早期严格控制血糖并保持血糖稳定是糖尿病胃肠道自主神经病变最重要和有效的防治方法。考虑到对胃排空的影响，优化血糖控制是管理的一个重要方面，但时常被忽视。应个体化血糖目标，并尽可能接近正常范围。停用对胃动力有影响的药物，特别是GLP-1受体激动剂。

（二）营养支持

评估患者的营养状况非常重要，特别是在胃轻瘫和腹泻的情况下。对于胃轻瘫患者，一般建议少食多餐，推荐患者采用低脂肪、低纤维、小颗粒或液体饮食。对慢性腹泻的治疗包括一般措施，如补液、纠正电解质紊乱和营养缺乏等，使用止泻药对症治疗、治疗基础疾病（如小肠细菌过度生长、乳糜泻）及抗生素纠正细菌生长紊乱等。

（三）药物治疗

目前治疗症状性胃轻瘫患者的药物主要有促动力学药物，如甲氧氯普胺、多潘立酮、红霉素等。甲氧氯普胺和多潘立酮是多巴胺D_2受体拮抗剂，可加速胃排空并改善症状，但对中枢神经系统有不良反应，应短期使用。有研究报道，甲氧氯普胺可跨越血脑屏障，与高催乳素血症和锥体外系不良反应的风险增加有关。多潘立酮不同于前者，不容易穿过血脑屏障，但长期使用具有心血管风险。

红霉素是一种大环内酯类抗生素，可作为口服和静脉制剂使用，作为胃动素受体激动剂，可以用远远低于抗菌作用的剂量刺激胃迁移运动。并且，静脉注射比口服给药对胃排空的作用更大。较高的血糖浓度和重复给药会减弱红霉素诱导的胃排空加速。但红霉素可诱导QT间期延长和心律失常，还需要注意其可能引起菌群失调的不良反应。

许多新型药剂正在开发中，包括胃饥饿素激动剂，例如瑞拉莫林和口服高选择性5-HT受体激动剂和普卢卡必利，有研究表明这些药物也可以改善消化道症状和胃排空。

对于食管功能障碍者，建议早期使用质子泵抑制剂，特别是与反流相关的食管运动障碍。

（四）恶心呕吐的处理

镇吐药，例如美沙嗪和丙氯拉嗪，可用于治疗轻度至中度胃轻瘫相关的恶心，而血清素受体拮抗剂昂丹司琼和阿瑞匹坦（一种神经kinin-1受体拮抗剂）已用于治疗重度胃轻瘫。然而，这些药物的疗效尚未在对照临床试验中进行评估。

（五）疼痛管理

三环类抗抑郁药物，如阿米替林，有益于治疗神经病理性疼痛和改善与功能性胃肠疾病相关的症状。然而，阿米替林具有抗胆碱能作用，可以延缓胃排空。对于腹部疼痛可以考虑使用神经调节剂，如加巴喷丁、普瑞巴林等药物。曲马多可用于慢性疼痛治疗，但目前在胃轻瘫中的应用经验有限。

（六）其他疗法

对于药物治疗效果不佳的患者可考虑使用针灸、幽门内注射肉毒杆菌毒素、胃电刺激以及手术治疗来改善糖尿病性胃肠道自主神经病变引起的临床症状。

（胡 吉）

主要参考文献

[1] Bharucha, AE, Kudva Y, et al. Diabetic Gastroparesis [J]. Endocr Rev, 2019, 40 (5): 1318-1352.

[2] K C R, M S, L K J, et al.Relationships of upper gastrointestinal motor and sensory function with glycemic control [J].Diabetes care, 2001, 24 (2): 371-381.

[3] S S Y, S S .Diabetic gastrointestinal motility disorders and the role of enteric nervous system: current status and future directions [J]. Neurogastroenterology and motility : the official journal of the European Gastrointestinal Motility Society, 2014, 26 (5): 611-624.

[4] Bharucha E A, Batey-Schaefer B, Cleary A P, et al.Delayed Gastric Emptying Is Associated With Early and Long-term Hyperglycemia in Type 1 Diabetes Mellitus [J].Gastroenterology, 2015, 149 (2): 330-339.

[5] Marathe S C, Jones L K, Wu T, et al.Gastrointestinal autonomic neuropathy in diabetes [J]. Autonomic Neuroscience: Basic and Clinical, 2020, 229: 102718.

[6] Camilleri M .Gastrointestinal motility disorders in neurologic disease [J].Journal of Clinical Investigation, 2021, 131 (4): 1-13.

[7] O. P K, B. K D, H. F S S, et al.ACG Clinical Guideline for the Diagnosis and Management of Gastroesophageal Reflux Disease [J].American Journal of Gastroenterology, 2022, 117 (1): 27-56.

[8] S R, P C G, E S, et al.Ambulatory reflux monitoring for diagnosis of gastro-esophageal reflux disease: Update of the Porto consensus and recommendations from an international consensus group [J]. Neurogastroenterology and motility : the official journal of the European Gastrointestinal Motility Society, 2017, 29 (10): 1-15.

[9] Michael C, Braden K, Linda N, et al.ACG Clinical Guideline: Gastroparesis [J].The American Journal of Gastroenterology, 2022, 117 (8): 1197-1220.

[10] Xu H, Hong Z .Endoscopic mucosal electrodes: New directions for recording and regulating gastric myoelectric activity [J].Frontiers in Surgery, 2023, 9: 1035723.

[11] S J L, M C, R A Z, et al.A valid, accurate, office based non-radioactive test for gastric emptying of solids [J].Gut, 2000, 46 (6): 768-773.

[12] Kumar M, Chapman A, Javed S, et al.The Investigation and Treatment of Diabetic Gastroparesis [J]. Clinical Therapeutics, 2018, 40 (6): 850-861.

[13] Zeinab A, Foad K, Masoud S T, et al.Assessment of the Prevalence of Diabetic Gastroparesis and Validation of Gastric Emptying Scintigraphy for Diagnosis [J].Molecular imaging and radionuclide therapy, 2017, 26 (1): 17-23.

[14] A L B, K L C, E C, et al.Diabetic gastroparesis alters the biomagnetic signature of the gastric slow wave [J]. Neurogastroenterology and motility : the official journal of the European Gastrointestinal Motility Society, 2016,

28（6）：837–848.

[15] Gatopoulou A，Papanas N，Maltezos E .Diabetic gastrointestinal autonomic neuropathy：Current status and new achievements for everyday clinical practice [J] .European Journal of Internal Medicine，2012，23（6）：499–505.

[16] Tack J .Prokinetics and fundic relaxants in upper functional GI disorders [J] .Current Opinion in Pharmacology，2008，8（6）：690–696.

[17] Vincenza S .Update on the Impact，Diagnosis and Management of Cardiovascular Autonomic Neuropathy in Diabetes：What Is Defined，What Is New，and What Is Unmet [J] .Diabetes & metabolism journal，2019，43（1）：3–30.

[18] PattersonD，et al. A double–blind multicenter comparison of domperidone and metoclopramide in the treatment of diabetic patients with symptoms of gastroparesis [J] . Am J Gastroenterol，1999，94（5）：1230–1234.

[19] Tack J，et al. Effect of erythromycin on gastric motility in controls and in diabetic gastroparesis [J] . Gastroenterology，1992，103（1）：72–79.

[20] Jones KL，et al. Hyperglycemia attenuates the gastrokinetic effect of erythromycin and affects the perception of postprandial hunger in normal subjects [J] . Diabetes Care，1999，22（2）：339–344.

[21] Silvia B，Gabriella G，Guglielmo B，et al.Management of Dyspepsia and Gastroparesis in Patients with Diabetes. A Clinical Point of View in the Year 2021 [J] .Journal of Clinical Medicine，2021，10（6）：1313.

[22] Yadlapati R，Masihi M，Gyawali P C，et al.Ambulatory Reflux Monitoring Guides Proton Pump Inhibitor Discontinuation in Patients With Gastroesophageal Reflux Symptoms：A Clinical Trial [J] . Gastroenterology，2020，160（1）：174–182.

[23] Camilleri M，et al.Gastroparesis [J] . Nat Rev Dis Primers，2018，4（1）：41.

[24] José M Z C，Gabriel J Y G，Martín D M M，et al.Diabetic gastroenteropathy：An underdiagnosed complication [J] .World journal of diabetes，2021，12（6）：794–809.

[25] Purna K，Gianrico F .Diabetic gastroparesis：what we have learned and had to unlearn in the past 5 years. [J] .Gut，2010，59（12）：1716–1726.

[26] Raghav S，S S K，Danielle N，et al.Recent Advances in Peripheral Opioid Receptor Therapeutics [J] . Current pain and headache reports，2021，25（7）：46.

[27] McCallum W R，Snape W，Brody F，et al.Gastric Electrical Stimulation With Enterra Therapy Improves Symptoms From Diabetic Gastroparesis in a Prospective Study [J] .Clinical Gastroenterology and Hepatology，2010，8（11）：947–954.

第三节 糖尿病泌尿生殖道自主神经病变

糖尿病神经病变是糖尿病最常见的并发症，发病机制复杂，受累神经广泛，临床表现多样化，分型中以 DSPN 及自主神经病变最为常见。糖尿病泌尿生殖道自主神经病变是一种常见的糖尿病自主神经病变，是严重影响糖尿病患者生殖、性活动和生活质量的常见疾病。目前糖尿病泌尿生殖道自主神经病变仍然缺乏有效的病因学治疗，治疗的重点仍然在于改善临床症状，早期识别和预防尤为重要，故对于某些特定的早期异常临床表现需要特别加以关注。糖尿病泌尿生殖系统自主神经病变主要表现为性功能障碍和膀胱功能障碍。

一、性功能障碍

性功能障碍在男性表现为勃起功能障碍（erectile dysfunction，ED）和/或逆向射精，在女性表现为性欲降低、性交时疼痛增加、性唤起能力降低以及阴道润滑性下降。

ED作为最容易被忽视的DM并发症，被定义为男性无法达到和维持阴茎勃起以完成令人满意的性表现。

与同龄一般人群相比，性功能障碍在糖尿病人群中发病更早，发病率也明显增加。国外的一项荟萃分析显示，糖尿病合并ED总体患病率为52.5%，其中1型糖尿病为37.5%，2型糖尿病为66.3%。同时我国的一项基于糖尿病门诊的多中心调查研究显示，ED发生比例为75.1%。不同地区的多项研究显示，糖尿病患者射精功能障碍、高潮缺乏以及性欲低下的患病比例显著高于一般人群。糖尿病合并男性性功能障碍已成为不可忽视的公众健康问题。

（一）病理生理

糖尿病是一种慢性、全身性代谢性疾病，可通过氧化应激反应、晚期糖基化终末产物（AGEs）、多元醇通路、蛋白激酶C（PKC）通路等导致全身多系统、多器官的病理生理改变，包括神经、心理、内分泌、血管及阴茎海绵体等，从而对性功能（包括性欲、勃起功能、性高潮、射精功能等）产生重要影响。

1.糖尿病合并男性性欲障碍 性欲障碍主要表现为性欲减退，一方面是由于糖尿病患者常存在雄激素水平下降，在2型糖尿病患者体内，高血糖可抑制下丘脑分泌促性腺激素释放激素（GnRH）或垂体分泌促黄体生成素（LH）和促卵泡生成素（FSH），从而引发性腺机能减退，进而导致总睾酮水平下降。也有研究显示1型糖尿病患者游离睾酮含量降低。另一方面，糖尿病患者可能存在的雄激素受体的改变也会对性欲造成影响。在2型糖尿病老年男性中，除血清总睾酮和游离睾酮降低、性激素结合球蛋白改变外，雄激素受体数量降低、雄激素受体外显子序列CAG拷贝次数增多，均可以导致雄激素受体敏感性降低。低睾酮水平、受体敏感性降低都与性幻想、性活动减少密切相关。同时，糖尿病导致的心理问题如焦虑、抑郁情绪，也会导致性需求减少、性反应淡漠等现象。

2.糖尿病合并勃起功能障碍

（1）血流动力学和血管壁损害 糖尿病患者血糖代谢异常、血液黏稠、血管收缩舒张因子分泌失调，再加上高血糖产生的AGEs与血管胶原共价结合，使得血管厚度增加、血管弹性降低、血管腔狭窄，甚至形成斑块或血栓，严重阻碍阴茎血液循环，导致海绵体血液灌注量下降。

（2）血管内皮细胞功能紊乱 糖代谢异常可产生过量的氧自由基，引起细胞的氧化损伤，并抑制一氧化氮（NO）合成，降低环磷酸鸟苷（cGMP）水平，最终导致血管内皮功能障碍、海绵体动脉血管平滑肌舒张受损。糖尿病患者血浆内皮素（ET）水平的升高也进一步引起内皮细胞功能障碍。

（3）神经病变 糖代谢异常可通过山梨醇蓄积、胰岛素信号通路异常、氧化应激、线粒体功能障碍、慢性轻度炎症、微循环障碍导致的缺氧等途径引起神经系统病变。神经病变可导致阴部感觉神经（$S_2 \sim S_4$）变性和性刺激冲动减弱。神经病变引起海绵体平滑肌舒张所需的副交感神经活动减少或缺失、去甲肾上腺素水平增高、一氧化氮合酶（NOS）活性减弱直接导致神经源性NO的合成减少。

（4）内分泌紊乱　糖尿病可导致性腺功能减退、雄激素水平降低、雄激素受体敏感性降低，也会降低阴茎海绵体血管的NOS活性，并抑制支配球海绵体肌和坐骨海绵体肌的脊髓运动神经元的活动。

（5）海绵体平滑肌损伤　高血糖等因素显著减少了平滑肌缝隙连接蛋白表达及其衍生的缝隙连接的通透性，高血糖水平会影响平滑肌肌球蛋白各亚型（肌球蛋白Ⅱ重链SM-B、SM2、轻链LC17a）及它们的选择性剪接异构体的组成比例，导致海绵体平滑肌缝隙连接蛋白和球蛋白比例失调。同时，糖尿病阴茎海绵体平滑肌组织内α-肌动蛋白和小窝蛋白-1的表达量显著降低，弹性纤维破坏和舒张受损，平滑肌萎缩，胶原沉积。

（6）白膜纤维化　糖代谢异常造成细胞外基质重构，导致白膜纤维化而合并阴茎硬结症，容易出现严重的阴茎畸形和阴茎血流异常，使得勃起功能障碍的发生风险增加。

3.糖尿病合并射精功能障碍　糖尿病合并射精功能障碍主要包括早泄、逆行射精/射精无力、延迟射精/不射精。

（1）早泄　是最常见的射精障碍表现，糖尿病可导致自主神经系统及其参与射精控制的中枢和周围神经递质异常。胰岛素抵抗与NO代谢紊乱有关，而NO代谢通过调节交感神经系统活动参与调控射精。在动物实验中，NO已被证明可以缓解早泄。同时，射精行为与5-羟色胺（5-HT）的代谢有关，当糖尿病导致的5-HT2C受体敏感性降低时，可促进早泄的发生。

（2）逆行射精/射精无力　主要是由于神经功能障碍，从而影响控制射精的肌肉所致。糖尿病导致的神经病变可使会阴部横纹肌收缩力量减弱，同时使尿道外括约肌痉挛收缩，加大射精阻力。糖尿病自主神经病变可损伤支配膀胱尿道内括约肌的交感神经传出纤维，导致在性高潮期间尿道内括约肌不能收缩以提供正常的高压使膀胱颈闭合，使得精液进入压力相对较低的膀胱。同时，糖尿病还可直接损害球海绵体肌、坐骨海绵体肌和盆底肌群，使其无法进行正常的节律性收缩，最终导致逆行射精或射精无力。

（3）延迟射精/不射精　在糖尿病引起的射精障碍中相对少见，严重者可出现不射精。脊髓射精中枢与交感和副交感之间的复杂通路被破坏可能是主要的原因，糖尿病自主神经病变会造成输精管蠕动障碍，前列腺、精囊组织的收缩无力以及雄激素水平降低导致的精液分泌减少等造成延迟射精和不射精。此外，研究报道糖尿病患者促甲状腺激素（TSH）及游离甲状腺激素浓度降低，而甲状腺激素水平和射精潜伏期呈明显负相关关系，因此部分糖尿病患者甲状腺激素水平的变化可能参与射精延迟。

4.糖尿病合并性高潮缺乏　正常情况下，精子、精囊液、前列腺液进入后尿道，随着液体积聚，后尿道压力逐渐增高，附属性腺和尿道球部的平滑肌收缩，后尿道压力进一步加大，导致精液从尿道口喷出，由阴部神经传来的感觉刺激在脑部形成高潮的感觉。糖尿病自主神经损伤后，阴部感觉神经传出的刺激减弱，产生性高潮缺乏的表现。5-HT是传递愉悦情绪的神经递质，其受体5-HT2A敏感性降低或脑干5-HT神经元活动下降可能导致性高潮缺乏。此外，糖尿病导致的内分泌改变如睾酮分泌减少、甲状腺激素分泌降低，均可能导致患者性高潮缺乏。

此外，糖尿病本身的病理生理改变以及糖尿病病情引起的心理应激（如身体容易疲劳、活力不足、活动能力降低、自我形象感不佳等）可导致焦虑和抑郁障碍。糖尿病、情绪障碍、心理应激通过激活下丘脑-垂体-肾上腺轴（HPA）及自主神经系统和免疫系统相互影响，促使皮质醇、肾上腺素和炎症因子分泌增加，使男性糖尿病患者性欲降低，启动和维持性活动的意愿降低，同时伴有性高潮减少、勃起障碍等。

（二）临床表现

糖尿病合并性功能障碍多出现在糖尿病诊断后，随着糖尿病病程延长出现性功能障碍的风险逐渐增加，也有部分糖尿病患者以性功能障碍为首发症状，因性功能障碍就诊时发现糖尿病，缺乏糖尿病的典型表现——“三多一少”症状，即多尿、多饮、多食伴体重减轻，易被忽视。典型的糖尿病症状多见于1型糖尿病，2型糖尿病起病隐匿，绝大多数2型糖尿病患者没有典型的三多一少症状。

糖尿病合并男性性功能障碍者，最常见的性功能障碍是勃起功能障碍和射精功能障碍，但性欲低下和性高潮缺乏在糖尿病患者中也不少见。性功能障碍的发生与糖尿病的病情和病程有关，糖尿病病程7~10年左右常出现勃起功能障碍，主要表现为阴茎勃起硬度逐渐降低、勃起硬度的维持时间逐渐缩短，最终导致性生活不能满意完成，甚至完全丧失勃起功能，导致男方精神和心理负担加重。糖尿病患者射精功能障碍主要表现为逆行射精、射精无力和不射精。糖尿病合并逆行射精者在性生活时有射精的动作，但尿道口无精液射出，射精动作后行尿液离心检测往往可以发现精子或尿液果糖试验呈阳性。合并射精无力时表现为精液流出尿道口，非喷射状，患者性快感程度降低；合并不射精时是由于存在较为严重的勃起功能障碍或神经系统病变，尽管进行一定的阴茎摩擦刺激仍然不能达到高潮或产生高潮感觉而不能射精或者勃起功能正常出现干性射精（有射精动作但无精液进入膀胱也无精液从尿道口流出）。合并高潮缺乏者则是在性唤醒和性刺激过程中不能出现射精或者是不能产生高潮的感觉。此外，也有部分糖尿病患者出现阴道内射精潜伏期变短或由于延迟射精、射精无力导致的高潮缺乏，使患者精神和心理上产生压力，如忧虑、烦恼、困惑甚至逃避性亲密。由于受内分泌、心理以及其他类型性功能障碍等因素的不良影响，糖尿病患者也会出现性欲减退，即在各种内、外因素作用下，启动和维持性行为的主观心理活动减弱，对性行为开始前所表现出的性幻想和对潜在的性暗示的反应减弱。糖尿病合并性功能障碍患者除上述临床表现外，常存在精神心理问题，主要表现为突出的持续性的抑郁心境或者对所有或几乎所有活动的兴趣或者乐趣明显减少（抑郁障碍），或惊恐发作或者焦虑（焦虑障碍）。出现的这些问题不能用其他精神障碍来更好的解释，并且社交、职业等方面的痛苦会导致或加重性功能障碍的发生与发展。

（三）诊断

成年男性糖尿病患者应筛查是否合并性功能障碍。首次筛查时机推荐为糖尿病确诊时，且每年筛查。对既往无糖尿病病史，以性功能障碍初次就诊的患者建议筛查是否合并糖尿病，评估糖尿病合并性功能障碍。

合理程序：①病史：是否存在糖尿病，血糖控制，糖尿病其他并发症，其他病史/用药史（包括处方药和非处方药），心理状况以及完成性交时的焦虑程度，与性伙伴关系融洽情况；②体检：一般状况和全身体检，重点检查乳房、体毛分布、生殖器（睾丸、附睾、阴茎、前列腺）和有关神经反射（球海绵体肌反射、肛门括约肌张力、提睾反射等）；③实验室检查：如泌尿生殖系统感染相关指标（尿常规、前列腺液常规）、血液生化（血糖、肌肝、HbA1c、性激素六项以及游离睾酮）；④特殊检查：夜间阴茎勃起及硬度监测

（NPTRT）、阴茎血流动力学检查（阴茎海绵体血管活性药物注射、彩色多普勒检查、阴茎血管造影）、神经功能检查（阴茎定量感觉阈值测定、阴茎神经反射检查、神经诱发电位测定）；⑤诊断性量表的应用：如用于性功能障碍评估的国际勃起功能指数（IIEF）、早泄诊断工具（PEDT）以及亚利桑那性体验量表，用于心理精神初筛的抑郁自评量表如9 项患者健康问卷（PHQ-9）、抑郁自评量表（SDS）、贝克抑郁量表（BDI）和焦虑自评量表等。

糖尿病合并性功能障碍的诊断大致分为两个步骤。①疾病诊断：即明确存在糖尿病合并上述不同形式的性功能障碍；②病因诊断：即明确导致性功能障碍的所有可能病因。

1.糖尿病合并勃起功能障碍 诊断可大致分为两个步骤。①疾病诊断：有明确的糖尿病病史，同时根据勃起功能障碍ED的定义明确ED的存在，对于接诊经验不多的医生可以推荐使用量表或问卷IIEF 评分等对患者的勃起功能进行筛查，可以根据阴茎夜间勃起及硬度监测（NPTRT）结果进行明确诊断；②病因诊断：即明确导致糖尿病合并 ED 发展的所有可能病理因素，该步骤对于糖尿病合并勃起功能障碍的治疗决策非常重要。

2.糖尿病合并射精功能障碍 射精障碍包括早泄、延迟射精、射精无力、逆行射精及不射精。

（1）糖尿病合并早泄诊断 糖尿病合并早泄诊断步骤如下。

①病史：性生活时间缩短、既往有糖尿病病史或实验室检查发现血糖升高或尿糖阳性，经进一步检查确诊存在糖尿病；②体格检查：前列腺肛门指诊、球海绵体肌反射、肛门括约肌张力、提睾反射、阴茎头的敏感度测试等；③早泄的量表：评估院患者和伴侣对射精潜伏期的自我评估以及相关的问卷（PEDT）调查；④实验室及特殊检查：内分泌、神经系统功能评估，泌尿生殖系统炎症评估。

糖尿病合并射精功能障碍的病因诊断即在明确同时存在糖尿病和射精障碍的诊断后，应通过进一步评估病史、体格检查、实验室检查明确导致糖尿病合并射精功能障碍的所有可能因素和原因。如从前述实验室评估指标不足以判断病因，可进一步行血管和神经功能检查。

（2）糖尿病合并逆行射精诊断 逆行射精是糖尿病合并射精功能障碍在临床中最常见一种，其诊断步骤如下。

①病史：有糖尿病病史，值得注意的是许多糖尿病合并射精功能障碍患者往往以射精功能障碍为第一主诉，糖尿病较为隐匿，在性生活过程中存在射精的动作，但尿道口无精液射出，有些患者在性生活射精动作后尿液浑浊；②体格检查：球海绵体肌反射、肛门括约肌张力等表现为反射减弱或消失、肌张力下降；③实验室检测：尿液中存在精子或/和尿液果糖阳性；④其他检查：主要为神经系统的功能检查异常。

3.糖尿病合并男性性欲低下 性欲低下的判断缺乏定量和客观标准，糖尿病合并性欲低下的患者常常首先因为性欲下降的问题前来就诊。其诊断步骤如下。

①病史：即糖尿病诊断的病史；②实验室检查：包括血常规、肝肾功能等，重点是性激素评估，可以根据患者情况进一步选择其他检查，如垂体 MRI、心理测试、甲状腺功能等；③问卷评估：如采用国际勃起功能指数（IIEF），多表现为性活动次数或尝试性活动次数较少。

在明确疾病诊断后应根据实验室检查和病史进行鉴别诊断以明确性欲低下的原因。

4.糖尿病合并性高潮缺乏 性高潮缺乏的诊断往往依赖于患者的主诉，性高潮障碍主要通过IIEF问卷中有关性高潮部分进行定义，该部分由两个问题组成，用于检查过去4周内的性高潮功能。

目前无特异性的检查手段可明确其诊断。其诊断步骤如下。

①病史：即糖尿病诊断的病史；②相应的体格检查：重点为生殖系统及神经反射与肌张力的检查，还需行相关生化检查和神经系统功能评估，以明确其是否存在激素水平异常和神经系统功能异常。此外，性高潮缺乏也有可能是由其他性功能障碍导致，如早泄、勃起功能障碍等，临床中应该注意明确其病因诊断，综合考虑患者的情况，安排治疗计划。

（四）治疗

1.治疗原则 在积极控制血糖的基础上根据性功能障碍类型针对致病机制进行相应的治疗和对症处理。

2.基础性处理 主要针对糖尿病其他基础性疾病和影响性功能的合并用药进行针对性处理。糖尿病的治疗策略应包括降糖、降压、调脂、抗血小板、控制体重和改善生活方式等综合性治疗措施。

（1）控制血糖及心血管相关危险因素 对于大多数糖尿病患者，HbA1c的控制目标应小于7%，但应结合患者的年龄、病程、预期寿命、合并症和并发症严重程度等具体情况而个体化制定。

（2）神经血管病变的治疗 对已经合并神经血管病变的糖尿病患者应给予相应的神经和/或血管并发症治疗，可给予醛糖还原酶抑制剂如依帕司他，神经营养药物如甲钴胺、维生素B_1、抗氧化剂（α-硫辛酸），改善微循环药物以及其他对症治疗。其中部分药物如依帕司他等在动物水平或临床研究中显示单独使用或联合使用可以改善糖尿病合并性功能障碍者的性功能，常用抗氧化药维生素E也有用于治疗糖尿病神经、血管并发症的报道，但证据有待进一步加强。

（3）精神心理问题处理及其他相关危险因素的控制 需要根据糖尿病合并性功能障碍患者所伴有精神心理问题的严重程度制定治疗计划。

3.直接针对性功能障碍治疗 对于糖尿病合并性功能障碍的患者，在基础性处理和保护神经、血管后，可以直接针对相应的性功能障碍尝试目前已经存在的治疗方法。目前临床成熟的治疗性功能障碍的方法同样适用于糖尿病合并性功能障碍的治疗。可予以患者激素替代治疗如雄激素替代治疗，对于部分患者也可以通过下丘脑-垂体-性腺轴功能调控，以达到提高体内激素水平、改善性欲的目的。此外，还可尝试应用与多巴胺受体调控有关的药物如金刚烷胺、左旋多巴，以及根据患者身体情况选用与精神心理疾患有关的药物进行干预，如丁螺环酮、米氮平、曲唑酮等可改善性欲，但缺乏系统研究和循证医学证据。

（1）针对糖尿病合并ED的治疗 可选择显著改善糖尿病患者的勃起功能的药物，如5型磷酸二酯酶抑制剂（PDE5i）、多巴胺受体激动剂。PDE5i以选择性PDE5i——西地那非、伐地那非、他达拉非和阿伐那非作为首选治疗药物，它们具有良好的安全性。不良反应包括头痛、面色潮红、消化不良、鼻充血、视力异常、肌痛和腹泻等，但发生率低。PDE5i禁忌证：禁用于正在应用任何硝酸酯类药物治疗的患者，有严重的心血管疾病、近期有过心脏病发作和卒中以及有体位性低血压的患者。PDE5i的选择取决于性交的频率和患者对这种药物的个人体验与喜好。多巴胺受体激动剂——阿扑吗啡是中枢多巴胺受体激动剂，作用于室旁核和下丘脑内侧视前区的多巴胺D_2样受体，表现为对多巴胺能通路的中枢刺激，以启动勃起。

（2）糖尿病合并射精障碍的治疗　延迟射精或不射精可以使用α–肾上腺素能受体激动剂治疗，不射精症可以采用电子射精仪电刺激治疗，针对糖尿病合并早泄可以使用SSRIs或PDE5i。

（3）糖尿病合并性高潮缺乏的治疗　目前对于糖尿病合并性高潮缺失的相关研究较少，且多集中于女性，尚无成熟的治疗方案推荐。对于男性因为ED、射精功能障碍所导致的高潮缺乏，可以尝试相应治疗，在其他性功能障碍症状缓解后高潮缺乏常可以得到相应缓解。

4.真空压缩装置（VCD）、低能量体外冲击波疗法（LI–ESWT）和阴茎海绵体血管活性药物注射

（1）VCD　在阴茎上施加负压以将静脉血吸入阴茎，然后通过在阴茎根部使用收缩带将血液维持于海绵体内，并发症很少，对糖尿病性ED患者是低成本的治疗选择。VCD的不良反应包括阴茎发凉或疼痛、局部瘀血、性高潮质量下降和射精不适等，由于使用不便和不良反应，患者依从性差。

（2）LI–ESWT　是目前主要用于治疗轻度血管源性ED的方法。糖尿病合并ED患者海绵体血管常受损，因而可考虑尝试使用。对PDE5i治疗无效者，LI–ESWT可改善PDE5i疗效。

（3）阴茎海绵体血管活性药物注射　对口服药物无反应的患者可以在海绵体内注射血管活性药物，前列腺素E_1（PGE_1）、罂粟碱、酚妥拉明是常用的三种药物。勃起一般出现在注射后5～15分钟，持续的时间取决于所注射的剂量，注射并发症包括阴茎疼痛、阴茎异常勃起、反复注射后的海绵体纤维化和感染等。

5.外科手术　糖尿病合并ED的手术治疗主要是阴茎假体植入（PPI），当糖尿病合并ED患者口服PDE5i或ICI等药物治疗无效或者合并阴茎硬结症、阴茎海绵体纤维化等影响勃起功能的疾病时，在患者知情同意并希望通过PPI改善勃起功能的情况下，可以考虑阴茎假体植入。目前应用于临床的是液压式可膨胀型三件套阴茎假体。

6.多学科协作诊疗　糖尿病合并性功能障碍的诊治应强调多学科协作。控制血糖只是糖尿病合并性功能障碍防治的最基础治疗，糖尿病患者往往合并有肥胖、高血压、高血脂、内分泌紊乱、心理疾患、睡眠呼吸障碍等多系统疾病。这些都与性功能障碍息息相关，应请相应学科协助诊治，多学科协作，以制定出最佳的治疗方案，尤其在诊疗过程中存在效果不佳时，多学科参与制定的治疗方案可能使患者更多受益。

二、膀胱功能障碍

膀胱功能障碍亦称为神经源性膀胱，糖尿病导致的膀胱功能障碍简称糖尿病神经源性膀胱（DNB），其发病率高、起病隐匿，临床表现为夜尿、尿频、尿急、尿流速降低、尿潴留及尿路感染等。其主要特征是膀胱感觉神经受损，逼尿肌收缩力降低，膀胱容量和残余尿量增加。DNB发生发展与糖尿病导致的中枢神经受损及膀胱周围末梢神经受损、继发的神经细胞凋亡、神经轴突变性、神经纤维脱髓鞘及神经再生修复障碍有关。

（一）病理生理

DNB发病机制复杂，目前尚未完全阐明且无统一定论。主要认为是由于糖尿病导致的控制排尿的中枢神经系统或周围神经受到损害所致的膀胱和尿道功能障碍。高血糖导致氧化应激反应增强、自由基生成过多、醛糖还原酶活性增高，使得山梨醇过度累积，损伤交感和副交感神经、微小血管、黏膜、逼尿肌及尿道上皮等部位，使之产生病理改变；引起神经节段性脱髓鞘和神经冲动传导受阻，引起膀胱、尿道的储尿、排尿功能失常，产生一系列下尿路症状如储尿和/或排尿功能障碍及并发症的发生。DM常并发全身血管病变，可导致脑血管病变及脊髓病变，从而出现中枢性尿道括约肌功能障碍，最终导致 DNB 的发生和进展。

正常储尿和排尿过程均是在中枢神经和周围神经（交感、副交感和躯体神经）的协调之下完成的，同时需要膀胱和尿道平滑肌及尿道外括约肌中的横纹肌之间精确协调。储尿期尿道处于收缩状态，抑制尿液排出，而排尿期尿道处于松弛状态，促进尿液排出。尿道平滑肌是由交感、副交感神经支配，而尿道外括约肌由躯体神经支配。交感神经及 α_1 肾上腺素受体在尿道功能控制方面起很重要作用，尿道收缩过程就是由交感神经通过 α_1 肾上腺素受体调节的，因此若神经支配方面受到损害，则交感神经及 α_1 肾上腺素受体可能受到一定程度损害，导致尿道收缩或松弛功能受损。

1.糖尿病膀胱、尿道功能异常 糖尿病患者膀胱压力的峰值和收缩幅度显著下降。早期糖尿病患者会出现膀胱顺应性增高，初期膀胱容量降低，而膀胱内压增高，尿道外括约肌痉挛可致尿道压力呈峰状高压力曲线；晚期出现膀胱收缩力差、剩余尿增多等膀胱收缩功能损害现象。尿道外括约肌的去神经支配会导致低压力曲线。肌电图显示逼尿肌、尿道括约肌协同失调，排尿障碍。

2.糖尿病膀胱、尿道交感通路异常

（1）糖尿病患者膀胱、尿道组织中神经生长因子（NGF）表达减少。NGF是一种多肽物质，主要存在于交感神经，是维持周围神经正常功能的重要的细胞因子，在各种疾病导致的神经系统变性与修复过程中起重要作用。研究显示，NGF在糖尿病患者膀胱中的表达显著降低，提示NGF在糖尿病膀胱病变中起重要作用。

（2）糖尿病患者膀胱、尿道组织中神经生长因子受体（p75NTR）的表达降低。p75NTR能介导施万细胞对NGF的功能性反应，在人类及大鼠膀胱中存在阳性表达。有报道显示，在糖尿病大鼠神经节背侧根中，p75NTR mRNA表达降低，提示p75NTR在糖尿病感觉神经病变乃至尿道病变的发病机制中起重要作用。

3.尿道组织中 α_1 肾上腺素受体兴奋性增强 α_1 肾上腺素受体主要分布在膀胱底、颈、三角区及近段尿道，受激活后可使这些部位收缩，特别能增加近段尿道内压，增加输出道阻力。动物研究发现，糖尿病状态下，尿道压力最低值及诱发尿道松弛的膀胱压力阈值明显升高，使用 α_1 肾上腺素受体拮抗剂能使之明显降低，提示糖尿病尿道病变可能存在尿道中 α_1 肾上腺素受体的异常。

4.糖尿病尿道松弛机制受损 NO是介导尿道松弛机制的主要递质，由尿道神经节后副交感神经元释放。糖尿病的高血糖导致内皮细胞功能受损，NO生成及活性发生变化，尿道松弛功能受损。

5.多尿导致的膀胱肥大和膀胱功能紊乱 组成膀胱壁内层的膀胱黏膜上皮细胞除了形成紧密的屏障隔开尿液与黏膜下组织外，还具有感觉应答功能，可能也在糖尿病性膀胱功能障碍的发病机制中发挥作用。动物模型诱导的多尿可以快速地引起膀胱肥大和膀胱收缩力、容积和顺应性增加。糖尿病性膀胱功能障碍的特征之一就是感觉减弱，患者感觉不到膀胱充盈，造成了残余尿增多，发生充溢性尿失禁。

6.中枢神经系统异常　中枢神经系统在控制储尿和排尿功能中起重要的作用，其中大脑皮层、基底节区、边缘系统、小脑、下丘脑、脑桥、脊髓均参与储尿和排尿的调控。

（1）大脑皮层　额叶内侧部（部分额上回、扣带回前部及胼胝体膝）是逼尿肌运动中枢，在正常储尿期，该中枢抑制排尿反射，损伤时可出现逼尿肌过度活动，常表现为尿失禁。旁中央小叶（中央前回和中央后回的上部）控制尿道外括约肌和盆底肌等骨骼肌的随意活动，可能与自主排尿有关。旁中央小叶出现病变后，常表现为尿频、尿急、尿失禁。

（2）基底节区　丘脑上传下达排尿冲动，是排尿受情绪和内环境影响的解剖学及功能基础，丘脑病变可以出现尿失禁和尿潴留。皮质所有与排尿有关的神经纤维均经过内囊，下尿路症状与之相关，下尿路症状随丘脑病灶好转而改善。基底节影响逼尿肌活动的调控，影响尿道括约肌的活动。杏仁核参与情感对排尿活动的影响和调节，基底节病变容易出现急迫性尿失禁。

（3）边缘系统　边缘系统是联络下丘脑和脑干的网状结构，控制自主神经系统，是膀胱的内脏传出冲动与体神经传出冲动的交合处，启动排尿性的逼尿肌收缩，边缘系统病变将导致尿失禁。

（4）小脑　小脑在以下方面发挥重要作用。①维持尿道外括约肌和盆底肌等骨骼肌的张力；②控制尿道外括约肌和盆底肌等骨骼肌的收缩节律和强度；③配合脑桥抑制逼尿肌收缩；④协调逼尿肌和尿道外括约肌的活动。小脑病变将导致尿失禁、尿潴留等。

（5）下丘脑　下丘脑中的上下视丘、结节、乳头体和逼尿肌活动有关。下丘脑有直接的神经轴突穿过内侧前脑束到脑桥排尿中枢，骶髓自主神经中枢调节膀胱功能，决定什么时候开始排尿。

（6）脑桥　脑桥分为M区（排尿中枢）和L区（储尿中枢）。排尿由脑桥-中脑灰质中的神经元或脑桥的排尿中枢进行协调、控制。中脑导水管周围灰质区接受膀胱的传入信号，传递至M区和L区。M区兴奋可使逼尿肌收缩、尿道括约肌和盆底肌松弛，M区（排尿中枢）损伤后不能协调排尿，将出现尿潴留。L区（储尿中枢）兴奋可使逼尿肌收缩、尿道括约肌和盆底肌松弛，L区（储尿中枢）损伤可能出现尿失禁。

（7）脊髓　$S_2\sim S_4$中间外侧带副交感中枢支配逼尿肌的活动，兴奋时逼尿肌收缩。该区域受损时尿不能完全排出，腹压增高时出现压力性尿失禁。$S_2\sim S_4$中间外侧带前角为骶髓阴部神经中枢，脊髓前角为尿道外括约肌的初级控制中枢，冲动经阴部神经传出，控制尿道外括约肌和盆底肌等骨骼肌的收缩和舒张。该区域受损时将出现尿意减弱，逼尿肌无力致尿潴留，发生充溢性尿失禁。

（二）临床表现

DNB导致膀胱感觉神经受损，排尿肌收缩力下降，残余尿量和膀胱容量增加，主要表现为排尿习惯改变、排尿障碍、尿路感染及尿路结石、肾功能损害等。临床以尿频、尿急、尿失禁、尿潴留、尿淋漓不尽等排尿功能障碍最为常见。

根据糖尿病的病程以及尿动力学检查结果，DNB的临床表现可分为代偿阶段（早期阶段）和失代偿阶段（进展期及终末阶段）。代偿阶段糖尿病患者由于缺乏自身感觉可能没有下尿路症状，因此常不易被发现；随着病情发展至失代偿阶段，糖尿病患者发生尿潴留、尿失禁及尿意消失，且有不同程度的尿路感染及肾功能衰竭。主要有以下临床表现。

1.排尿习惯的改变 早期由于膀胱顺应性增高，患者初感膀胱容量降低，膀胱内压增高，逼尿肌收缩增加，因此出现排尿次数增多，每次排尿量正常或增多；随着糖尿病病程的进展，开始出现膀胱逼尿肌收缩无力，逼尿肌、尿道外括约肌协同失调等现象，因而出现排尿次数减少、排尿间隔时间延长、单次排尿量明显增多，有时甚至超过1000ml。

2.糖尿病中晚期时，逼尿肌收缩功能明显受损，逼尿肌、尿道外括约肌协同失调 患者出现排尿困难、残余尿增多、尿潴留，最后还会出现充溢性尿失禁。

3.尿路感染及尿路结石 患者排尿困难、残余尿增多及尿潴留，导致尿路感染的发生，甚至会导致尿毒症。尿液无法正常排出及尿路感染可继发尿路结石，后者又可引起尿路感染，形成恶性循环。

4.肾功能损害 排尿困难、残余尿增多以及尿意消失常会导致上尿路扩张，输尿管膀胱开口纤维化。尿潴留和输尿管膀胱开口的神经性损伤使其开口的活瓣作用丧失，尿液反流引起肾积水，肾积水长期压迫肾实质，导致肾功能衰竭。

（三）诊断

1筛查 糖尿病伴周围神经病变患者每年应行超声检查，用于判定膀胱容量、膀胱残余尿量等，以确定是否患神经源性膀胱。对于患有复发性尿路感染、肾盂肾炎、尿失禁的患者，应评估是否存在诸如夜尿症、性交时疼痛等症状，以筛查是否存在下尿路刺激症状和女性性功能障碍等其他形式的糖尿病神经病变，并进行膀胱功能评估：即通过膀胱残余尿量评估是否有糖尿病性膀胱功能障碍，若有必要，再通过全面尿动力学检查进一步评估。尿动力学检查包括自由尿流率测定、膀胱压力容积测定术、排尿性尿道压力分布测定术、排尿性膀胱尿道造影术和影像尿动力学检查术等。

2.诊断 根据临床表现结合糖尿病病史及实验室检查，进行综合判断，进行诊断。对于有反复下尿路感染、肾盂肾炎、尿失禁或尿潴留的糖尿病患者，建议进行膀胱功能评估。膀胱测压（包括排尿前后膀胱容量评估）、尿动力学检查等可辅助诊断糖尿病膀胱自主神经病变。超声检查可判定膀胱容量、残余尿量，有助于糖尿病神经源性膀胱的诊断。

（四）治疗

本病治疗目标首先是保护上尿路功能和肾脏功能；其次是控制膀胱内压在安全范围内，改善膀胱的储尿功能，提高控尿能力，减少残余尿量，预防尿路感染；再运用其他手段解决膀胱排空问题，最终提高患者生活质量。治疗应首先积极处理原发病，治疗方式应遵循无创、微创至有创的循序渐进原则，优先考虑保守治疗，必要时再考虑外科手段。影像尿动力对治疗方案的确定和治疗方式的选择具有重要意义。DNB的病情具有临床进展性，因此治疗后应定期随访，及时根据患者的综合情况调整治疗方案。

治疗方法包括保守治疗、外科治疗、神经调节、神经电刺激等。保守治疗可以采用留置导尿、排尿意识训练、间歇导尿、手法治疗、药物治疗及肉毒素注射。治疗药物如胆碱能受体激动剂（氨甲酰胆碱）可用于逼尿肌无力患者，抗胆碱能药物（酒石酸托特罗定）可用于逼尿肌反射亢进患者。

1.基石治疗 积极处理原发病，严格控制DNB患者血糖；定时定量饮水，平衡液体出入量，避免浓茶、咖啡等可以引起个体膀胱刺激症状的诱发因子；保证如厕便利，提高患者的自我管理能力，包括护理和运动能力，间歇性清洁导尿，鼓励患者定期排尿，不论有无尿意都应每隔2～3小时定时排尿1次，每次排尿均应尽可能排尽尿液；进行心理疏导，稳定情绪；进行有规律的运动或运动治疗、医学营养治疗等。

2.药物治疗

（1）松弛平滑肌的药物　DNB的早期药物治疗以通过抑制过度的膀胱平滑肌收缩，从而减轻尿频、尿急和尿失禁等泌尿系统症状为主。以索利那新、丙哌维林、托特罗定、奥西布宁及曲司氯铵为代表的M受体拮抗剂可通过竞争性抑制乙酰胆碱与逼尿肌上M_3和M_2受体结合，抑制膀胱逼尿肌的反射性收缩，从而稳定膀胱逼尿肌，增加膀胱顺应性，降低储尿期膀胱压力，起到改善DNB患者尿频、尿急、尿失禁等症状的作用。以坦索罗辛、赛洛多辛、特拉唑嗪为代表的α受体拮抗剂可通过降低膀胱出口阻力改善排尿困难等排尿期症状，减少尿残余，也可部分改善尿急等储尿期症状，同时降低自主神经反射异常的发生率。

（2）兴奋平滑肌的药物　DNB的后期药物治疗以兴奋膀胱平滑肌，改善逼尿肌收缩力，促进膀胱排空，减少尿残余为主。常用药物M受体激动剂氯贝胆碱、胆碱酯酶抑制剂溴比斯的明、5-羟色胺受体激动剂莫沙必利和西沙比利等均可通过改善逼尿肌收缩力促进膀胱排空。α受体激动剂可促进尿道平滑肌收缩，使尿道内口关闭，对前期尿失禁等症状起到治疗作用。

（3）修复及营养神经的药物　以甲钴胺为代表的维生素B_{12}制剂可以通过促进蛋白质及核酸的合成修复损伤神经；抗氧化应激药物α-硫辛酸通过清除氧自由基减少氧化应激来保护血管内皮功能，改善神经传导。依帕司他是一种强效醛糖还原酶抑制剂，可有效抑制醛糖还原酶酶活性，减少葡萄糖生成山梨醇，有助于修复分泌层轴突、刺激神经纤维生长和改善膀胱功能，还能促进紧密环裹着分泌层轴突的神经元生长和修复，以恢复正常的神经传导能力。α受体拮抗剂可以通过改善小血管血运，恢复和增强周围神经的营养供应，从而修复受损神经、改善神经功能。

（4）联合治疗药物　临床上常联合应用上述药物中的2种或多种以获得更优的治疗效果。研究发现，联合用药比单药治疗DNB的效果更佳，改善患者尿动力学指标更显著，安全性良好。

（5）非手术治疗　辅助排尿主要指手法排尿，包括crede手法排尿和valsalva手法排尿。前者是将手放在耻骨联合上方，轻轻向下按压和扩张膀胱，以缓慢施加压力来排尿；后者又叫屏气法排尿，指排尿时通过valsalva动作（屏气、收紧腹肌等）增加腹压将尿液排出。这两种助排尿方式均属于代偿性排尿，通常在间歇性导尿和膀胱训练后采用。刺激膀胱敏感区域会排出尿液，有利于尿排尽，从而提高患者生活质量。但上述辅助排尿法可能导致膀胱压力过高，应在影像尿动力学检查允许（如膀胱低压储尿、低压排尿、尿道压力较低等）的基础上实施，其间严密随访以确保上尿路安全。

（6）下尿路康复　主要包括膀胱训练、盆底肌训练和盆底生物反馈。定时排尿是指患者养成规律排尿的习惯，有尿意时适当憋尿，到规定时间再进行排尿的方法，主要针对大容量、感觉减退膀胱，是DNB的首选训练方法。盆底肌训练主要包括凯格尔训练和阴道重力锤训练，二者均以提高盆底肌收缩力为目的，从而改善DNB患者尿失禁症状。盆底生物反馈是利用电子仪器采集盆底肌群的肌电，然后信号被有选择性地放大为视觉或听觉传输，并进一步反馈给患者。此法可提高盆底肌和肛提肌的强度及功能，巩固盆底肌训练效果，达到盆底康复和改变排尿习惯的目的，从而减少DNB患者的药物用量，提高生活质量。

（7）导尿治疗　主要包括间歇导尿、留置导尿和膀胱造瘘。间歇导尿是一种定期使用一次性导尿管将膀胱排空的方法，排出后立即取出，并保持无菌或清洁环境，而不让导尿管留在膀胱内。国际尿控协会推荐间歇导尿是目前治疗神经源性膀胱的首选方法，同时也是膀胱训练的一种重要方式，是协助膀胱排空的"金标准"，目的在于排空残余尿，防止肾积水和残余尿引起尿路感染。如果患者经上述方法治疗效果不佳，且膀胱充盈情况比较严重，或出现尿潴留、尿失禁伴肾积水等症状时，则需要持续或长期留置导尿。若出现尿液浑浊、有沉淀物或膀胱出血等现象，则需及时进行膀胱冲洗。当膀胱内存在大量残余尿、膀胱容量变大时，可采用膀胱造瘘。由于长期留置导尿易造成泌尿系统反复感染，女性患者可长期留置导尿，而男性患者可选择性使用膀胱造瘘。

（8）外周神经电刺激治疗　主要有胫神经电刺激、膀胱腔内电刺激和盆底肌电刺激。胫神经电刺激主要包括侵入性经皮胫神经刺激和非侵入性经皮胫神经刺激，旨在调节逼尿肌和括约肌协同功能，并通过排尿日记观测患者症状改善情况。研究发现，经皮足底电刺激可通过激活足底胫神经传入神经纤维分支增加膀胱容量，改善膀胱顺应性。膀胱腔内电刺激能明显改善成人神经源性膀胱下活力的尿液排出效率，增加膀胱感觉，减少神经源性膀胱残余尿量。盆底肌电刺激可用于治疗DNB患者的前期尿失禁症状，使患者初始感觉膀胱容量和有效膀胱容量增加，从而减少尿失禁。

（9）超短波治疗　其作用机制是通过抑制交感神经和迷走神经兴奋性，双向调节人体内自主神经功能，增强膀胱肌的收缩力，从而改善尿频、尿急、尿不尽等症状。

3.外科手术治疗

（1）重建储尿功能手术　包括A型肉毒毒素膀胱壁注射术和膀胱内药物灌注治疗。A型肉毒毒素膀胱壁注射术可通过抑制神经末梢突触前膜的乙酰胆碱释放，引起肌肉松弛和麻痹，降低尿道压力；并可减少膀胱黏膜下感觉受体的表达，降低传入神经的敏感性。膀胱内药物（抗毒蕈碱药物）灌注治疗可改善尿失禁等症状，尿失禁严重时还可行肠道膀胱扩大术和尿道括约肌植入术等。

（2）重建排尿功能手术　重建排尿功能手术包括横纹肌重建膀胱术和骨髓间充质干细胞移植术。横纹肌重建膀胱术（包括腹直肌转位膀胱重建术和背阔肌逼尿肌成形术）利用腹直肌或背阔肌收缩及腹压增高的力量增加膀胱收缩力，从而促进排尿。骨髓间充质干细胞移植可修复膀胱和尿道平滑肌细胞功能，并合成对膀胱内局部微环境有营养作用的多种生长因子，具有抗炎特性、促进增殖与存活等作用，从而有效治疗DNB。

（3）储尿和排尿同时重建术　主要包括骶神经后根切断术和骶神经前根电刺激术（SARS）。SARS的目的是刺激逼尿肌收缩。骶神经后根切断术也被称为骶神经传入神经阻断，能有效降低逼尿肌过度活跃，目前主要用于SARS的辅助治疗。骶神经调控术（SNM）通过刺激传入神经，调节相关神经系统兴奋和抑制信号的平衡状态，可以改善尿频、尿急和急迫性尿失禁（UUI）症状，亦可提高尿流率，减少尿残余。

（朱延华）

主要参考文献

[1] 中华医学会糖尿病学分会神经并发症学组. 糖尿病神经病变诊治专家共识（2021年版）[J]. 中

华糖尿病杂志，2021，13（6）：540–557.

［2］Pop–BusuiR，BoultonAJ，FeldmanEL，et al.Diabetic neuropathy：a position statement by the American Diabetes Association［J］.Diabetes Care，2017，40（1）：136–154.

［3］AmarencoG，Sheikh IsmaëlS，ChesnelC，et al.Diagnosis and clinical evaluation of neurogenic bladder［J］.Eur J Phys Rehabil Med，2017，53（6）：975–980.

［4］KemplerP，AmarencoG，FreemanR，et al.Management strategies for gastrointestinal，erectile，bladder，and sudomotor dysfunction in patients with diabetes［J］.Diabetes Metab Res Rev，2011，27（7）：665–677.

［5］中华医学会糖尿病学分会.中国2型糖尿病防治指南（2017年版）［J］.中华糖尿病杂志，2018，10（1）：4–67.

［6］Dilixiati D.，Waili A.，Tuerxunmaimaiti A.，et al. Risk factors for erectile dysfunction in diabetes mellitus：a systematic review and meta–analysis［J］. Front Endocrinol（Lausanne），2024，15：1368079.

［7］Song Q X，Sun Y，Deng K，et al. Potential role of oxidative stress in the pathogenesis of diabetic bladder dysfunction［J］. Nat Rev Urol，2022，19（10）：581–596.

［8］Wittig L.，Carlson K. V.，Andrews J. M.，et al. Diabetic Bladder Dysfunction：A Review［J］. Urology，2019，123：1–6.

［9］Defeudis G，Mazzilli R，Scandurra C，et al. Diabetes and erectile dysfunction：The relationships with health literacy，treatment adherence，unrealistic optimism，and glycaemic control［J］. Diabetes Metab Res Rev，2023，39（5）：e3629.

［10］Chen H，Wu A，Zeidel M L，et al. Smooth Muscle Insulin Receptor Deletion Causes Voiding Dysfunction：A Mechanism for Diabetic Bladder Dysfunction［J］. Diabetes，2022，71（10）：2197–2208.

［11］Defeudis G，Mazzilli R，Tenuta M，et al. Erectile dysfunction and diabetes：A melting pot of circumstances and treatments［J］. Diabetes Metab Res Rev，2022，38（2）：e3494.

［12］Che D，Fang Z，Yan L，et al. Elevated pigment epithelium–derived factor induces diabetic erectile dysfunctionvia interruption of the Akt/Hsp90beta/eNOS complex［J］. Diabetologia，2020，63（9）：1857–1871.

第四节　其他糖尿病自主神经病变

糖尿病自主神经病变（DAN）还可出现其他多种表现，累及多个不同器官系统，如泌汗、血管舒缩系统以及神经内分泌系统，临床表现为泌汗功能障碍、无症状性低血糖、瞳孔功能异常等。

一、临床表现

DAN导致的泌汗功能障碍主要表现为多汗和少汗。过度出汗患者常伴焦虑、心悸，易与低血糖相混淆，需加以鉴别。味觉性出汗综合征（gustatory sweating，GS）是一种由摄入食物引起的局部性多汗症，占糖尿病患者的10%左右，患者在摄入食物甚至是闻到食物气味时面部、颈部及其他部位大量出汗。GS可引起患者焦虑不安，甚至干扰正常的饮食习惯。泌汗功能丧失通常发生在远端，呈袜套–手套样分布，可导致代偿性近端多汗症，部分患者出现体温调节受损及高热。泌汗和血管舒缩功能障碍也可能引起皮肤及下方组织和关节的改变，如肢端症状（高热、瘙痒、疼痛、痉挛痛）、皮肤改变（皮肤干燥、静脉突出、胼胝形成、指/趾甲脱落），以及与足部溃疡或伤口愈合不良有关的外周性水肿。有的患者还会表现为神经性关节病（Charcot关节病）。神经性关节病可导致自发性骨折，出现进行性骨结构破坏，并导致继发性溃疡的风险增加。

DAN还可能出现的其他症状如下。

（1）瞳孔功能异常　瞳孔大小对光刺激的变化是基于交感和副交感活动之间的功能平衡。副交感神经功能障碍可导致在光照条件下瞳孔相对扩张，收缩反射减弱。交感神经功能障碍可导致在黑暗中瞳孔相对缩小，扩张滞后。当糖尿病自主神经病变累及瞳孔功能时，患者瞳孔反应的幅度和速度都显著低于正常人，主要表现为水平瞳孔直径减小、对可卡因和磷脂酰胆碱测试的反应减弱、使用滴眼液后瞳孔大小不均等，在夜间对光线的调节能力下降，给夜间开车、出行带来安全隐患。

（2）无症状性低血糖　DAN所致神经内分泌反应改变使得响应低血糖的肾上腺素分泌下降，继而增加低血糖发作的可能性，这也称为低血糖相关自主神经病变。临床表现为无症状低血糖，即对低血糖感知减退或无反应。这是由于自主神经病变与低血糖相互影响，患者在低血糖时应激激素如儿茶酚胺、生长激素等的分泌出现延迟或减少，由交感神经激活介导的神经症状变得迟钝甚至无反应，导致低血糖恢复过程延长，严重时可危及生命。

二、检查方法

（一）检测汗腺分泌功能

人体汗腺的分布密度差异很大，手掌周围最为密集。当发生神经支配丧失时，汗腺的大小和功能都会大大减弱并发生明显萎缩。汗腺分泌功能主要由交感神经调控，检测汗腺分泌功能可以间接反映糖尿病患者汗腺周边的神经变化情况。

1.SUDOSCAN　该方法利用电化学原理测试皮肤的电反应，测量汗腺在电化学激活作用下释放氯离子的能力，进而检测人体末梢最细小的自主交感神经即泌汗神经的功能，通过导电性评估自主神经病变。该方法快速、无创，可客观、定量评价末梢小神经纤维功能。

2.NEUROPAD贴纸　在吸收一定量的汗液后，贴纸会产生由蓝色到粉红色的颜色变化，变化所需的时间取决于汗液分泌量。由于糖尿病患者足部泌汗减少，因此贴纸颜色变化时间比正常人长，10分钟内颜色还没完全变色的，可被视为调节汗液代谢的足部自主神经出现病变。该方法亦可用于泌汗功能及自主神经功能的筛查。然而，皮肤电反应并不是检测泌汗功能的可靠指标，年龄较大人群常常没有这种反应。

3.定量泌汗轴突反射检测（QSART）　可用于检测早期外周交感神经去支配。QSART是在基线以及刺激出汗的轻微电刺激后测量出汗量。

（二）测定足部血管反应

测定足部血管反应是另一种检测外周交感神经去支配的方法。热诱发的血管收缩（而非正常情况下的血管扩张）反映了血管去神经支配，仅见于同时存在自主神经病变和躯体神经病变的患者。局部轴突反射性血管舒张受损被认为反映了局部血管活性神经肽耗竭。

（三）常规神经传导检查

常规神经传导检查也可能发现外周自主神经功能病变。然而，外周自主神经病变与运动神经功能障碍的关联较弱。

（四）皮肤活检评估

皮肤活检评估有时用来检测自主神经的小神经纤维病变。但表皮内神经纤维密度评估的诊断敏感性较低，因此用于量化DAN的临床作用仍不明确。

（五）瞳孔测量

瞳孔测量是一种无创的快速筛查自主神经功能障碍的方法，不需要特别复杂的专业技术。该方法使用带有LED光刺激的遮光护目镜来重复瞳孔光反射刺激。反映瞳孔收缩扩张功能的参数包括：基线瞳孔半径（R1），在适应黑暗2分钟后以毫米为单位测量；收缩开始的潜伏期，以秒为单位；最大收缩比（R2），以毫米为单位测量；瞳孔反应幅度，定义为基线瞳孔半径与最大收缩比的差值（R1–R2），以毫米为单位；最大收缩的延迟，以秒为单位；重新扩张延迟，以秒为单位；75%再扩张的时间，以秒为单位；R2/R1比值。也有的研究测定的瞳孔参数包括：闪光前的瞳孔–虹膜比率（PIR_PF）；从闪光暴露到收缩开始的潜伏时间（LTFC）；最小瞳孔大小的瞳孔–虹膜比率和潜伏时间（PIR_LT_SP）；在恢复阶段，瞳孔–虹膜比率和达到闪光前瞳孔直径75%的平台潜伏时间（PIR_LT_P）；收缩持续时间（CD）；反射幅度（RA）——静息瞳孔半径减去光刺激后的最小瞳孔半径；收缩速度（VC）——在反射幅度时间间隔内瞳孔半径的变化率。

三、诊断

结合糖尿病自主神经病变病史及上述检测手段，如定量泌汗轴突反射检测和皮肤电反应等，可进行诊断。

四、鉴别诊断

（一）生理性多汗

生理性多汗常见于紧张、妊娠、女性更年期、饮酒等情况。具有多汗表现的疾病还包括下丘脑疾病、肢端肥大症、甲状腺功能亢进症、嗜铬细胞瘤、心衰、淋巴瘤、结核、有机磷中毒等，需要与糖尿病性多汗相鉴别，尤其应注意排除隐匿性低血糖。

（二）少汗

少汗可见于垂体功能减退、甲状腺功能减退症、脱水、下丘脑综合征、接触某些药物与毒物（如抗胆碱能药物、羟基脲、利福平、托吡酯、砷）、自身免疫性疾病（如系统性硬化病、系统性红斑狼疮、干燥综合征）等情况，需注意鉴别。

五、治疗

（一）血糖控制

强化血糖控制，可延缓糖尿病自主神经病变的发展。设定个体化的血糖管理目标、选用低血糖风险较小的降糖药物是降低糖尿病患者尤其是老年人发生低血糖最重要的前提。应加强血糖监测，使用动态血糖监测，及时处置低血糖是预防致死性低血糖的主要手段。

（二）针对汗出异常的治疗

外周泌汗和血管舒缩神经病变一般采用支持治疗。改变生活方式可改善症状，例如穿凉爽的衣物和避开温暖环境。多汗可口服或皮肤外用抗胆碱能药物、外用氯化铝溶液、口服可乐定等。对于少汗，为防止皮肤尤其是足部皮肤干燥引起的龟裂，可外用润肤护肤产品。医生不应治疗近端代偿性多汗症，否则会增加高热的风险。部分泌汗功能障碍，如味觉性出汗，可以外用抗毒蕈碱药物进行治疗。

（三）足部护理

进行全面的足部检查，以优化足部护理，预防足部感染或溃疡。

（四）瞳孔功能障碍的治疗

目前尚没有针对瞳孔功能障碍的特殊治疗，建议参照糖尿病神经病变的治疗原则。

（胡　吉）

主要参考文献

[1] I D B, Julius S, Ian T .Diabetic gustatory sweating [J] .Southern medical journal, 2002, 95 (3): 360-362.

[2] Fealey RD, Low PA, Thomas JE. Thermoregulatory sweating abnormalities in diabetes mellitus [J]. Mayo Clin Proc, 1989, 64 (6): 617-628.

[3] Solomon T, M J A B, J P D, et al.Diabetic neuropathies: update on definitions, diagnostic criteria, estimation of severity, and treatments [J] .Diabetes care, 2010, 33 (10): 2285-2293.

[4] N T, K M, P K, et al.Sudomotor dysfunction is associated with foot ulceration in diabetes [J] .Diabetic medicine : a journal of the British Diabetic Association, 2009, 26 (3): 302-305.

[5] A. D G, R. M K .Duration of total contact casting for resolution of acute Charcot foot: a retrospective cohort study [J] .Journal of Foot and Ankle Research, 2021, 14 (1): 44.

[6] Doyle Y, B E S, Steven V, et al.Disproportionate pupillary involvement in diabetic autonomic neuropathy [J] .Clinical autonomic research : official journal of the Clinical Autonomic Research Society, 2014, 24 (6): 305-309.

[7] Samyukta K B, J K C, V L M, et al.Dynamic Pupillometry in Type 2 Diabetes: Pupillary Autonomic Dysfunction and the Severity of Diabetic Retinopathy [J] .Clinical ophthalmology (Auckland, N.Z.), 2020, 14: 3923-3930.

[8] Daniel P, Ralf L, Wolfgang B, et al.Pupil signs of sympathetic autonomic neuropathy in patients with type 1 diabetes [J] .Diabetes care, 2002, 25 (9): 1545-1550.

[9] Jean-Pascal L .The value of electrochemical skin conductance measurement by Sudoscan® for assessing autonomic dysfunction in peripheral neuropathies beyond diabetes [J] .Neurophysiologie Clinique, 2023, 53 (2): 102859.

[10] Tsapas A, Liakos A, Paschos P, et al.A simple plaster for screening for diabetic neuropathy: A diagnostic test accuracy systematic review and meta-analysis [J] .Metabolism, 2014, 63 (4): 584-592.

[11] L S, Prabhakaran N, K S S, et al.Assessment of Cutaneous Parameters and Sympathetic Skin Response as a Non-Invasive Complementary Diagnostic Tool in Psoriasis: An Exploratory Study [J] .Indian journal of dermatology, 2023, 68 (2): 195-199.

[12] Shahani BT, et al. Sympathetic skin response--a method of assessing unmyelinated axon dysfunction in peripheral neuropathies [J] . J Neurol Neurosurg Psychiatry, 1984, 47 (5): 536-542.

[13] Freeman R, Chapleau W M .Testing the autonomic nervous system [J] .Handbook of Clinical

Neurology，2013，115：115–136.

[14] Guillaume L, Paola S .Updates on the Diagnosis and Treatment of Peripheral Autonomic Neuropathies [J]. Current neurology and neuroscience reports，2022，22（12）：823–837.

[15] Lim LL，Fu AWC，Lau Ish，et al. Sudomotor dysfunction independently predicts incident cardiovascular–renal events and all–cause death in type 2 diabetes：the Joint Asia Diabetes Evaluation register [J]. Nephrol Dial Transplant，2019，34（8）：1320–1328.

[16] Fei M，Siying L，Xiaona Q，et al.Sudoscan is an effective screening method for asymptomatic diabetic neuropathy in Chinese type 2 diabetes mellitus patients [J] .Journal of diabetes investigation，2017，8（3）：363–368.

[17] Cristian Q，Mitra T，Maria J，et al.Surrogate markers of small fiber damage in human diabetic neuropathy [J] .Diabetes，2007，56（8）：2148–2154.

[18] European Federation of Neurological Societies/Peripheral Nerve Society guideline on management of multifocal motor neuropathy. Report of a joint task force of the European Federation of Neurological Societies and the Peripheral Nerve Society––first revision [J] .Journal of the peripheral nervous system ：JPNS，2010，15（4）：295–301.

[19] Shaw JE，Abbott CA，Tindle K，et al. A randomised controlled trial of topical glycopyrrolate，the first specific treatment for diabetic gustatory sweating [J] . Diabetologia，1997，40（3）：299–301.

第四章　糖尿病单神经病变

第一节　糖尿病单颅神经病变

糖尿病单神经病变包括单颅神经病变和周围神经病变，以及多发性单神经病变。糖尿病单颅神经病变以动眼神经受损最常见，其次为展神经、滑车神经、面神经和三叉神经等，可引起眼肌、面肌麻痹，患者出现复视、面容改变等症状，严重影响生活质量。糖尿病单颅神经损害多见于中老年人，且随着年龄增长逐渐增多，与糖尿病病程和严重程度无明显相关性。颅神经病变可为糖尿病首发症状，在糖尿病前期或与糖尿病同时发生。高血糖、高血压、血脂异常、超重或肥胖、身高、吸烟、妊娠期糖尿病史、糖尿病治疗依从性差、合并糖尿病微血管并发症是糖尿病单颅神经病变的危险因素。本病预后较好，很少有复发，多在几个月内自行缓解。

一、流行病学

糖尿病累及单颅神经病变少见，在糖尿病患者中的患病率为0.4%～2.1%。Dieakufoy于1905年报告了58例糖尿病眼肌麻痹的病例，这是对糖尿病单颅神经病变的首次描述。接着1935年，Waite比较了2002名糖尿病患者与457名非糖尿病患者的动眼神经麻痹，发现瞳孔对光反应存在差异。单颅神经病变在糖尿病和糖尿病前期都可发生，与非糖尿病人群相比，患病率增加10倍。Watanabe等分析了1969—1984年朝日生命基金会成人疾病研究所的6056份病历，发现糖尿病患者出现颅神经麻痹的发病率为0.97%，而非糖尿病性颅神经病变的发病率仅为0.13%。沙特的一项横断面研究共纳入714名受试者，颅神经病变在糖尿病患者中（与非糖尿病对照组相比）更为普遍（2.1% vs. 0.21%），其中50%的患者在糖尿病诊断后5年内发生了颅神经病变，动眼神经受损与三叉神经相比出现得更早。有趣的是，在一项糖尿病颅神经病变患者的回顾性研究中，DSPN仅存在于24%的病例，表明即使在没有其他糖尿病神经并发症的情况下也要考虑糖尿病单颅神经病变。

孤立性眼球运动颅神经麻痹涉及第Ⅲ、Ⅳ或Ⅵ对颅神经，由糖尿病引起的眼外肌麻痹发病率为3%～36%。特发性面神经麻痹也称贝尔（Bell）麻痹，是最常见的面神经麻痹，在全球范围内，每年有（11.5～53.3）/100000人发病。其确切病因未明，可能与病毒感染、血管缺血、自主调节紊乱和炎症反应等有关。在上海新华医院调查的372例贝尔麻痹患者中，有117例（31.5%）合并糖尿病。一项回顾性研究得出了一个有趣的结论，代谢综合征和血管危险因素（高血压、血脂异常）在眼神经麻痹中比在面神经麻痹中更常见，这表明眼神经麻痹与面神经麻痹存在潜在的致病差异。高血糖、高血压、血脂异常、超重或肥胖、身高、吸烟、妊娠期糖尿病史、糖尿病治疗依从性差、合并糖尿病微血管并发症是糖尿病单颅神经病变的危险因素。

糖尿病单颅神经病变中以动眼神经受累最常见，其次为展神经、滑车神经、面神经和三叉神经等。Greco等分析了意大利2家医院就诊的糖尿病患者，出现颅神经麻痹分别0.4%和0.75%，其中孤立性动眼神经麻痹占大多数（分别占59.3%和46.7%），其次为面神经麻痹和展神经麻痹。也有研究发现，糖尿病单颅神经病变中展神经麻痹比动眼神经麻痹者更多。

二、临床表现

糖尿病单颅神经病变常急性起病，可伴有疼痛，病程为自限性，可在几个月内缓解，通常被认为是继发于血管功能不全，糖尿病微循环障碍导致神经缺血、缺氧，诱发神经纤维脱髓鞘及坏死。单颅神经病变最常累及动眼神经，表现为动眼神经麻痹，其次为展神经、面神经和滑车神经。症状体征往往不对称，常表现为复视及所累及颅神经支配的眼肌麻痹（颅神经所支配的眼肌见图4-1）、眼球运动受限和面瘫。至关重要的是要排除更严重的中枢病变，如颅内动脉瘤和脑血管意外所致的颅神经单神经病变，确认这些症状和体征完全是由糖尿病引起的。

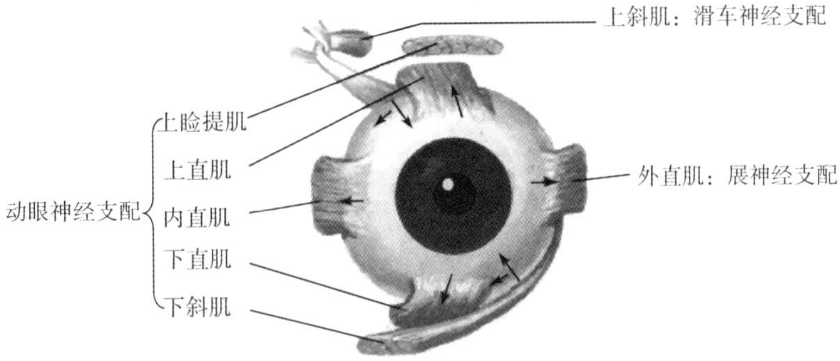

图4-1　动眼神经、滑车神经、展神经所支配的眼肌

注：箭头方向即该肌肉收缩引起眼球运动方向

（一）动眼神经麻痹

常表现为突然发作的眼肌麻痹，患者出现上睑下垂，眼球内收、上视、下视障碍，复视，大约50%的病例发病前可伴有数日的轻度眼周胀痛（图4-2）。大多数患者为单侧病变，双侧病变非常罕见。症状多在几个月后自行恢复。与非糖尿病性动眼神经麻痹相比，糖尿病性动眼神经麻痹的一个显著特征是瞳孔大小及对光反射正常，称为瞳孔回避现象。这是由于在颅内，瞳孔运动神经纤维集中在动眼神经干表面的内上部，其血供主要来自软脑膜的丰富吻合支，对糖尿病引起的微血管缺血具有较好的耐受性。这有助于鉴别糖尿病相关微血管神经损伤与结构性压迫导致的完全性动眼神经麻痹。

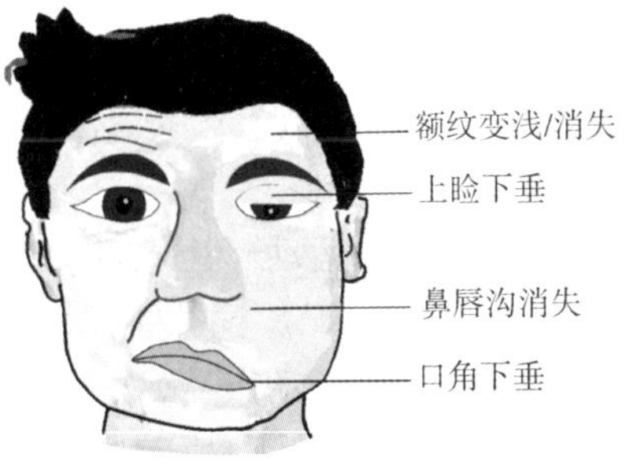

图4-2　动眼神经麻痹

（二）展神经麻痹

展神经麻痹常表现为眼内斜视，不能外展并有水平复视。

（三）滑车神经麻痹

滑车神经麻痹常表现为眼球不能向下、外方向运动，伴有垂直复视，头部代偿性向对侧倾斜。下楼时复视明显，致使下楼动作十分困难，头呈特殊位，呈下颏向下、面向健侧的姿势。

糖尿病展神经和滑车神经病变常发生在50岁以上的患者中，前期疼痛的频率和严重程度低于动眼神经麻痹，症状常于3个月内恢复。与动眼神经麻痹不同的是，因展神经和滑车神经的颅内行程较长，故需要进行详细的病史询问和检查以排除其他颅内原因导致的病变。

（四）面神经麻痹

面神经麻痹通常急性起病，在48小时内达到高峰。主要表现一侧面部表情肌瘫痪、麻木、沉重感，不能吹口哨、鼓颊、露齿、颦眉，眼睛无法完全闭合，患侧额纹变浅或消失（图4-3），眼裂变大、鼻唇沟变浅、口角下垂、口角偏向健侧。贝尔麻痹患者由于颞叶神经损伤而失去味觉，而糖尿病性面瘫患者通常不会失去味觉。表明糖尿病引起的面神经损伤更易发生在周围，即鼓索分支之后。

该病具有自限性，预后取决于临床表现的严重程度。

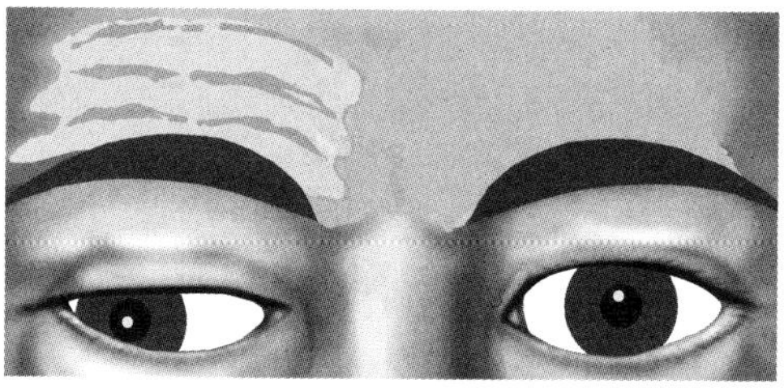

图4-3 面神经麻痹

三、检查方法

（一）体格检查

完整的神经和眼科检查是必要的。动眼、滑车和展神经共同支配眼球运动，可同时检查。应对每只眼睛分别独立测试，因为当两只眼睛都睁开时，交替的单眼注视和会聚可产生伪限制效应。

1.动眼、滑车和展神经

（1）外观　观察睑裂是否对称、是否有上睑下垂，观察眼球有无前突或内陷、斜视和眼震等自发运动。

（2）眼球运动　让患者头部不动，检查者将示指置于患者眼前30cm处，向左、右、上、下、右上、右下、左上、左下8个方向移动，嘱患者注视检查者手指并随之向各方向转动，检查辐辏动作。观察有无眼球运动受限及受限方向和程度，有无复视。

（3）瞳孔及其反射　观察瞳孔大小、形状、位置及是否对称。对光反射：检查时嘱患者注视远处，用电筒光从侧方分别照射瞳孔，观察收缩反应是否灵敏和对称。

（4）主要异常表现及定位

①动眼神经麻痹：检查可见患侧上睑下垂，眼球向外下斜视，眼球内收、上转、下转

障碍，复视，瞳孔大小及对光反射正常。许多动眼神经麻痹是“不完全的”，并非所有受支配的肌肉都受到影响，或者每个受影响的肌肉都不完全无力。当动眼神经完全或接近完全麻痹时，往往会观察到患者眼球压低和外展，且有明显的抬高、压低和内收无力。在动眼神经麻痹引起内收无力时，应通过让患者外展并压低眼睛来评估滑车神经的功能。仔细观察巩膜血管，评估由上斜肌介导的眼球内旋功能。瞳孔对光反射的检查对判断神经麻痹是否为糖尿病性有重要价值。

②滑车神经麻痹：单纯滑车神经麻痹时，受累眼球位置稍偏上，向外下方活动受限，下视时出现复视。使用三棱镜进行双眼交替覆盖测试是诊断滑车神经麻痹的金标准。三棱镜交替遮盖试验可检测出被检者的斜视方向和斜视度，是共同性斜视术前定量的常用手段。然而，由于交替单眼注视的影响，这种测试无法可靠地辨别受影响的是哪只眼睛。马氏杆（Maddox）检查可以通过测定眼部旋转来帮助确认滑车神经麻痹。当一只眼睛对着带有上下方向线条（垂直位）的马氏杆时，患者会在该眼中看到一条水平线。当被放在上斜视眼前时，患有滑车神经麻痹的患者会看到这条线在鼻侧向下倾斜（代表眼球的外旋），而患有眼球中心偏斜的患者会认为这条线是在鼻侧向上倾斜（代表眼球的内旋）。

滑车神经是12对颅神经中唯一从脑干背面发出、交叉支配对侧上斜肌的颅神经。因其在蛛网膜下隙走行路径较长，颅脑外伤时极易受损，故颅脑外伤的病史在滑车神经麻痹的鉴别诊断中很重要。

③展神经麻痹：展神经麻痹会导致患者水平复视，眼球内斜视，且受影响眼睛单侧外展无力。

对复视的评估有助于识别受累神经。评估复视最重要的初始问题是确定其病因是单眼还是双眼。询问患者是否通过闭上一只眼睛来缓解症状。如果闭上任何一只眼睛都能改善症状，表明是眼位不正（斜视）。如果只闭上一只特定的眼睛就可以解决复视，说明是该眼存在问题，如屈光不正或眼表疾病。双眼复视应进一步区分为水平、垂直或以旋转为主，水平复视提示展神经受累，垂直复视表明动眼或滑车神经受累，以旋转为主提示滑车神经受累。

2.面神经

（1）面肌运动　观察额纹、眼裂、鼻唇沟和口角是否对称，有无肌痉挛，让患者做蹙额、皱眉、瞬目、示齿、鼓腮和吹哨等动作。

（2）感觉　检查患者的味觉。以棉签蘸少许食糖、食盐、醋或奎宁溶液，涂于一侧舌前2/3，让患者指出事先写在纸上的甜、咸、酸、苦四字之一。另外，需检查外耳道和耳后皮肤的痛、温和触觉及有无疱疹，询问是否有听觉过敏现象。

（3）反射　检查角膜反射、眼轮匝肌反射、掌颏反射。

（4）副交感　膝状神经节或其附件病变可导致同侧泪液减少，膝状神经节远端病变可导致同侧泪液增多。

（5）主要异常表现　周围性面瘫表现为患侧鼻唇沟变浅、瞬目减慢、皱纹减少、眼睑闭合不全，不能吹口哨、鼓颊、露齿、颦眉。

（二）实验室检查

应确定糖尿病诊断，评估糖尿病控制情况，并进行颅神经病变的鉴别诊断。

1.血液学检查　如血常规、红细胞沉降率、C-反应蛋白、血糖、糖化血红蛋白等。

2.腰椎穿刺和脑脊液检查 如脑脊液常规、生化、细胞学、蛋白电泳、病原学、特殊蛋白检测等。

（三）电生理检查

面神经麻痹患者不建议常规进行电生理检查。当临床需要判断预后，可行神经电生理检测，以助于确定面神经和肌肉的功能状态。运动神经传导检查可见患侧面神经复合肌肉动作电位降低。在发病后1～2周，针极肌电图可见异常自发电位。

（四）影像学检查

影像学检查主要用于鉴别诊断。在所有颅神经麻痹的情况下，都必须对大脑和眼眶进行MRI检查。此外，还有脑血管造影、头颅CT等。

四、诊断

诊断主要依据临床表现和体格检查。详细的病史询问和仔细的体格检查是排除其他继发原因的主要方法。确诊患者为糖尿病后，首先对病史和神经眼科检查进行全面评估，目标是定位特定的功能障碍的颅神经，并进行鉴别诊断。与其他糖尿病周围神经病变一样，糖尿病单颅神经病变是一种排除性诊断，其诊断应具备以下条件。

（1）具有明确的糖尿病病史。

（2）在确诊糖尿病时或之后出现的单颅神经病变。

（3）单个颅神经受累，主要以动眼神经、展神经、滑车神经和面神经常见，一般为急性起病，临床表现为受损神经相应支配区域的感觉、运动障碍。

①上睑下垂或/和眼球向内、向上、向下运动之一受限，通常瞳孔不受累者为动眼神经麻痹。

②眼球外转受限为展神经麻痹。

③患侧眼球向内、下注视欠充分；同侧下斜肌功能亢进为滑车神经麻痹。

④一侧面部肌肉突然麻痹瘫痪，患侧额纹消失变浅、眼睑闭合不能、鼻唇沟变浅，鼓腮无力，口角向健侧歪斜为面神经麻痹。面神经麻痹临床分级与功能评价见表4-1～表4-3。

通常在几个月内自行缓解。

（4）排除其他原因所致颅神经病变，如颅内动脉瘤、脑血管意外、颅脑外伤、脑干病变、颅内肿瘤以及感染性疾病等。

表4-1 House-Brackmann面神经瘫痪分级

级别	类别	临床特征
Ⅰ级	正常	所有面部功能正常
Ⅱ级	轻度功能障碍	大体观察：眼睑闭合检查时轻度无力，可有非常轻微的联带运动 静止状态：面部对称，张力正常 运动状态：额部：功能中度至良好 眼部：轻度用力可完全闭合 嘴部：轻度不对称

续表

级别	类别	临床特征
Ⅲ级	中度功能障碍	大体观察：面部两侧有明显差异但不影响外观，明显可见但不严重的联带运动、痉挛和（或）半侧面肌痉挛 静止状态：面部对称，张力正常 运动状态：额部：轻度至中度运动 眼部：用力可完全闭合眼睑 嘴部：用最大力仍有轻度无力
Ⅳ级	中至重度功能障碍	大体观察：明显的无力和/或影响外观的不对称 静止状态：面部对称，张力正常 运动状态：额部：无运动 眼部：闭合不完全 嘴部：用最大力仍有不对称
Ⅴ级	重度功能障碍	大体观察：只有非常轻微的可察觉的运动 静止状态：不对称 运动状态：额部：无运动 眼部：闭合不完全 嘴部：仅有轻度运动
Ⅵ级	完全无功能	无运动

表4-2　Sunnybrook（多伦多）面神经评定系统

<table>
<tr><th colspan="6">静态部分：静态时与健侧比较（每项评分只能选择一种）</th></tr>
<tr><td rowspan="4">眼（睑裂）</td><td colspan="4">正常</td><td>0</td></tr>
<tr><td colspan="4">缩窄</td><td>1</td></tr>
<tr><td colspan="4">增宽</td><td>1</td></tr>
<tr><td colspan="4">做过眼睑整形手术</td><td>1</td></tr>
<tr><td rowspan="4">颊（鼻唇沟）</td><td colspan="4">正常</td><td>0</td></tr>
<tr><td colspan="4">消失</td><td>2</td></tr>
<tr><td colspan="4">变浅</td><td>1</td></tr>
<tr><td colspan="4">加深</td><td>1</td></tr>
<tr><td rowspan="3">嘴</td><td colspan="4">正常</td><td>0</td></tr>
<tr><td colspan="4">口角下垂</td><td>1</td></tr>
<tr><td colspan="4">口角上提</td><td>1</td></tr>
<tr><td colspan="6">静态评分=总分×5</td></tr>
<tr><th colspan="6">动态评分：与健侧相比自主运动的对称性</th></tr>
<tr><td>标准表情</td><td>无运动（完全不对称）</td><td>轻度运动（重度不对称）</td><td>中度运动（中度不对称）</td><td>运动接近对称</td><td>运动完全对称</td></tr>
<tr><td>抬额头</td><td>1</td><td>2</td><td>3</td><td>4</td><td>5</td></tr>
</table>

续表

标准表情	无运动（完全不对称）	轻度运动（重度不对称）	有运动但有错乱的表情	运动接近对称	运动完全对称
轻轻闭眼	1	2	3	4	5
张嘴微笑	1	2	3	4	5
耸鼻	1	2	3	4	5
唇吸吮	1	2	3	4	5
动态评分=总分×4					
联带运动评分					
标准表情	没有联动	轻度联动	明显联动但无毁容	严重的毁容性联动	
抬额头	0	1	2	3	
轻轻闭眼	0	1	2	3	
张嘴微笑	0	1	2	3	
皱鼻	0	1	2	3	
噘嘴	0	1	2	3	
联带运动评分=总分					
综合评分=动态评分–静态评分–联带运动评分					
评价人					

注：Sunnybrook（多伦多）面神经评定系统得分在0～100分，分值越高，表示面神经功能越好。

表4–3　面部残疾指数（FDI）量表

躯体功能FDIP			
1.通常情况下，您在吃东西的时候，嘴里含着食物，将食物固定于一侧颊内的困难程度			
5 没有困难	4 稍有困难	3 有些困难	2 非常困难
通常不吃东西是因为		1 健康原因	0其他原因
2.通常情况下，您用杯子喝饮料的困难程度			
5 没有困难	4 稍有困难	3 有些困难	2 非常困难
通常不喝饮料是因为		1 健康原因	0其他原因
3.通常情况下，特殊发音的困难程度			
5 没有困难	4 稍有困难	3 有些困难	2 非常困难
通常不进行特殊发音是因为		1 健康原因	0其他原因
4.通常情况下，您有一侧眼睛流泪过多或发干的问题及其程度			
5 没有困难	4 稍有困难	3 有些困难	2 非常困难
通常不流泪是因为		1 健康原因	0其他原因

续表

躯体功能FDIP					
5.通常情况下，您刷牙或漱口的困难程度					
5 没有困难	4 稍有困难	3 有些困难	2 非常困难		
通常不刷牙漱口是因为		1 健康原因	0其他原因		
总分:（5题累积得分−5）×5					
社会生活功能FDIS					
1.您感到平静的时间长短					
6 所有时间	5大部分时间	4相当部分时间	3有时	2少许时间	1没有
2.您将自己与周围人隔绝的时间长短					
6 所有时间	5大部分时间	4相当部分时间	3有时	2少许时间	1没有
3.您对周围人发脾气的时间					
6 所有时间	5大部分时间	4相当部分时间	3有时	2少许时间	1没有
4.早晨和夜间睡眠中多次醒来的频繁程度					
6 所有时间	5大部分时间	4相当部分时间	3有时	2少许时间	1没有
5.您因面部功能问题而放弃外出吃饭、逛商店、参加家庭或社会活动的次数					
6 所有时间	5大部分时间	4相当部分时间	3有时	2少许时间	1没有
总分=（5题累积得分−5）×4					

五、鉴别诊断

（一）Tolosa-Hunt综合征

Tolosa-Hunt综合征为海绵窦非特异性炎症，又称痛性眼肌麻痹综合征，多为颅内颈内动脉非特异性炎症所致，疼痛较为明显，且多为完全性动眼神经麻痹，也可伴有滑车神经、展神经及三叉神经等损害。患者表现为急性复视、眼肌麻痹，伴眼眶及前额部明显疼痛。MRI检查显示海绵窦增宽、强化。使用激素后，疼痛可迅速缓解，复视减轻。

（二）眼肌型重症肌无力

患者可出现任何类型的眼外肌麻痹，包括外直肌麻痹。患者瞳孔不受累，多表现为疲劳性与波动性眼外肌无力，既往病史可有一过性复视、眼睑下垂，新斯的明试验及电生理检查可帮助确诊。

（三）颅内占位性病变压迫

患者以上睑下垂、瞳孔扩大为先发症状时，应首先考虑压迫性可能，特别要警惕动脉瘤，需做血管造影及头颅CT、MRI、MRA检查以排除动脉瘤。

（四）头部创伤

患者多有明确外伤史，外伤后出现相关症状。

（五）颅内感染

患者发病前有发热、感染等前驱病因。临床表现结合血液学检查、脑脊液检查，以及颅脑CT、MRI以鉴别。

六、治疗

糖尿病颅神经病变可引起复视、面容改变，严重影响患者生活质量。该病一般预后较好，症状多在数月内自行缓解，较少遗留神经损害。治疗包括对糖尿病、高血压和血脂异常等风险因素的管理，以缓解症状，改善生活质量。

（一）改善生活方式

健康生活方式可以降低糖尿病神经病变的发病风险，延缓危险因素发展。研究发现，高血糖、高血压、血脂异常、超重或肥胖、吸烟是糖尿病合并DCN的危险因素，健康饮食、合理的运动以减轻体重，改善脂质代谢，控制血糖、血压，可降低糖尿病单颅神经病变的发病率。

（二）内分泌用药

1.控制血糖 血糖控制是首要目标，应将血糖控制在理想范围内，包括控制饮食、口服降糖药、使用胰岛素等。胰岛素不仅能降低血糖，其本身还是免疫调节剂和神经营养因子，对神经病变有着良好的治疗作用。与口服降糖药相比，已产生严重神经病变的糖尿病患者一般更适合胰岛素治疗。强化血糖控制可以显著降低T1DM患者神经病变的发生；对于T2DM，在控制血糖的同时，应针对多种危险因素制定综合管理目标以预防神经病变的进展。

2.血压血脂管理 糖尿病患者高血压和高血脂使动脉硬化加重，而缺血性颅神经麻痹是后续中风发生的独立风险因素。应考虑积极管理心血管危险因素如降压、调脂，可使用抗血小板药物预防中风。

（三）神经内科用药

1.营养神经药物

（1）甲钴胺 作为活性维生素B_{12}制剂，可促进神经元内核酸和蛋白的合成，对神经髓鞘形成和轴突再生有促进作用，可修复损伤的神经细胞。甲钴胺可改善患者的症状、体征和神经传导速度。

（2）维生素B_1 参与神经细胞内葡萄糖的代谢过程，改善神经细胞的传导功能，提高神经细胞的敏感性，有助于神经受损的恢复。

2.改善微循环药物

（1）前列腺素及前列腺素类似物 可增加血管平滑肌细胞内环磷酸腺苷（cAMP）含量，舒张血管平滑肌，改善微循环。

（2）己酮可可碱 可抑制磷酸二酯酶活性，增加cAMP，扩张血管、抑制血小板聚集和预防血栓形成。

（3）胰激肽原酶 能扩张小动脉、激活纤溶酶、降低血液黏度、改善组织灌注、抑制血小板聚集、改善微循环。

3.抗氧化应激药物 如硫辛酸：通过抑制脂质过氧化，增加神经营养血管的血流，保护血管内皮功能，改善症状和神经传导速度。

4.抑制醛糖还原酶活性药物 如依帕司他：通过抑制醛糖还原酶活性改善代谢紊乱，还可改善神经损伤症状和神经传导速度。

5.钙通道阻滞剂　如尼莫地平：除了改善微循环外，还可改善神经突触前肾上腺素反应，对神经起保护作用。

6.糖皮质激素　可降低毛细血管通透性，减轻组织水肿，稳定溶酶体膜，阻断水解酶和蛋白酶释放，减轻颅神经损伤。在血糖控制良好的情况下，可予糖皮质激素治疗。发病48小时内使用糖皮质激素治疗最有效。

（四）遮盖患眼

大多数由微血管病引起的动眼神经麻痹在最初的几个月内可完全消退，在这期间，可以通过眼镜镜片上的贴片或透明胶带遮盖一只眼睛来控制复视。

（五）棱镜治疗

菲涅耳棱镜或磨砂玻璃棱镜可以用于治疗复视，在麻痹眼或非优势眼上使用菲涅耳棱镜有助于在视觉轻度模糊的情况下消除双眼复视。

（六）针灸治疗

针灸是中医药治疗的重要组成部分，研究证实，针灸可以调节微血管，改善神经元毛细血管床的血流，进而改善症状。根据中医的经络理论，针灸疗法可通过疏通经络、调和气血，使机体达到阴阳平衡的状态。针灸结合理疗、面部康复锻炼有助于改善预后。

（七）肉毒毒素治疗

大多数颅神经麻痹患者可在数月内恢复，如未能缓解，可以采取干预措施。有研究提出A型肉毒毒素（Botulinum Toxin Type A，BTX-A）注射通过抑制运动终板的神经递质释放，导致暂时性麻痹，削弱内直肌的功能，与之前麻痹的外直肌建立新的平衡，从而减轻展神经麻痹的症状。迄今为止，对于使用BTX治疗不同病因引起的眼肌麻痹还有争议。有荟萃分析评估急性和慢性动眼、滑车和展神经麻痹对BTX的反应，发现由糖尿病引起的颅神经麻痹的治疗成功率高于肿瘤和血管原因引起的麻痹。与内斜视较轻的患者相比，内斜视较重的患者在注射后表现更好。在展神经麻痹患者中，前4个月的成功率最高，随着随访时间的延长，对治疗的反应减弱。建议在动眼、滑车和展神经麻痹的前2～3周内早期应用BTX，可获得更好的结果。

（八）手术治疗

当复视始终存在，或经过6个月至1年的治疗没有改善时，建议动眼神经麻痹患者进行手术干预，纠正残余复视，术式根据具体情况进行选择。手术目的是缓解复视症状，使眼睛与主视线对齐，矫正上睑下垂，缓解头部姿势异常，并解决相关的美观问题。

对于急性期后至恢复期5～6级别重度面瘫，经其他治疗无效者，可考虑面神经减压术。

（吴佩文）

主要参考文献

[1] Pop-Busui R，Boulton AJ，Feldman EL，et al. Diabetic Neuropathy：A Position Statement by the American Diabetes Association [J]. Diabetes Care，2017，40（1）：136-154.

[2] AlZailaie AK，Aseeri AM，Algahtany AM，et al. Prevalence of and risk factors for cranial neuropathy in diabetic and non-diabetic patients [J]. Eur Rev Med Pharmacol Sci，2023，27（11）：4990-4997.

[3] Braffett BH, Gubitosi-Klug RA, Albers JW, et al. Risk Factors for Diabetic Peripheral Neuropathy and Cardiovascular Autonomic Neuropathy in the Diabetes Control and Complications Trial/Epidemiology of Diabetes Interventions and Complications (DCCT/EDIC) Study [J] . Diabetes, 2020, 69 (5): 1000-1010.

[4] Waite JH, Beetham VP. The visual mechanisms in diabetes mellitus (a comparative study of 2002 diabetics and 457 non-diabetics) [J] . N Eng J Med, 1935, 212: 429-433.

[5]Watanabe K, Hagura R, Akanuma Y, et al. Characteristics of cranial nerve palsies in diabetic patients [J]. Diabetes Res Clin Pract, 1990, 10 (1): 19-27.

[6] Greco D, Gambina F, Pisciotta M, et al. Clinical characteristics and associated comorbidities in diabetic patients with cranial nerve palsies [J] . J Endocrinol Invest, 2012, 35 (2): 146-149.

[7] Smith BE. Focal and entrapment neuropathies [J] .Handb Clin Neurol, 2014, 126: 31-43.

[8] Baugh RF, Basura GJ, Ishii LE, et al. Clinical practice guideline: Bell' s palsy [J] . Otolaryngol Head Neck Surg, 2013, 149: S1-S27.

[9] Zhao H, Zhang X, Tang YD, et al. Bell' s Palsy: Clinical Analysis of 372 Cases and Review of Related Literature [J] . Eur Neurol, 2017, 77 (3-4): 168-172.

[10] Greco D, Gambina F, Maggio F. Ophthalmoplegia in diabetes mellitus: a retrospective study [J] . Acta Diabetol, 2009, 46 (1): 23-26.

[11] Al Kahtani ES, Khandekar R, Al-Rubeaan K, et al. Assessment of the prevalence and risk factors of ophthalmoplegia among diabetic patients in a large national diabetes registry cohort [J] . BMC Ophthalmol, 2016, 22 (16): 118.

[12] Trigler L, Siatkowski RM, Oster AS, et al. Retinopathy in patients with diabetic ophthalmoplegia [J] . Ophthalmology, 2003, 110 (8): 1545-1550.

[13] JONES H R.奈特神经系统疾病彩色图谱 [M] .北京：人民卫生出版社，2009.

[14] Bell DSH. Diabetic Mononeuropathies and Diabetic Amyotrophy [J] . Diabetes Ther, 2022, 13 (10): 1715-1722.

[15]Pecker P, Schuttner A. Concurrent Bell' s palsy and diabetes mellitus: a diabetic mononeuropathy? [J]. J Neurol Neurosurg Psy, 1962, 45: 652-655.

[16] 郝峻巍，罗本燕.神经病学 [M] .9版.北京：人民卫生出版社，2024.

[17] Kung NH, Van Stavern GP. Isolated Ocular Motor Nerve Palsies [J] . Semin Neurol, 2015, 35 (5): 539-548.

[18]Shree R, Mahesh KV, Balaini N, et al. Oculomotor Cranial Neuropathies: Diagnosis and Management [J]. Ann Indian Acad Neurol, 2022, 25 (Suppl 2): S70-S82.

[19] House JW, Brackmann DE. Facial nerve grading system [J] . Otolaryngol Head Neck Surg, 1985, 93: 146-147.

[20] Burres S, Fisch U. The comparison of facial grading systems [J] . Arch Otolaryngol Head Neck Surg, 1986, 112: 755-758.

[21] Ross BG, Fradet G, Nedzelski JM. Development of a sensitive clinical facial grading system [J] . Otolaryngol Head Neck Surg, 1996, 114: 380-386.

[22] Vanswearingen IM, Brach JS. The Facial Disability Index: reliability and validity of a disability assessment instrument for disorders of the facial neuromuscular system [J] . Phys Ther, 1996, 76: 1288-1300.

[23] Eviston TJ, Croxson GR, Kennedy PG, et al. Bell' s palsy: aetiology, clinical features and multidisciplinary care [J] . J Neurol Neurosurg Psychiatry, 2015, 86 (12): 1356-1361.

[24] Singh A，Deshmukh P. Bell’s Palsy：A Review [J]. Cureus，2022，14 (10)：e30186.

[25] Sadagopan KA，Wasserman BN. Managing the patient with oculomotor nerve palsy [J]. Curr Opin Ophthalmol，2013，24 (5)：438-447.

[26] Anilkumar SE，Narendran K. Prisms in the treatment of diplopia with strabismus of various etiologies [J]. Indian J Ophthalmol，2022，70 (2)：609-612.

[27] Hauck M，Schröder S，Meyer-Hamme G，et al. Acupuncture analgesia involves modulation of pain-induced gamma oscillations and cortical network connectivity [J]. Sci Rep，2017，7 (1)：16307.

[28] Meyer-Hamme G，Friedemann T，Greten HJ，et al. ACUDIN - ACUpuncture and laser acupuncture for treatment of Diabetic peripheral Neuropathy：a randomized，placebo-controlled，partially double-blinded trial [J]. BMC Neurol，2018，18 (1)：40.

[29] Khalili MR，Roshanshad A，Vardanjani HM. Botulinum Toxin Injection for the Treatment of Third，Fourth，and Sixth Nerve Palsy：A Meta-Analysis [J]. J Pediatr Ophthalmol Strabismus，2024，61 (3)：160-171.

第二节　周围神经单神经病

单神经病（mononeuropathies）指由于各种原因造成的单支神经病变，其常见病因包括外伤、受压、嵌顿、血管性病变、肿瘤压迫或浸润等。糖尿病患者比非糖尿病患者更容易发生单神经病变，由于糖尿病导致神经的单支神经受损称为糖尿病单神经病（diabetic mononeuropathies），当累及多支神经时称为糖尿病多发性单神经病（diabetic multiple mononeuropathies）。目前认为，微血管病变、局部解剖结构的卡压或局部压迫、炎症是糖尿病单神经病变最常见的病因，其病理特征包括神经纤维的局部缺失、血管阻塞、炎性血管病变和炎症浸润等。病变可同时累及感觉和运动纤维，从而产生疼痛和感觉障碍等一系列症状。糖尿病单神经病变包括前述颅神经病变，常见第Ⅲ、Ⅳ、Ⅵ和Ⅶ对，在周围神经方面，上肢以正中神经、尺神经和桡神经损害多见，下肢以腓神经及股神经为多见。其余躯干或肢体神经如冈上神经、闭孔神经、大腿外侧皮神经以及足底内外侧神经等的病变也有报道。

一、流行病学

1905年，Dieulafoy首次观察到糖尿病患者的单神经病变症状。1961年，Mulder等评估了美国明尼苏达州罗切斯特市103名糖尿病患者的临床和电生理报告，发现其中11人患有局灶性肢体单神经病变。1962年，Fry等发现在伦敦的490名糖尿病门诊患者中，有19人（3.8%）患有肢体单神经病变。自此，糖尿病单神经病变作为独立分类的概念开始出现。糖尿病单神经病好发于50岁以上患者中，在2型糖尿病患者中的发病率高于1型糖尿病。有研究发现，3%～25%的糖尿病患者可能会在病程中至少发作一次单神经病变。1986年，在美国一项纳入380名糖尿病患者的研究中，约50%的患者有远端对称性多神经病，25%的糖尿病患者可能出现正中神经单神经病，其次是肘部或腕部的尺神经单神经病。根据2005年美国糖尿病协会（ADA）引用的数据，周围神经单神经病占所有糖尿病神经病变的比例大致为正中神经5.8%、尺神经2.1%、桡神经0.6%。同时，合并糖尿病周围神经病变患者的单神经病变风险可能高于无糖尿病周围神经病变患者。虽然总体上糖尿病周围神经单神经病属于糖尿病周围神经病变中的少见类型，尚缺乏以人群为基础的大型流行病学研究，但不断积累的数据表明无论有无其他糖尿病周围神经病变都应考虑糖尿病周围神经单神经病变的可能。

正中神经单神经病是最常见的糖尿病周围神经单神经病。2002年，Perkins等报告在423名糖尿病患者中26%患有腕管综合征。根据一项回顾性研究的数据，在2652名糖尿病患者中，5.8%人患有正中神经损伤。另有研究发现，糖尿病人群中腕管综合征发病率15%~33%，较一般人群明显增加。一项纳入25项研究（共包括92564人）的荟萃分析显示，1型和2型糖尿病均与腕管综合征相关，汇总OR=1.97（95% CI：1.56~2.49）。巴西一项病例对照研究发现，在791例腕管综合征患者中糖尿病患病率为4.6%，而对照组为2.5%（OR=1.82，95%CI：1.08~3.06），该研究同时发现肥胖、女性和增龄是CTS的独立危险因素。一个包含近70000例韩国糖尿病患者的研究队列显示，糖尿病周围神经病变与腕管综合征风险的增加相关（HR=1.33，95%CI：1.12~1.58）。一项探究我国人群腕管综合征危险因素的病例对照研究对1512例腕管综合征患者及4536例非腕管综合征患者进行比较，同样发现糖尿病是腕管综合征的危险因素。此外，无症状的正中单神经病变（AMM）在糖尿病患者中也很常见。一项研究对无CTS症状的糖尿病患者进行电生理检查，发现28名患者的非惯用手出现无症状正中神经损伤，且与DPN的严重程度相关，其他危险因素还包括女性和年龄＞50岁。

肘部尺神经病变也是糖尿病周围神经单神经病变常见的发病部位，其在糖尿病患者中的发病率高于普通人群。2009年，Mondelli等对12年间同一中心连续接诊的434例尺神经损伤患者进行了调查，糖尿病患病率为6.0%。研究人员发现，在症状持续时间或多发性神经病相关性方面，糖尿病患者与非糖尿病患者在年龄和性别上没有差异，但糖尿病患者的尺神经损伤可能会比相同年龄和性别的非糖尿病患者更严重。2019年，一项共纳入82名2型糖尿病患者的研究通过电生理检查发现，约1/3的患者存在肘部尺神经病变，尽管多数患者并无明显症状。电生理研究显示，在这些患者中，有36例确认存在肘部尺神经病变。Wilbourn等观察到在4个大型研究中，756名糖尿病患者中有2.1%同时患有尺神经损伤。该学者的另一项Meta分析显示，在6个较大规模研究中的773名尺神经损伤患者中，有8.9%患者被诊断为糖尿病。另外，在4项大型研究的756名糖尿病患者中观察到的尺神经损伤发病率为2.1%。

其他糖尿病周围神经单神经病变也有报道。2005年，一项队列研究发现，在642名急性单神经病变且无多神经病变症状的患者中，有18名桡神经病变患者、41名尺神经病变患者和23名腓骨头腓肠神经病变患者，其糖尿病患病率明显增高，分别为27.8%、12.2%和30.4%。此外，股外侧皮肤神经病在糖尿病患者中也很常见，虽然没有大型流行病学研究，但自1966年以来已有诸多病例报道中涉及其与糖尿病的关系。

二、临床表现

糖尿病单神经病往往以急性或亚急性起病，其部位因患者受累神经支配区的不同而有所差异。其诱因包括血糖波动、起始胰岛素治疗和糖尿病伴体重急剧下降等。典型症状为相应神经范围内出现单侧上肢、下肢或躯干的麻木或烧灼样疼痛、感觉异常、肌力减退等症状，可以单独出现也可以与其他糖尿病神经病变同时出现。大多数糖尿病单神经病在6个月内可完全恢复。这种自发缓解倾向可能与血管阻塞后邻近的神经束产生功能代偿，或者经治疗后微循环状态改善及炎症减轻有关。但部分患者恢复较为缓慢，个别病程可持续数月，或虽经治疗但效果欠佳，少数患者会遗留肌力减退、肌肉萎缩及感觉丧失等后遗症。虽然糖尿病周围神经单神经病变可能会复发，但其病程依然呈自限性。

目前越来越多观点认为，局部卡压在糖尿病周围神经单神经病变中占据重要地位，糖尿病患者的末梢神经更容易受到外部压力的损害。蛋白质的糖基化会导致胶原蛋白的交联，从而形成一种弹性更差、体积更大的结缔组织，在解剖学上受限的通道例如腕管会对穿过的神经造成压力，而神经可能因为糖尿病而已处于受损状态。同时，糖尿病引起的高血糖水平会导致神经细胞内和周围发生一系列代谢异常，包括糖基化终末产物的过度生成、氧化应激、炎症反应及神经营养缺乏等。这些改变会导致神经细胞膜通透性增加、神经传导速度下降、神经纤维结构受损等，使神经易受到外界压迫的影响。其中，最常见的有正中神经损伤、尺神经损伤、腓总神经损伤、股外侧皮神经病变等。各类型具体表现如下。

（一）正中神经损伤（腕管综合征）

正中神经（median nerve）损伤特点是正中神经支配区（包括第1、2、3指及第4指外侧半）疼痛或出现麻木和刺痛感。虽然从神经根部到手部的多个部位都可能产生正中神经卡压和影响，但在糖尿病患者中最容易发生卡压的部位是腕管，由于该部位的病变所造成的正中神经单神经病变即腕管综合征（carpal tunnel syndrome）。正中神经起源于臂丛的内外侧束，支配前臂大部分屈肌和手内桡侧半肌肉，如大鱼际肌等。正中神经的感觉支支配手掌桡侧半、拇指、示指、中指和无名指桡侧半掌面以及手指甲床的皮肤感觉。正中神经由前臂远端向前进入腕管。腕管是由腕横韧带和8块腕骨形成的自然管道，这个狭小的管道内容物有正中神经和九根肌腱及其滑膜，正中神经位于肌腱和腕横韧带之间，位置最浅，故最易受到影响。可参考图4-4。

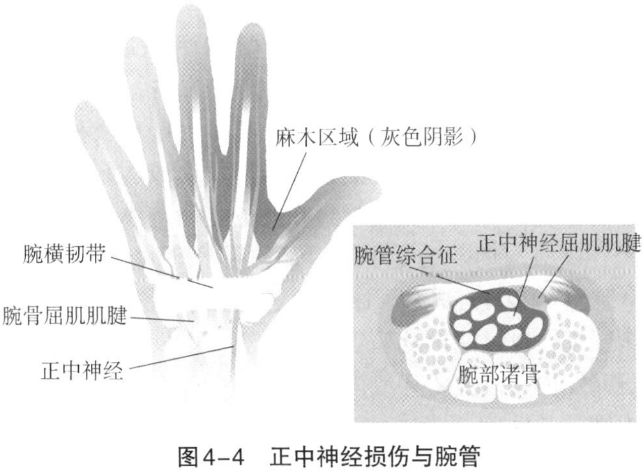

图4-4 正中神经损伤与腕管

早期患者在夜间出现腕管综合征的症状，可能因疼痛或感觉异常醒来，适当抖动手腕可减轻不适和恢复知觉，或将手“悬垂”在床边可缓解症状。随着病程进展，清醒时也会察觉症状，尤其是在需要保持手臂固定姿势或重复动作的活动期间。有些感觉症状会由间歇性进展为持续性，从手部感觉异常进展为感觉丧失。固定性感觉丧失通常为晚期表现，特点是正中神经支配的手指受累，而鱼际隆起不受累。此外，肥胖和甲状腺功能减退等也是腕管综合征的危险因素，提示代谢影响在糖尿病正中神经损伤中的重要性。

（二）尺神经损伤

尺神经（ulnar nerve）受损最常见的临床症状是尺神经支配区域即患者手掌的第4和第5指刺痛麻木，症状夜间加重，可致麻醒或痛醒，可伴有肘部疼痛及感觉障碍。具体表现包括环小指感觉异常或麻木，出现手指抓握力量及灵活性下降，如影响系扣、持筷、弹琴、捏笔写字等动作，严重者出现尺神经支配区域肌肉萎缩（如虎口、小鱼际），并出现爪形手畸形（环指和小指的指间关节弯曲），严重影响手部功能；运动症状主要表现为不同程度手内侧肌群无力，尤其是小指和无名指无力，导致手不能攥紧。如果患者主诉肘部受压或屈曲时出现第4指和第5指间歇性麻木，高度提示尺神经病变。

糖尿病尺神经病变的好发部位与尺管密切相关。尺神经来自臂丛神经的内侧束，在上臂内侧沿肱动脉内侧下行至上臂中部渐渐转向背侧，经肱骨内上髁后方的尺神经沟，再穿过尺侧腕屈肌肱骨头与尺骨头之间，进入前臂背侧。在前臂上部位于尺侧腕屈肌深面及指屈深肌的浅面，逐渐转入前臂掌侧，至前臂中部与尺动脉伴行。到前臂下部沿尺侧腕屈肌腱桡侧而下，至腕部绕过豌豆骨桡侧，在腕横韧带浅面入手掌。尺神经手部支配小鱼际肌群、全部骨间肌、第3、4蚓状肌、拇收肌和拇短屈肌的深头。皮肤感觉支支配手背部尺侧2个半或1个半手指。在肘关节周围，尺神经走行在肘管（肘尺管）这一隧道内。肘管是由肱骨内上髁后下方的尺神经沟、近端表面的Osborne韧带及远端表面尺侧腕屈肌两个头之间的腱膜所构成。尺神经于上臂远端通过肘管进入前臂，其在此骨纤维管道的卡压是糖尿病尺神经损伤的主要原因。此外，广义的肘管的范围可从上臂内侧的Struthers弓（内上髁约8cm）至前臂近端（尺侧屈腕肌尺骨头和肱骨头之间）。临床上观察到糖尿病患者的尺神经病也可发生于前臂，提示糖尿病尺神经损伤更多与全身代谢因素有关。

（三）股外侧皮神经损伤

股外侧皮神经病变会引起感觉异常性股痛，这是一种大腿前外侧疼痛和/或感觉异常的临床综合征。糖尿病患者的发病率是一般人群的7倍左右，其他常见的危险因素为肥胖和增龄。股外侧皮神经是单纯的感觉神经，发自腰丛，由L_2和L_3神经根纤维组成，穿过骨盆，紧挨腰肌外侧缘走行。在髂前上棘内侧，该神经从腹股沟韧带下方或穿过腹股沟韧带进入大腿，感觉异常性股痛多为股外侧皮神经在此处受压造成。原因还包括衣着过紧、体型或其他会导致神经在腹股沟韧带处受压的因素如手术等。典型表现是大腿外上侧疼痛、感觉异常（麻木和麻刺感）和感觉减退。通常为亚急性单侧发病。患者主诉皮肤表面有烧灼感、刺痛感或针刺感觉，也可能出现瘙痒。患者有可能发生疼痛过敏，衣服或手轻触都会造成不适。一些研究发现，改变姿势或活动往往不会改变疼痛，包括行走或站立时。也有研究发现，伸展大腿或长时间行走或站立可加重疼痛，而坐下可缓解疼痛。Valsalva动作或其他增加腹内压的活动有时会加剧不适感。

（四）腓神经损伤

腓总神经损伤是下肢单神经病变中的主要类型。自1922年以来间断有腓总神经损伤与糖尿病相关的报道。腓总神经起源自腰4～5，骶1～2脊神经，是坐骨神经的两大终支之一，由腘窝顶点从坐骨神经发出后，即沿股二头肌内侧缘向下外方走行，绕过腓骨小头下方（即腓骨颈）向前进入小腿上部的外侧，穿腓骨长肌上端分为腓浅、深神经两终支，这也是腓总神经最常见的损伤部位。

腓神经损伤的典型临床表现是急性或亚急性足下垂。腓浅神经损伤，则其支配的腓骨长、短肌麻痹，导致足外翻功能障碍。腓深神经损伤，则其支配的胫骨前肌、长伸肌、趾长伸肌、第三腓骨肌等肌肉麻痹，造成足及足趾背伸功能障碍，由于抗阻力或重力足背屈困难，患者通常主诉跛行，且易于被下垂的足绊倒，以至于患者在行走时会代偿性的屈高臀部，出现跨阈步态。患者还可能主诉足背部和胫部外侧（腓浅神经分布区）感觉异常和/或感觉丧失。起病初期患者可表现为间断麻木，随着压迫加重和持续，越来越多的神经纤维发生传导阻滞，患者疼痛和无力会更加明显，严重者远端神经会发生变性，严重影响患者生活质量。

三、检查方法

具有针对性的详细临床查体对于糖尿病患者单神经病变的诊断非常重要。其中，使用床旁试验引出阳性症状，可提高临床评估的诊断率。

（一）体格检查

1.正中神经损伤（腕管综合征） 查体可见患侧的手部有桡侧三指半针刺痛觉减退的现象，伴有或不伴有大鱼际肌的萎缩。拇指对掌、对指肌力会有不同程度的较健侧或正常时减弱。有时患者腕管内滑膜增生，可见腕部及手部轻度肿胀，甚至屈指会有一定程度受限。部分腕管综合征患者还会伴有腱鞘炎。临床查体中使用床旁试验引出腕管综合征症状，可提高临床评估的诊断率。激发试验包括Phalen试验、Tinel试验及正中神经压迫实验。

（1）Tinel征 即用叩诊锤轻叩腕部正中神经对应的部位，正中神经支配的区域出现麻木、疼痛或皮肤蚁走感，则为阳性。

（2）腕掌屈试验（Phalen征） Phalen征指使患者最大程度屈曲手腕，然后两手背相触，从而增加腕管内压力，如果60秒内出现桡侧的三指半麻木，则为阳性。反向Phalen征：患者最大程度背伸手腕，手掌相触，如果60秒内出现手部桡侧的三指半麻木，则为阳性表现。二者均提示有腕部正中神经卡压。

（3）正中神经压迫实验 检查者用拇指压迫腕管部位，如果30秒内出现正中神经支配区域皮肤的麻木感则为阳性。

2.尺神经损伤 查体可发现小指和无名指不能伸直而呈屈曲状，严重者小鱼际肌和大鱼际肌均出现肌肉萎缩。握拳时小指和无名指不能握紧。查体中以下体征试验可能阳性：

（1）肘部Tinel征 用手指轻轻叩击患者肘部，出现环指及小指麻木，为阳性。

（2）Wartenberg征 即小指处于外展位，不能内收为阳性。

（3）Froment征 即拇示指捏夹试验，示指用力与拇指对指时，呈现示指近侧指间关节明显屈曲、远侧指间关节过伸，及拇指掌指关节过伸、指间关节屈曲，使两者不能捏成一个圆形的“O”为阳性。

（4）屈肘试验 即肘关节极度屈曲时出现环、小指麻木感。

（5）Fowler征　在爪形手畸形时，用手指压住近节指骨背侧使掌指关节平伸，若此时爪形手消失，即为阳性。

3.股外侧皮神经损伤　因为股外侧皮神经是单纯的感觉神经，应进行针对性下肢感觉神经检查，以确定股外侧皮神经分布区有无感觉减退，并进行运动神经检查以排除提示其他疾病的肌无力或反射改变。

（1）感觉检查　可使用针刺觉检查评估感觉减退，通常病变区域分布在大腿前外侧一片椭圆形区域内。然而因为股外侧皮神经的分布不是绝对在外侧，大腿前侧偶尔也会出现异常。其他感觉检查指标应正常，如果糖尿病患者查体中提示对称分布的远端感觉丧失，提示DSPN而非但单神经病变。

（2）运动检查　应包括所有主要肌群的双侧肌力检查（即髋关节屈伸、大腿外展内收、膝关节屈伸、踝关节背屈和跖屈、足内翻和外翻，以及足趾屈伸）和直腿抬高。本病下肢深腱反射应对称，且近端和远端运动肌力正常，直腿抬高试验阴性。如果感觉异常侧的膝反射或跟腱反射消失提示其他疾病，例如L_3/L_4神经根病等。

4.腓总神经损伤　腓总神经损伤典型体征为足下垂，患者于坐位、两下肢自然悬垂时，可见患足处于跖屈位，应进行感觉及运动神经相关检查。

（1）感觉检查　小腿胫前、足背特别是1、2趾间蹼以及足趾背相对缘的皮肤感觉障碍或缺失。

（2）运动检查　患者完全不能主动背伸与外翻，足背屈无力，而足内翻和跖屈正常。由于足背伸无力，故患者行走时要高抬膝、髋关节，足向外上甩动，划圈式走路，即跨阈步态。患者还可以出现Tinel征阳性，即扣击腓骨颈处出现腓总神经的麻木感等。

（二）实验室检查

首先应确定糖尿病诊断，评估糖尿病控制情况，包括血糖、糖化血红蛋白等，并进行周围神经单神经病变的鉴别诊断。血液学检查如血常规、红细胞沉降率、C-反应蛋白、甲状腺功能检查、类风湿因子、维生素B_{12}等。

（三）电生理检查

电生理检查可以定性损伤的单神经，进行鉴别诊断并辅助判断预后。电生理检查包括神经传导检测（nerve conduct study，NCS）和肌电图（electromyogram，EMG），NCS包括神经复合肌肉动作电位（compound muscle action potential，CMAP）和感觉神经动作电位（sensory nerve action potential，SNAP）的潜伏期、时限、波幅，以及运动神经传导速度和感觉神经传导速度测定。EMG检测下肢各肌肉运动单位电位（motor unit potential，MUP）的形态和数量以及募集反应的形态，可以帮助明确损伤及损伤程度。

糖尿病周围神经单神经病变的肌电图特点主要表现为神经局灶性损伤，神经传导和振幅都会减弱，提示潜在的脱髓鞘和轴突变性，即感觉和运动神经同时受累。此外，F波潜伏期可能稍有延长。受累神经支配的肌肉中可出现肌肉纤维自发放电（如纤颤电位），一般在症状出现后的10～14天内出现，随后可能会观察到多相电位，反映神经再生过程。当轴突损伤明显时，还可出现MUP减少和低振幅的CMAP。这些检查在临床表现不明确支持诊断时尤其有帮助，例如在并发相关肌肉骨骼疼痛、怀疑多发性单神经病变、神经根病变的病例中。不同类型的单神经病变具体电生理异常表现如下。

1.正中神经损伤（腕管综合征）　正中神经损伤的典型NCS表现是正中神经腕管段的

传导受损，而其他节段传导正常。具体表现为远端潜伏期延长、传导速度减慢。随着神经压迫加重，可发生局灶性脱髓鞘，会导致整体腕部的运动和感觉传导减慢。正中神经损伤还可引起轴突丧失，NCS表现为正中神经复合运动或感觉神经动作电位波幅下降。此外，如患者正中神经损伤症状不典型、保守治疗后症状仍进展，也需进行神经传导和肌电图检查。

2.尺神经损伤　由于相当一部分糖尿病患者尺神经病变表现为无症状或不典型，神经电生理检查至关重要。尺神经损伤时，NCS运动神经传导检查波幅减低或正常，末端潜伏期正常或稍延长。屈曲位时出现传导阻滞即肘上刺激波幅较肘下、腕部刺激波幅下降大于50%，或者局部传导减慢，即肘下-肘上传导速度较腕-肘下传导速度明显减慢超过10m/s。如果为尺神经单纯脱髓鞘病变时，尺神经感觉神经传导波幅和末端潜伏期正常。尺神经的运动神经传导波幅和末端潜伏期均正常。屈曲位时肘部出现明确的传导阻滞，即肘下-肘上传导速度较腕-肘下传导速度明显减慢超过10m/s。

3.股外侧皮神经损伤　感觉异常性股痛的NCS表现包括股外侧皮神经的感觉反应消失或减弱，以及患侧大腿腹股沟韧带处传导延迟。股外侧皮神经的感觉NCS实际操作难度很高，必须两侧比较。NCS检查股外侧皮神经损伤的敏感性和特异性尚未得到充分研究。由于感觉反应存在个体差异，且大腿围较大，超重患者或年龄较大成人很难检查。故而，如果患者有感觉异常性股痛的典型症状和体征，则一般不需要行神经传导检查和肌电图检查。仅表现不典型者需进一步排除$L_3 \sim L_4$神经根病、腰丛病变或股神经病变。

4.腓总神经损伤　EMG和NCS对识别腓骨颈处腓神经病变有重要意义。腓总神经损伤主要表现为运动和腓浅神经感觉支异常。首先表现为以脱髓鞘损害为主的病变：即腓骨小头下、上刺激传导速度减慢＞10m/s，则认为局部有传导减慢；而动作电位幅度下降超过50%时，则认为有局部传导阻滞，此时远端腓浅神经感觉神经电位正常。其次表现为以轴索损害为主的病变：腓总神经动作电位波幅在踝、腓骨小头上、下刺激均减低，运动传导速度和末端潜伏期可以正常，腓浅神经感觉神经电位波幅降低。如果有慢性轴索损害，还可见高波幅和长时程多相电位。

（四）影像学检查

影像学检查主要用于鉴别诊断，常用的影像学辅助检查如下所示。

1.X线片和CT　有助于明确外伤、关节畸形以及骨性肿瘤。

2.MRI　可以明确神经走行路径中的卡压因素。

3.超声　高频超声通过测量神经横截面积、回声变化、有无异常回声、肿胀率、血流情况及压平比等指标，可直观判断神经形态学变化及有无异常解剖结构，还可帮助确定神经压迫的病因，明确神经损伤的程度。

（五）病理检查

神经活检（nevebiopsy）有助于确定单神经病变的性质和病变程度，是周围神经疾病病因诊断的重要依据，但不作为常规检查手段。在诊断困难时可进行神经活检，有助于诊断各种神经炎及其他代谢性疾病导致的CPN损伤。

四、诊断

诊断主要依据临床表现和体格检查。确诊患者为糖尿病后，首先对病史和体征检查进行全面评估。结合特征性临床表现、阳性体征、影像学检查、超声检查及电生理检查即可诊断。与其他糖尿病周围神经病变一样，糖尿病周围神经单神经病变是一种排除性诊断，故同时需进行鉴别诊断，特别是对于慢性卡压性病变。其诊断应具备以下条件。

1.具有明确的糖尿病病史。

2.在确诊糖尿病时或之后出现的周围神经单神经病变。

3.单支周围神经受累，主要以正中神经、尺神经、腓总神经和股外侧神经常见，一般为急性起病，临床表现为受损神经相应支配区域的感觉、运动障碍。通常在6个月内自行缓解，诊断时需考虑以下几种情况。

（1）正中神经损伤　桡侧3个半手指麻木、疼痛，夜间加重，因此出现夜间觉醒，醒后甩手可缓解症状。桡侧3个半手指轻触觉减退。腕部Tinel试验、Phalen屈腕试验、反Phalen试验以及腕管挤压试验阳性。电生理检查示正中神经在腕部传导速度减慢，潜伏期延长。

腕管综合征可分为轻、中、重度（表4-4）。

①轻度腕管综合征：正中神经感觉潜伏期或手掌混合神经潜伏期稍延长和感觉神经电位波幅降低。

②中度腕管综合征：正中神经末端感觉、运动神经电位潜伏期均延长。

③严重腕管综合征：正中神经末端运动潜伏期延长伴动作电位波幅降低或消失，感觉神经电位潜伏期延长伴波幅降低或消失，肌电图检查异常。

（2）尺神经病变　手掌第4和第5指刺痛麻木，症状夜间加重，肘部疼痛及感觉障碍。手指抓握力量及灵活性下降，小指和无名指无力。肘部受压或屈曲诱发第4指和第5指间歇性麻木。查体肘部Tinel征、Wartenberg征、Froment征和屈肘试验之一阳性，肌电图提示神经脱髓鞘损害和轴索损害，即可诊断。

表4-4　腕管综合征临床分型

程度	麻木	感觉	肌萎缩	对掌受限	2PD/mm	肌电（LT）/ms	治疗
轻	+		–	–	<4	<4.5	保守
中	++	痛觉减退	+	–	>4	>4.5	手术
重	+++		++	+	>10	>10	手术

（3）股外侧皮神经损伤　大腿外侧或前外侧有疼痛、感觉异常和麻木。股外侧皮神经分布区感觉异常，如针刺觉减退，且下肢没有其他神经系统异常，如肌无力、膝反射消失，可考虑此诊断。

（4）腓总神经损伤　跛行、足下垂，小腿胫前、足背特别是1、2趾间蹼以及足趾背相对缘的皮肤感觉障碍或缺失，深反射正常。NCS检查在腓骨头处发现传导阻滞，可考虑此诊断。

五、鉴别诊断

（一）DSPN

首先要与累及肢体的DSPN相鉴别。糖尿病周围神经单神经病表现为运动神经和感觉神经同时受累，典型症状为支配区域内的运动和感觉异常。而DSPN以感觉神经受累最为常见，特点为双侧“手套”状感觉异常，呈现双侧对称、下肢比上肢重、远端比近端重、夜间比白天重，查体时可以有踝反射、振动觉、压力觉、温度觉、针刺感的异常，但Tinel试验等神经压迫实验均为阴性。DSPN神经电生理检查主要表现为感觉神经动作电位波幅降低、感觉神经传导速度减慢，可出现复合肌肉动作电位波幅降低及运动神经传导速度减慢。DSPN与周围神经单神经病变可同时出现，需要重视鉴别诊断，尤其在患者症状或体征不对称、起病时表现为肌无力而非感觉缺失、因为运动和体位诱发疼痛以及近端症状体征明显时。

（二）神经根病

1.上肢方面　$C_{6\sim7}$神经根病均可累及正中神经，特征包括颈痛放射至肩部和手臂，颈部活动时症状加重，肱二头肌、肱桡肌和肱三头肌反射减弱，参与肘部屈伸和手臂旋前的近端手臂肌肉无力，前臂或手掌内侧感觉丧失等。C_8或T_1神经根病可出现前臂内侧皮神经分布范围内感觉受累，并延伸至腕部近端，以及非尺神经支配肌肉（如拇长屈肌、拇伸肌和鱼际肌）的运动受累。查体可见肩关节被动活动范围基本正常且无痛。颈椎病X线、CT、MRI可见椎间孔狭窄，神经根被压迫。神经肌电图结果显示神经根损伤，且颈椎病患者的屈腕试验和腕部Tinel征等均为阴性。

2.下肢方面　腰椎（$L_3\sim L_4$）神经根病可造成髋关节屈曲和/或膝关节伸展无力、大腿肌肉萎缩以及膝反射消失，但股外侧皮神经损伤痛不存在这些表现。L_4、L_5、S_1神经根损害可导致足下垂，其原因多为椎间盘突出或脊柱退行性变导致的神经根受压，常伴有腰部疼痛，结合影像学可进行鉴别。

（三）缺血性脑卒中

缺血性脑卒中如果发生于初级运动皮层（负责对侧肢体运动）的小范围内，可能表现为与单神经病变相似的无力，可以突发运动障碍起病，但往往不伴疼痛，查体可发现相应神经支配的肌肉无力，可以有腱反射亢进。应及时完善头颅CT、MRI以鉴别。

（四）全身性疾病

类风湿关节炎和淀粉样变可引起局部神经卡压症状，但往往具有相关病史及特异性化验检查结果，如红细胞沉降率、类风湿因子和抗核抗体阳性。

（五）局部疾病

骨折、外伤、囊肿、局部占位性病变均可引起局部神经卡压，症状类似于单神经病变。完善NCS、肌电图及影像学检查可鉴别。

（六）遗传性压力易感性周围神经病

遗传性压力易感性周围神经病（hereditary neuropathy with liability to pressure palsies，HNPP）是一种遗传性运动感觉性神经病，呈常染色体显性遗传，与PMP22基因有关。主要症状表现为与压力相关的反复发作性肢体麻木无力，单神经病或多神经病，临床好发部位包括腓神经的腓骨小头部位、尺神经的肘部、正中神经的腕部，桡神经或臂丛神经也可受累，均为神经易受压部位。大多数患者青少年时期发病，但也可见于年龄更小的儿童。HNPP电生理检查可表现为感觉神经传导速度减慢和远端运动潜伏期延长，与DSPN相类似但更为显著。如患者反复发作压力性麻木，并有相关家族史，应从发病年龄、临床表现、家族史、电生理检查等方面加以鉴别诊断。同时需注意，糖尿病患者可同时合并HNPP，必要时可进行基因检测。

六、治疗

糖尿病周围神经单神经病变可导致患者运动功能障碍及麻木疼痛，严重影响患者生活质量。急性发作时一般预后较好，症状多在数月内自行缓解，较少遗留神经损害。但合并慢性卡压时可能需要多学科的合作。治疗既包括对糖尿病、体重、血脂异常、甲减等风险因素的管理，也包括使用抗炎药物、镇痛药物、物理治疗和神经营养支持。此外，在某些情况下，如神经压迫明显，可能需要外科手术干预。

（一）正中神经损伤（腕管综合征）

嘱患者改善不良的腕部使用习惯如避免手腕过度屈曲、伸直、用力和长时间保持某一个动作，但这些方法通常只能提供短期缓解。

1.非手术治疗 对于轻中度的患者，非手术治疗能有效改善患者短期症状。患者的症状一般在2～6周有所改善，最长可持续至3个月。若6周无改善者，可考虑更换其他的方法。

（1）支具固定 支具固定是把患者的腕关节保持在中立位，减少关节的屈曲和伸展，从而降低腕管内压力。采用支具治疗CTS的基本原理包括：①减少通过腕管的肌腱和神经运动，从而减轻炎症；②将手腕固定在腕管内压力最小的位置；③改变腕管的形状或尺寸以增加腕管容量；④通过固定手腕和手指来减少腕管内容物，防止蚓状肌向近端移动到腕管内，或防止近端肌肉向远端移动进入腕管。支具通常建议在夜间使用，也可根据患者需求在白天佩戴。佩戴时间一般为3个月。支具固定操作简单，成本低廉，同时可有效改善患者的临床症状，已成为CTS保守治疗的一线选择。

（2）药物治疗 口服非甾体抗炎药或局部注射止痛药物治疗，均可起到良好的缓解症状的作用。如效果欠佳，可在谨慎评估患者血糖控制情况后局部注射或口服类固醇激素。

2.手术治疗 通过保守治疗无效的中重度腕管综合征需要通过外科手术切开腕横韧带，解除对正中神经的压迫。虽然糖尿病患者外周神经再生能力较差，但手术治疗的长期效果在糖尿病患者和非糖尿病患者间无显著差异，术后复发率和生活质量相近。因此，对于症状严重或非手术疗效不佳的患者，手术治疗仍是有效的选择。

（二）尺神经损伤

目前尚无明确的循证方法可确定尺神经病变的严重程度或帮助选择保守治疗还是手术治疗，建议大多数尺神经病变患者在初始治疗时选择保守治疗而不是手术治疗。

1.非手术治疗 建议患者避免长时间屈肘，通电话时使用另一只手或使用耳机，以及坐位时避免双臂交叉。使用软泡沫护肘可减少对肘部尺神经的无意压迫。为了避免过度或长时间屈肘，可在夜间使用夹板将屈曲角度限制在45°～90°。患者可在夜间使用毛巾包裹受累肘部以限制其屈曲。在进行职业或家务活动时（如骑自行车、锄地），可以使用带衬垫的手套。此外，骑自行车时在车把手垫上软垫并频繁调整手姿势可能会降低手部麻痹的发生率和严重程度。对部分不能依从或耐受行为和机械技术的疼痛性感觉异常患者可尝试口服NASIDs类药物，并及时评估患者症状。关于局部注射治疗尺神经病变的数据非常有限。

2.手术治疗 如果糖尿病尺神经病变患者在保守治疗后仍有中至重度持续性或进行性

的体征和症状，建议手术治疗。手术方式有单纯减压法，适用于轻中型经保守治疗无效者、无骨关节病变及尺神经滑脱者。减压术通常需切开尺侧腕屈肌腱膜（肱尺弓）以使尺神经减压，可通过开放性或内镜下途径实施。开放性减压术还包括肱骨内上髁切除术，即在切开肱尺弓后切除肱骨内上髁。尺神经前置术适用于重型肘管综合征合并骨关节病变及尺神经滑脱者。目前尺神经损伤患者的手术选择是基于病例系列研究的有限数据，需要根据具体病情且与相关专业合作以制定治疗方案。

（三）股外侧皮神经损伤

股外侧皮神经损伤在大多数患者中是一种自限性良性疾病，糖尿病患者常自行缓解。单用保守疗法对90%以上的患者有效。急性期治疗包括安抚患者，减少卡压因素，如避免衣着和腰带过紧，肥胖或超重患者推荐减重。只有在极少数情况下，保守治疗无效且表现为严重慢性症状的患者需要手术。

（四）腓总神经损伤

腓总神经损伤可采用非手术治疗，以解除对神经的压迫，如睡眠时额外增加垫子和白天避免双腿交叉（跷二郎腿），可应用踝-足矫形夹板来保持足背屈，直到主动运动已恢复。在康复医学指导下，逐步进行从被动运动到辅助被动、主动和主动抗阻力锻炼的理疗可能有一定帮助。

（丁　钐）

主要参考文献

[1] 史玉泉，周孝达.实用神经病学[M].上海：上海科学技术出版社，2004.

[2] 王维治.神经病学[M].2版.北京：人民卫生出版社，2013.

[3] MULDER DW，LAMBERT EH，BASTRON JA，et al. The neuropathies associated with diabetes mellitus. A clinical and electromyographic study of 103 unselected diabetic patients[J]. Neurology，1961，11（1）：275-284.

[4] SINNREICH M，TAYLOR BV，DYCK PJ. Diabetic neuropathies. Classification，clinical features，and pathophysiological basis[J]. Neurologist，2005，11（2）：63-79.

[5] DYCK PJ，KRATZ KM，KARNES JL，et al. The prevalence by staged severity of various types of diabetic neuropathy，retinopathy，and nephropathy in a population-based cohort：the Rochester Diabetic Neuropathy Study[J].Neurology，1993，43（4）：817-824.

[6] BOULTON AJ，VINIK AI，AREZZO JC，et al. Diabetic neuropathies：a statement by the American Diabetes Association[J]. Diabetes Care，2005，28（4）：956-962.

[7] POURMEMARI MH，SHIRI R. Diabetes as a risk factor for carpal tunnel syndrome：a systematic review and meta-analysis[J].Diabet Med，2016，33（1）：10-16.

[8] BECKER J，NORA DB，GOMES I，et al. An evaluation of gender，obesity，age and diabetes mellitus as risk factors for carpal tunnel syndrome[J]. Clin Neurophysiol，2002，113（9）：1429-1434.

[9] GUAN W，LAO J，GU Y，et al. Case-control study on individual risk factors of carpal tunnel syndrome[J]. Exp Ther Med，2018，15（3）：2761-2766.

[10] STAMBOULIS E，VOUMVOURAKIS K，ANDRIKOPOULOU A，et al. Association between asymptomatic median mononeuropathy and diabetic polyneuropathy severity in patients with diabetes mellitus[J].

J Neurol Sci，2009，278（1-2）：41-43.

［11］SCHADY W，ABUAISHA B，BOULTON AJ. Observations on severe ulnar neuropathy in diabetes［J］. J Diabetes Complications，1998，12（3）：128-132.

［12］MONDELLI M，ARETINI A，ROSSI S. Ulnar neuropathy at the elbow in diabetes［J］. Am J Phys Med Rehabil，2009，88（4）：278-285.

［13］GüNDüZ A，CANDAN F，ASAN F，et al. Ulnar Neuropathy at Elbow in Patients With Type 2 Diabetes Mellitus［J］. J Clin Neurophysiol，2020，37（3）：220-224.

［14］SMITH BE. Focal and entrapment neuropathies［J］. Handb Clin Neurol，2014，126：31-43.

［15］SHARMA D，JAGGI AS，BALI A. Clinical evidence and mechanisms of growth factors in idiopathic and diabetes-induced carpal tunnel syndrome［J］. Eur J Pharmacol，2018，837：156-163.

［16］STAMBOULIS E，VASSILOPOULOS D，KALFAKIS N. Symptomatic focal mononeuropathies in diabetic patients：increased or not?［J］. J Neurol，2005，252（4）：448-452.

［17］RONTHAL M. Adams and Victor's Principles of Neurology［J］. JAMA Neurology，2009，66（12）：1578-1579.

［18］ROTA E，MORELLI N，NEUROLOGY DO，et al. Entrapment neuropathies in diabetes mellitus［J］. World Journal of Diabetes，2016，7（17）：342-353.

［19］VINIK A，MEHRABYAN A，COLEN L，et al. Focal entrapment neuropathies in diabetes［J］. Diabetes Care，2004，27（7）：1783-1788.

［20］GREEN HD，ELLA B，JI C，et al. Hyperglycaemia is a causal risk factor for upper limb pathologies［J］. International Journal of Epidemiology，2024，1：1.

［21］PAPANAS N，STAMATIOU I，PAPACHRISTOU S. Carpal Tunnel Syndrome in Diabetes Mellitus［J］. Curr Diabetes Rev，2022，18（4）：e010921196025.

［22］OAKLANDER AL，VAN HOUTEN T，SABOURI AS. Characterization of mononeuropathy of the lateral cutaneous nerve of the calf［J］. Muscle Nerve，2021，64（4）：494-499.

［23］PADUA L，CORACI D，ERRA C，et al. Carpal tunnel syndrome：clinical features，diagnosis，and management［J］. Lancet Neurol，2016，15（12）：1273-1284.

［24］ANDERSSON S，ZIMMERMAN M，PEREZ R，et al. Presurgical management of ulnar nerve entrapment in patients with and without diabetes mellitus［J］. Sci Rep，2024，14（1）：15595.

［25］世界中医药学会联合会骨关节疾病专业委员会. 腕管综合征中西医结合诊疗专家共识［J］. 中华医学杂志，2023，103（7）：473-482.

第五章　糖尿病神经根或神经丛病变

一、临床表现和发病机制

糖尿病神经根或神经丛病变（diabetic radiculoplexus neuropathy，DRPN）是糖尿病神经病变中较为罕见的类型。目前，尚缺乏针对DRPN的发病率研究。但是，近年来由于糖尿病患病率逐年增加，DPRN的发病率也在逐年上升。

DPRN是致残风险较高的糖尿病神经病变类型，部分患者发病后长期遗留不同程度残疾，甚至需轮椅生活，其致残率远比预期中高，而免疫治疗及控制疼痛等综合治疗措施可提高患者生活质量。DPRN作为糖尿病的并发症而被临床医生发现，但该并发症与糖尿病的严重程度并非呈平行关系，甚至可能会出现在糖尿病确诊之前，导致临床上该疾病常被漏诊和误诊，因此对该疾病的正确认识非常重要。

（一）临床表现

DRPN是糖尿病神经并发症的一种少见类型，以单侧肢体近端剧烈疼痛、肌肉无力、肌萎缩为突出表现，可伴自主神经功能紊乱，常为局灶病变，但可进展为双侧、多灶性病变，甚至累及远处神经支配区。该疾病发病率低、相关研究少，在临床上容易被漏诊、误诊。

DRPN包括3种解剖类型：糖尿病腰骶神经根神经丛神经病（diabeticlumbosacral radiculoplexus neuropathy，DLRPN）、糖尿病胸神经根神经病（diabetic truncal radiculoplexus neuropathy，DTRN）及糖尿病颈神经根神经丛神经病（diabeticcervical radiculoplexus neuropathy，DCRPN）。其中DLRPN是最常见的类型，有研究显示DLRPN在糖尿病患者中的患病率约为0.8%，发病率约2.79/100000/年。DLRPN又先后被称为糖尿病性肌萎缩症、Bruns-Garland综合征、糖尿病近端肌萎缩、糖尿病近端神经病变、腰骶部糖尿病神经丛病变、多发性缺血性单神经病变、股骨坐骨神经病变和股骨神经病变等。DLRPN、DTRN、DCRPN具有共同的发病机制，主要区别在于解剖位置不同，常单独或联合发病。

1. 糖尿病腰骶神经根神经丛神经病　DLRPN好发于中老年人，特别是50岁以上的男性糖尿病患者，大多数患者可能合并有饮酒史。1型和2型糖尿病均可发生，2型糖尿病患者的发病率较1型糖尿病患者稍高。常呈急性或亚急性起病，起病时症状常呈单侧、局灶性。由于该综合征病变范围累及神经根、神经丛及外周神经，故随着病情进展，病变范围常扩大为双侧、弥漫性病变。另外，发病时常伴体重明显下降，通常体重减轻可高达初始体重的40%。这可能与微血管炎、疼痛、高血糖、抑郁、使用止痛药物等有关。出现DLRPN时，需考虑合并DCRPN及DTRN的可能。

（1）疼痛　患者常以疼痛为首发症状，表现为刺痛、烧灼痛、电击痛、酸胀痛等，夜间加重。与糖尿病痛性神经病变相比，DLRPN疼痛更加剧烈。DLRPN疼痛和感觉异常可持续数月，随后逐渐减轻，但部分患者可遗留疼痛。疼痛常分布于腰部、臀部、大腿，后逐渐发展至下肢远端，部分患者因剧烈疼痛导致行走困难、生活能力降低。但也有少数患者无显著疼痛。目前有研究认为，这种无痛性DLRPN起病稍隐匿、进展稍缓慢，但病变程度却更严重、广泛，双侧病变更多见，更容易累及颈部神经支配区。

（2）肌无力　肌无力是DLRPN患者的另一主要问题，肌无力主要分布在股四头肌和髂腰肌，大部分DLRPN也累及腰骶脊旁肌。一般持续数周甚至数年，查体可见肌萎缩、肌力下降、踝膝反射减弱或消失。患者通常因下肢存在严重和长时间肌肉无力，导致爬楼受限、膝关节负重困难、行走不便；疾病进展过程中一半以上患者需使用轮椅生活，几乎所有患者均需借助辅助器械行走，故肌无力常是患者就诊的主要原因。DLRPN临床症状首先累及下肢近端，后逐渐扩展到肢体远端（小腿、足部），甚至累及颈、胸神经根支配区域。虽然DLRPN临床症状明显，但随着疾病自然发展，几乎全部患者的临床症状均有不同程度好转，多数患者在血糖得到控制的3个月后乏力的症状开始恢复，通常在18个月后症状完全消失。但缓解过程缓慢、时间不定，且并非所有症状都可完全缓解，残余疼痛或无力可能持续存在。有研究显示，大约10%的患者可能乏力恢复后仍需要辅助行走，发病2年后仍然恢复不完全。与下肢远端症状相比，下肢近端症状更重且出现更早，但症状恢复更快，足下垂可能是DLRPN最常见的遗留症状。

（3）自主神经病变症状　约有一半以上的患者合并自主神经病变症状。由于心血管系统自主控制功能受损，心率和血流动力学异常，导致出现体位性低血压、晕厥及对低血糖感知下降，严重者危及生命。有患者出现糖尿病性勃起功能障碍（diabetes mellitus-induced erectile dysfunction，DMED），表现为阴茎勃起状态下海绵体硬度和坚硬时间明显低于正常水平，持续不能达到并保持足以使性行为满意的勃起状态。这可能是因为自主神经损伤，迅速引起有髓神经纤维和无髓神经纤维发生严重变性，甚至使神经纤维凋亡消失，导致阴茎在勃起过程中对性刺激感觉和性冲动传导机能障碍。部分患者由于胃肠自主神经发生退行性病变，影响传入神经功能，导致肠道肌电活动异常，迷走神经和交感神经电偶联失衡，电偶联增强则出现肠蠕动增加，肠内容物推进加快，导致腹泻。其他自主神经病变的症状还包括汗腺分泌异常、尿潴留、尿失禁等。

（4）其他　GLENN等病例报道显示，少部分患者还会表现为非典型的病程进展，包括上肢受累、无痛病程，这进一步增加了该病的诊断难度。

2.糖尿病胸神经根神经病　DTRN较少见，通常以从身体背部或侧面延伸的带状疼痛开始，向前、向胸部辐射，同时伴有腹壁或胸壁的局部感觉过敏。患者常主诉异常胸闷，以及胸部和腹部的刺痛、麻木、紧绷感或穿衣不适等。DTRN起病急且呈渐进性，易与胸腹部疾病或带状疱疹混淆。由于腹壁肌肉无力，患者常出现腹肌瘫痪，病变区域呈外翻状，腹部膨隆，易被误诊为腹外疝。

3.糖尿病颈神经根神经丛神经病　DCRPN与DLRPN的许多临床特征相同，但患病率更低，神经损伤更急、更重。神经病变始于局灶性，并经常发展为多灶性或双侧疾病。DCRPN常伴疼痛（酸痛、灼痛、切割痛等）和肌肉无力、肌肉萎缩、肌束震颤等，同时出现运动、感觉和自主神经纤维异常。虽然疼痛是最常见的首发症状，但一些DCRPN患者没有上肢疼痛，这可能是由于受累的是局灶性运动神经（前骨间神经、腋神经、膈神经和胸长神经）。病变累及膈神经病变时，可能出现呼吸急促、吞咽困难等症状；也有患者出现面神经麻痹，逐渐发展为复视，然后在几周内症状扩散到颈椎和腰骶水平。此外，DCRPN患者常有体重减轻。

（二）发病机制

DRPN的发病机制目前认为主要为免疫炎症介导的神经微血管炎，进而导致神经缺血损伤。有学者对患者大腿的腓肠神经及大腿中间皮神经进行活检，结果支持这一假设。Kawamura等通过对19例糖尿病性肌萎缩症患者、13例非糖尿病性肌萎缩症患者和20例对照患者的腓肠神经石蜡切片进行细胞间黏附分子-1（ICAM-1）、肿瘤坏死因子α（TNF-α）、白细胞介素-1（IL-1）、IL-6和核因子κB（NF-κB）进行组织染色，最终发现，炎症介质如细胞因子和黏附分子在糖尿病性肌萎缩症的发病机制中起到重要作用。黏附分子包括ICAM-1，通过破坏血-神经屏障和可能的后续细胞介导的纤维损伤，参与到炎症反应中。促炎性细胞因子TNF-α、IL-1和IL-6可能以级联的方式引起炎症反应。TNF-α诱导巨噬细胞募集、轴突损伤和脱髓鞘，激活炎症转录因子NF-κB，诱导炎症基因转录，形成炎症正反馈应答，参与炎性神经病变发病机制。在炎症性神经病患者的腓肠神经活检标本中发现，这些炎症介质的局部表达较正常神经明显增加，患者的皮肤神经活检中可见微血管壁炎性浸润。针对这一机制，国内有学者通过建立小鼠糖尿病模型，在小鼠血糖浓度高于16.7mmol/L时，用积雪草酸［30mg/（kg·d）］治疗小鼠8周，然后收集血液和肌肉样本以进行进一步研究。该研究结果显示，在骨骼肌中，积雪草酸有着显著缓解糖尿病小鼠TNF-α、IL-6等炎症因子表达的作用，积雪草酸通过调节小鼠的炎症反应，诱导线粒体功能障碍和细胞凋亡，进一步证实DPRN的发病机制。

有学者发现，神经、血管周围炎症会引起微血管损伤，微血管损伤将进一步导致神经丛和根部的神经血管缺血，随后产生轴突退行性损伤和脱髓鞘，继之出现的是与健康纤维交替出现的肌纤维局灶性萎缩。这提示缺血性损伤也是DPRN发病的相关机制。

高血糖被认为是DRPN的危险因素，但相较于免疫炎症来讲可能是次要的原因。DYCK等将DRPN患者与普通糖尿病患者进行对比时发现，DRPN患者的糖尿病病程相对更短，血糖控制更好，且长期糖尿病并发症（糖尿病视网膜病变）更少。此外，神经根或神经丛病变也可以发生在未患糖尿病的人群中，这提示长期高血糖可能并非发生DRPN的必要条件。

二、检查方法

糖尿病神经根或神经丛病变的检查包括对糖尿病及并发症相关指标的评估，以及对神经病变进行鉴别诊断的多项检查。因为检查种类繁多，临床上需要临床医师根据患者的实际情况，包括一般情况、临床表现、可能威胁生命的并发症等多个方面，确定检查的重点和先后次序。

（一）实验室检查

1.血生化检测　血糖、糖化血红蛋白升高，提示糖代谢异常在该疾病发生发展中具有一定作用。部分患者可能有C-反应蛋白、红细胞沉降率（erythrocyte sedimentation rate，ESR）、类风湿因子、抗核抗体升高。自身免疫疾病可能是DLRPN的危险因素，但是关于类风湿因子、抗核抗体与DLRPN的关系尚无临床研究。

2.脑脊液　脑脊液蛋白升高，进一步证明病变侵犯至神经根，但脑脊液中细胞数正常。与非糖尿病LRPN相比，DLRPN脑脊液蛋白升高更明显。脑脊液检查还能用于鉴别肿瘤性或其他炎性神经病变。

3.定量感觉试验和定量自主神经功能试验 定量感觉试验（quantitative sensory test，QST）可以有效检查各种感觉阈值，包括温度觉、触压觉、痛觉和振动觉。该方法较为可靠，如运用QST检查DLRPN患者，可发现DLRPN病变区感觉异常、感觉减退，但该检查操作烦琐，干扰性大，受到检查测试部位皮肤厚度、室内温度等的影响。

定量自主神经功能试验包括排汗功能、肾上腺素功能、心血管反射功能等。提示DLRPN患者存在中-重度广泛自主神经功能紊乱。虽然定量感觉试验和定量自主神经功能试验可协助疾病诊断，但是它们对操作要求高，在疾病诊断中价值有限。

（二）电生理

肌电图（electromyography，EMG）、神经传导速度（nerve conductionvelocity，NCV）是评估神经系统病变的重要的辅助检查，两者可以通过不同表现形式证明神经损伤，相对客观、真实。糖尿病患者机体处于高血糖状态，神经元无法合成营养物质，导致轴索损伤，诱发神经末梢营养障碍，导致远端神经受损，且随病程延长，神经纤维受糖代谢影响加重，促使机体缺失代偿功能，加重神经损害。因此，EMG中运动神经、感觉神经传导存在明显差异，有助于神经根、神经丛病变的定位诊断。

EMG通过机械刺激适度刺激神经所支配的肌肉，获取相关神经传导参数，从而对神经损伤情况进行评估。它可以鉴别神经源性损害和肌源性损害，神经传导速度减慢反映神经髓鞘损害，波幅降低反映神经轴索损害，故电生理检查对DRPN的诊断非常有意义。

由于DRPN病情呈逐渐进展，在疾病最早期只出现了神经微血管炎，还未出现神经轴突变性、节段性脱髓鞘、失神经等继发性神经缺血损伤，所以在疾病最早期可能不能显示出异常电生理结果。DLRPN早期可无异常，后期相应节段神经波幅减低，传导速度正常或轻微减低，相应节段肌肉出现失神经电位。DTRN则表现为感觉神经波幅减低（传导速度正常或轻微减低），相应节段肌肉出现失神经电位（正锐波、纤波等）。

由于DRPN的神经病变范围广，所以异常电生理范围通常比出现临床症状的范围更广泛。在病变区域，NCV减慢，复合肌肉动作电位（compound muscle action potential，CMAP）、感觉神经动作电位（sensory nerve action potential，SNAP）波幅降低，CMAP潜伏期延长，且两侧CMAP、SNAP常不相同；EMG显示正锐波和纤颤电位，提示局部失神经改变。DRPN患者在急性期失神经过程中，EMG显示运动单位动作电位（motorunit action potential，MUAP）募集减少，而在慢性神经增生修复过程中，MUAP波幅增高，时限增宽，多相波百分比升高。

电生理检查对于糖尿病周围神经病变具有较高评估价值，可用于早期评估病变程度，以制定相应干预方案。

（三）磁共振成像

磁共振成像（MRI）能够有效辨别各种软组织结构，DRPN常见T2高信号，腰骶根、神经丛和神经信号增强，同时根和神经的横截面积显著增大，例如，DLRPN患者MRI常表现出腰骶神经根和神经丛增粗。临床上，DRPN容易被误诊为椎间盘疾病，MRI对排除该病因非常有用，同时也可以与转移性肿瘤、淋巴瘤、淀粉样变性和结节病压迫神经根、神经丛所引起的疾病等相鉴别。作为一种非侵入性诊断工具，MRI可以定性和定量检测DRPN

相关的多灶性神经肌肉病变，可以用于该病的评估。磁共振神经成像（magnetic resonance nerve，MRN）采用相应的脉冲序列和技术方法实现可视化神经丛成像，有研究发现糖尿病性肌萎缩患者的腰骶神经根及其周围分支的横截面积比非糖尿病患者显著增大45%。

磁共振技术在临床应用中也存在一些局限性。首先，缺乏统一的磁共振参数和诊断标准。其次，该技术在微小结构检测方面仍存在限制，可能无法准确捕捉到某些轻微的神经损伤。

未来发展磁共振成像技术的主要方向在于优化特定的磁共振序列，从而提高对神经损伤和功能异常的灵敏度和特异度。还包括基于整合多模态成像技术的研究，如磁共振弥散加权成像和磁共振波谱成像，以期获得更全面和准确的信息。

（四）组织活检

组织活检可以观察到神经血管形态学的改变，由此判断患者是否出现神经病变。活检可直接反映受损神经的性质及其严重程度，同时也能判断疾病是否处于免疫炎症活动期。DLRPN神经活组织检查可见神经微血管炎、继发性神经缺血损伤以及轴索变性等表现。DTRN病变区组织活检可发现表皮和真皮的神经纤维减少。DCRPN活组织检查与DLRPN相似，出现神经微血管炎及多灶性神经纤维缺血损伤表现。

目前认为，组织活检对DRPN的诊断最有价值，但它是一种侵入性检查，且其提供时间和位置的信息单一有限，故在临床上多未使用。

三、诊断

DRPN的诊断主要有赖于病史采集、临床症状、体征、实验室检查、电生理、MRI、活检等综合检查。目前临床上对于DPRN的诊断，依然是建立在已知或新发现的糖尿病患者的临床诊断之上。到目前为止，该病没有发现任何特定的生物标志物或特异性较高的临床表现，需要综合检查，并且排除其他引起神经病变的原因。

（一）病史采集

患者既往多有糖尿病病史，但也有部分患者因感觉异常初诊。目前认为，糖尿病、自身免疫系统疾病、肥胖是该病的高危因素，糖化血红蛋白升高、肾功能损害和肝功能衰竭均可能导致该病患病风险增加。

（二）临床症状及体征

患者通常表现出下肢急性或亚急性、进展性、不对称性肌肉无力、严重疼痛和感觉异常，常伴体重下降、体位性低血压、性功能障碍、尿失禁、便秘、腹泻、汗腺分泌异常等自主神经病变症状。患者最初临床表现为大腿或臀部的单侧疼痛，通常会在短期内扩散到同一条腿的其他区域，几周后会进展为乏力和肌肉萎缩，然后在几周到几个月内由于腰骶根、神经丛和周围神经受累而扩散到另一条腿。因此，患者最后可能会出现坐姿起身困难、爬楼困难等症状。体格检查发现下肢肌力下降、肌肉萎缩，以骨盆肌带和大腿前部肌肉最为明显，膝反射、踝反射减弱或消失。大部分患者神经症状随病程发展可有不同程度的自行缓解。

四、鉴别诊断

DRPN的诊断还要排除神经根结构性损伤，包括肿瘤压迫、浸润，血肿、脓肿、动脉瘤等，以及血管炎、感染、局部放疗等非结构性损伤。此外，还需与糖尿病远端对称性周围神经病变（表5-1）和慢性炎性脱髓鞘性多发性神经病变（chronic inflammatory demyelinating multiple neuropathy，CIDP）相鉴别。CIDP可出现脑脊液蛋白升高，但其呈慢性进展或反复病程，主要表现为肢体双侧对称性无力，多由肢体远端逐渐向近端发展，以运动神经受损为主，可伴末梢感觉障碍，但运动受累重于感觉，疼痛表现不明显。典型的CIDP肌电图表现为部分神经传导阻滞，或传导速度减慢（远端运动潜伏期延长）。

表5-1 糖尿病神经根神经丛病变与糖尿病远端对称性周围神经病变的主要鉴别要点

项目		糖尿病神经根神经丛病变	糖尿病远端对称性周围神经病变
发病年龄		好发于中老年人	各年龄段
性别		男女比例相近	男女比例相近
糖尿病病程		相对较短	相对较长
起病情况		急性或亚急性	相对缓慢
疾病进展		相对快速	较为缓慢
症状	感觉异常	疼痛剧烈，常单侧肢体近端起病，可向对侧或远端进展	疼痛弱于DSPN，多为双侧肢体远端对称性起病
	下肢无力	常伴肢体无力、运动障碍，以近端为主。需借助外力行走或使用轮椅	运动障碍较少，严重者可出现下肢肌肉无力，以远端为主
	自主神经症状	约半数患者可出现	常伴有
体征	肌力	以近端肌力显著下降为特征，伴有近端肌肉萎缩	肌力基本正常，严重者可出现足下垂，以远端肌力下降为特征
实验室检查	脑脊液	细胞蛋白分离	无细胞蛋白分离
辅助检查	肌电图	早期可无异常，后期相应节段神经波幅减低，传导速度正常或轻微减低，相应节段肌肉出现失神经电位	早期可无异常，后期出现神经波幅降低、传导速度下降等周围神经轴索和髓鞘损害表现
皮肤神经活检		可见神经微血管炎、神经缺血性损伤以及轴索变性较DSPN更为明显	表皮内神经纤维密度下降
其他微血管并发症		常不伴有	常伴有
治疗		可使用免疫抑制剂治疗减轻症状	无需使用免疫抑制治疗

五、治疗

目前，DRPN的治疗主要采用糖尿病基础治疗、免疫治疗、镇痛、康复训练、心理疏导等综合治疗。

（一）镇痛治疗

大多数DRPN患者伴有剧烈疼痛而需要使用止痛药物控制，用药原则同痛性神经病变。

（二）免疫治疗

根据DRPN的发病机制，理论上免疫治疗应该有效，但现有的临床研究尚未证明免疫治疗在显著改善神经功能缺损方面的疗效，且疾病本身在无干预条件下，临床症状也会随着时间延长而改善，所以免疫治疗（特别是糖皮质激素）的疗效仍缺乏一致结论。

但在疾病早期，即免疫炎症最活跃阶段，此时不可逆性轴突退化尚未发生，免疫疗法可以改善DRPN疼痛和肌无力症状。在一项使用甲泼尼龙进行治疗的前瞻性随机对照研究中，实验组49例DLRPN患者静脉滴注甲泼尼龙，对照组26例DLRPN患者使用安慰剂。104周后，治疗组和安慰剂组下肢神经病变损害评分无显著差异；但治疗组神经症状，特别是疼痛改善更为显著。关于激素治疗DLRPN的剂量并不统一，且对处于不同病程的患者，其改善疼痛、肌无力的效果不同。在症状出现的2个月内进行治疗可以快速改善疼痛，更早进行治疗（4周以内）则可以快速增强肌肉力量和缓解疼痛。

除了糖皮质激素，免疫球蛋白治疗也被证实有效。DLRPN患者在使用止痛药及糖皮质激素治疗无效后给予免疫球蛋白［400mg/（kg·d）×5d］治疗，5～10天后疼痛开始缓解，1个月后疼痛、下肢肌力及步行距离明显改善。对于反复发作的DLRPN，即使止痛药和糖皮质激素无效，反复使用免疫球蛋白仍可以明显改善症状。一项回顾性研究显示，12例DLRPN患者接受不同种类的免疫治疗（包括泼尼松、血浆置换、免疫球蛋白），同时对照观察29例DLRPN未接受免疫治疗。研究结果表明，虽然2组患者病情均较前改善，但治疗组缓解更迅速。不同免疫疗法联合使用也可以明显改善症状。但也有研究发现，免疫治疗对于病情改善不明显。在免疫治疗的过程中，监测和管理皮质类固醇可能产生的不良反应非常重要，包括血糖升高、体重增加、水肿、骨坏死、骨质疏松、青光眼、感染、类固醇引起的精神异常、睡眠障碍和情绪波动等。总之，目前免疫治疗的有效性尚未得到证实，可考虑在早期症状严重的病例中使用。

六、预后

大多自限性疾病，总体预后良好。

1.糖尿病腰骶神经根丛病（DLSRP） 通常持续2年，稳定缓慢地改善。可能会出现持续的疼痛和虚弱、足下垂，极少出现严重的并发症，如四肢瘫痪。患者心理负担增加，疾病进展时的剧烈疼痛和焦虑往往导致抑郁。糖尿病性肌萎缩消退通常在1～3年内发生。本病可存在不完全恢复，取决于对治疗的依从性。通常症状在前6个月很严重，之后逐渐减轻。体重恢复通常在1年左右，肌肉力量可能在长达3年内改善。

2.糖尿病性胸部和颈部神经根丛病 自然病程与DLSRP相似，感觉症状会持续数周至数月，并逐渐缓解。

综上所述，DRPN是糖尿病少见的神经并发症，分为DLRPN、DTRN和DCRPN。其中，DLRPN发病率最高，主要临床表现为下肢单侧近端起病的疼痛、肌无力、肌萎缩等。诊断主要依靠临床症状、实验室检查、肌电图、MRI、组织活检等。目前采取降糖、积极对症、免疫疗法等治疗，但需要更多的随机对照临床研究来证实DRPN早期接受免疫治疗的获益。由于DRPN的致残风险较高，当糖尿病患者出现非典型的单侧的、肢体近端的疼痛、肌无力、肌萎缩等临床表现时，需加强对该疾病的识别，提高诊断率，避免误诊、漏诊、误治。

（鹿斌　高凌　张弛　袁戈恒）

主要参考文献

［1］Kawamura N，Dyck PJ，Schmeichel AM，et al. Inflammatory mediators in diabetic and non-diabetic lumbosacral radiculoplexus neuropathy [J] .Acta Neuropathol，2008，115（2）：231-239.

[2] Massie R，Mauermann ML，Staff NP，et al. Diabetic cervical radiculoplexus neuropathy：a distinct syndrome expanding the spectrum of diabetic radiculoplexus neuropathies [J] .Brain，2012，135（10）：3074-3088.

[3] Ng，P S，DyckP J，LaughlinR S，et al. Lumbosacral radiculoplexus neuropathy：Incidence and the association with diabetes mellitus [J] .Neurology，2019，92（11）：e1188 - e1194.

[4] 刘晓霞，季立津，龚伟，等. 糖尿病神经根神经丛神经病变病例报道2例及文献复习 [J] . 中华糖尿病杂志，2020，12（12）：1037-1040.

[5] Bhanushali MJ，Muley SA. Diabetic and non-diabetic lumbosacral radiculoplexus neuropathy [J] . Neurol India，2008，56（4）：420-425.

[6] ThaisetthawatkulP，Dyck PJ.Treatment of diabetic and nondiabetic lumbosacral radiculoplexus neuropathy [J] .Curr Treat Options Neurol，2010，12（2）：95-99.

[7] SimmonsZ，Feldman EL.Update on diabetic neuropathy [J] .Curr Opin Neurol，2002，15（5）：595-603.

[8] KilfoyleD，Kelkar P，Parry GJ.Pulsed methylprednisolone is a safe and effective treatment for diabetic amyotrophy [J] .J Clin Neuromuscul Dis，2003，4（4）：168-170.

[9] DalakasMC.The use of intravenous immunoglobulin in the treatment of autoimmune neuromuscular diseases：evidence-based indications and safety profile [J] .Pharmacol Ther，2004，102（3）：177-193.

[10] TamburinS，Magrinelli F，Favaro F，et al.Long-term response of neuropathic pain to intravenous immunoglobulin in relapsing diabetic lumbosacral radiculoplexus neuropathy. A case report [J] .Pain Pract，2014，14（2）：E85-90.

[11] Pascoe MK，Low PA，Windebank AJ，et al.Subacute diabetic proximal neuropathy [J] .Mayo Clin Proc，1997，72（12）：1123-1132.

[12] KrendelDA，Costigan DA，Hopkins LC.Successful treatment of neuropathies in patients with diabetes mellitus [J] .Arch Neurol，1995，52（11）：1053-1061.

[13] ZochodneDW，Isaac D，Jones C.Failure of immunotherapy to prevent，arrest or reverse diabetic lumbosacral plexopathy [J] .Acta Neurol Scand，2003，107（4）：299-301.

[14] ChanYC，Lo YL，Chan E.Immunotherapy for diabetic amyotrophy [J] .Cochrane Database Syst Rev，2017，7（7）：CD006521.

第六章　糖尿病中枢神经病变

第一节　糖尿病与脑血管疾病

脑血管疾病（cerebrovascular disease，CVD）是指因脑部血管出现病变，导致脑功能出现局限性或弥散性障碍的一类疾病的总称，其中脑卒中（stroke）是脑血管疾病最常见的临床类型。《中国脑卒中防治报告2021》概要指出，脑卒中具有高发病率、高复发率、高致残率、高死亡率和高经济负担的特点，目前已成为我国成人致死、致残的首位病因，同时也是我国居民过早死亡的首位原因。

一、流行病学

据全球疾病负担研究（global burden of disease study，GBD）数据显示，自2005—2019年，我国脑卒中的发病率逐渐由222/10万下降至201/10万，但自2010年至2019年，我国缺血性脑卒中的发病率由129/10万上升至145/10万，患病率则由1100/10万上升至1256/10万，均呈现上升趋势；而出血性脑卒中的发病率则由61/10万下降至45/10万，患病率由232/10万下降至215/10万，呈下降趋势。按照我国2013年完成的一项总样本数约60万人、涵盖了全国31个省（自治区、直辖市）的脑血管病流行病学专项调查的数据推算，我国每年约有240余万人首次出现脑卒中，约有110余万人因脑卒中而死亡。

世界各国已有多项研究表明，糖尿病是脑卒中发生的一项独立危险因素。2020年，一项纳入了676394人的全国性的横断面研究显示，约有34.8%的脑卒中患者同时合并有糖尿病。另一项纳入了30693例住院患者的回顾性分析显示，糖尿病患者的脑卒中总发生率约为34.4%，其中缺血性脑卒中患病率约为29.4%，出血性脑卒中患病率约为2.5%。荟萃分析显示，糖尿病患者的缺血性脑卒中发病风险为非糖尿病人群的2.27倍，出血性脑卒中的发病风险为非糖尿病人群的1.56倍。

国际糖尿病联合会（IDF）于2021年发布全球糖尿病地图数据显示，我国糖尿病患者人数由2011年的9000万增加至2021年的1亿4000万，增幅达56%。中华医学会内分泌学会进行的流行病学调查显示，我国18岁及以上人群中，糖尿病的患病率为11.2%。糖尿病与脑卒中的发生与发展关系密切，多项研究表明，糖尿病、糖尿病前期、胰岛素抵抗与缺血性脑卒中的发生和复发均有显著相关性。美国临床内分泌医师学会（AACE）2023年发布的2型糖尿病综合管理专家共识将脑卒中列为独立于血糖靶点的决策因素。加强糖尿病管理，对降低脑卒中发病率、减少脑卒中后复发、改善脑卒中预后均有重大意义。

二、临床表现

脑血管疾病是一类疾病的总称，脑卒中俗称“中风”，是脑血管疾病的主要临床类型，是由多种原因导致脑血管受损，造成局灶性或弥漫性脑组织损害的急性脑血管疾病，包括缺血性脑卒中和出血性脑卒中两类。其他与糖尿病相关性较强的脑血管疾病还包括短暂性脑缺血发作（TIA）、慢性脑缺血和未导致脑梗死的头颈部动脉粥样硬化、狭窄或闭塞等。

（一）缺血性脑卒中（脑梗死）

缺血性脑卒中（cerebral ischemic stroke）又称脑梗死（cerebral infarction），是指各种脑血管病变所致脑部血液供应障碍，导致局部脑组织缺血、缺氧性坏死，而迅速出现局灶或弥散性神经功能缺损的一类临床综合征。目前，临床通常采用TOAST分型（大动脉粥样硬化型、心源性栓塞型、小动脉闭塞型、有其他明确病因型、不明原因型）或CISS分型（大动脉粥样硬化、心源性卒中、穿支动脉疾病、其他病因、病因不确定）对缺血性脑卒中进行病因分析。

糖尿病、糖尿病前期患者因慢性高血糖状态，同时伴随长期高胰岛素血症，机体处于慢性的全身炎症状态，从而引发血管内皮损伤及功能障碍，在此过程中激活的某些信号传导通路甚至会阻止内皮细胞修复、促使炎症细胞对血管内皮产生浸润，从而进一步加重血管内皮的损伤，造成脑血管尤其是微血管损伤，引发血脑屏障通透性增加、神经血管单元耦合减少、脑自动调节减少以及脑灌注降低等病理改变，在头MRI上有白质高信号、腔隙灶、微梗死灶、微出血灶、血管周围间隙、全脑萎缩等表现。当脑血管病变加重累及脑大动脉时，将进一步出现脑缺血/出血、神经元功能异常或神经元死亡，以及神经元连通性改变，最终将导致脑卒中的发生。

相较于非糖尿病患者，糖尿病患者病变血管中不稳定易损斑块的发生率更高。研究表明，糖尿病患者的脑小动脉可能比基底动脉或颈动脉等大血管更早出现病变，因此糖尿病患者更易发生腔隙性梗死。整体而言，糖尿病患者颈内动脉系统狭窄和椎-基底动脉系统颅内段的闭塞，尤其是小穿支动脉闭塞发生率更高，故其前循环的皮层下腔隙性梗死更为多见，脑干梗死的形态常不典型且易向脑干深部延伸。此外，糖尿病患者的脑动脉狭窄，通常呈全脑多支血管的弥漫性病变，狭窄程度常重于非糖尿病患者，且糖尿病不利于狭窄或闭塞血管的侧支循环形成，故而糖尿病患者也多见多灶性脑梗死、分水岭脑梗死及大面积脑梗死。糖尿病患者脑梗死严重程度（临床症状、NIHSS评分等）通常也重于非糖尿病患者，并且预后较非糖尿病患者差。糖尿病病程越长、血糖控制越差，上述差异越明显。

脑的动脉系统由颈内动脉和椎基底动脉系统构成。不同部位的病变可有不同表现，主要表现为局灶性神经功能缺损，部分可有全脑症状。

1.大动脉粥样硬化型 动脉粥样硬化导致的脑卒中通常于安静状态下或睡眠中起病，常见于中老年人，症状在10余小时或1～2天逐渐达到高峰。多数患者有危险因素，发病前可有劳累、受凉、情绪激动、活动、寒冷、睡眠及休息不足等诱发因素。患者的症状和体征取决于梗死灶的大小和部位、侧支循环情况以及血管变异等。

（1）颈内动脉（ICA）系统（前循环）病变 颈内动脉系统的缺血性卒中可表现为高级

皮层功能障碍，以及一侧面部或肢体的无力和/或感觉障碍。根据责任动脉不同可有特征性的临床表现。

①颈内动脉主干病变：颈内动脉闭塞可表现为病变同侧Horner征、对侧偏瘫及偏身感觉障碍、双眼对侧同向性偏盲、失语、体象障碍等。

②大脑中动脉（MCA）病变：可表现为病变对侧不同程度的肢体偏瘫、面舌瘫及偏身感觉障碍，可伴有偏盲，优势半球受累时出现失语，非优势半球受累时伴体象障碍。

③大脑前动脉（ACA）病变：单侧ACA闭塞可表现为对侧肢体偏瘫及面舌瘫、轻度感觉障碍、运动性失语、对侧肢体短暂性共济失调及精神症状等，可伴有尿失禁及病变对侧强握反射。

（2）椎–基底动脉系统（后循环）病变　后循环病变可表现为视物模糊、视物成双、视野缺损、眩晕、吞咽困难、共济失调、肢体无力、感觉异常及认知功能障碍等症状。交叉性，甚至四肢的运动或感觉异常是椎–基底动脉系统缺血性脑卒中的特征性症状。

大脑后动脉（PCA）病变：症状复杂多样，PCA主干闭塞可出现为双眼对侧同向性偏盲及病变对侧偏身感觉障碍，可伴有肢体偏瘫，优势半球受累时可有失读。

基底动脉或双侧椎动脉闭塞是危及生命的严重脑血管事件，通常引起脑干梗死，可表现出眩晕、呕吐、瞳孔改变、四肢瘫痪、共济失调、肺水肿、消化道出血、昏迷和高热等临床症状。基底动脉主干及分支闭塞会引起脑干和小脑梗死，可表现为各种临床综合征，常见有基底动脉尖综合征、闭锁综合征、延髓背外侧综合征等。

（3）特殊类型的脑梗死

①大面积脑梗死：通常由颈内动脉主干、大脑中动脉主干或皮质支闭塞所致，表现为病灶对侧完全性肢体瘫痪、偏身感觉障碍及凝视麻痹（双眼向病灶侧凝视）。病程进行性加重，易出现明显的脑水肿和颅内压增高，甚至继发脑疝致死亡。

②分水岭脑梗死（cerebral watershed infarction，CWSI）：也称边缘带（border zone）脑梗死，是由相邻动脉供血区交界处或分水岭区局部缺血所致。典型病例发生于颈内动脉严重狭窄伴全身血压降低时，此时较小的血压波动即有可能导致缺血性卒中的发生。多数起病时症状较轻，如能及时纠正病因，病情可得到有效控制。

2.小动脉闭塞型　通常表现为腔隙综合征，临床较为常见的5种为纯运动性轻偏瘫、纯感觉性脑卒中、共济失调性轻偏瘫、构音障碍–手笨拙综合征、感觉运动性脑卒中。

（二）出血性脑卒中

出血性脑卒中主要有脑出血和蛛网膜下腔出血2种类型。与缺血性脑卒中相比，出血性脑卒中发病更急，症状更重，且预后更差。相关研究表明，合并糖尿病的出血性脑卒中患者症状更重，术后出现并发症的概率也高于非糖尿病患者，其短期预后也较差。

1.脑出血　指原发性非外伤性脑实质出血，也称自发性脑出血，发病年龄常在50岁以上，多于活动中、情绪激动时或用力时突然起病。常表现为头痛、恶心、呕吐、不同程度的意识障碍及肢体瘫痪等，不同部位的出血可导致不同症状。

2.蛛网膜下腔出血（subarachnoid hemorrhage，SAH）　是指脑底部或脑表面血管破裂后，血液流入蛛网膜下腔引起相应症状的一种脑卒中。青壮年更常见，女性多于男性。其最常见的发病诱因为情绪激动、剧烈运动、用力、咳嗽、排便、性生活等。SAH起病突然，患者常描述剧烈的头痛，呈胀痛或爆裂样疼痛，难以忍受，多伴有恶心、呕吐，可有意识障碍或烦躁、谵妄、幻觉等精神症状，查体可见脑膜刺激征阳性。

（三）短暂性脑缺血发作（transient ischemic attack，TIA）

短暂性脑缺血发作指脑或视网膜局灶性缺血所致的、未发生急性梗死的短暂性神经功能缺损发作，其临床症状多于数分钟至数小时内恢复，不遗留神经功能缺损的症状和体征，且影像学上没有急性脑梗死的证据。其临床表现取决于病变责任血管。

（四）慢性脑缺血和未导致脑梗死的头颈部动脉粥样硬化、狭窄或闭塞

临床症状多无特异性，患者多描述有头部钝痛、胀痛或紧箍不适感，头晕或头昏、头沉、不清醒感等。神经系统查体多无确切特异性体征。

三、诊断

（一）脑卒中的诊断及评估

中年以上患者，急性起病，迅速出现局灶性神经功能损害的症状和体征，并能用某一动脉供血区功能损伤解释，排除非血管性病因，临床应考虑急性脑卒中。可采用BEFAST试验（balance、eyes、face、arms、speech、time）、FAST试验（面–臂–语言实验）或“中风120”口诀对可疑脑卒中进行快速识别。

需要对急性脑卒中患者进行神经功能缺损评估，目前临床常用的神经功能量表有格拉斯哥（Glasgow）昏迷评分（GCS）、美国国立卫生院神经功能缺损评分量表（NIHSS量表）、吞咽功能评价量表、Barthel指数量表等。

（二）短暂性脑缺血发作的诊断及评估

有危险因素的中老年患者，突发局灶性脑或视网膜功能障碍，符合颈动脉或椎–基底动脉系统及其分支缺血表现，并在短时间内（多不超过1小时，最长不超过24小时）症状完全缓解，查体可无新发神经系统定位体征，且排除非缺血性病因，应高度怀疑TIA。如头MRI检查未发现相应急性脑梗死证据，可诊断为TIA。一旦诊断为TIA，需对患者进行短期脑卒中风险评估，目前临床最常使用ABCD2评分。

（三）检查方法

1.实验室检查　所有患者均建议完善如下实验室检查。①血常规/全血细胞计数，包括血小板计数；②血糖、糖化血红蛋白、肝肾功能、电解质和血脂；③肌钙蛋白、心肌酶谱等心肌损伤标志物；④凝血功能，包括凝血酶原时间（PT）、国际标准化比率（INR）、活化部分凝血活酶时间（APTT）和D–二聚体（D-dimer）。

2.影像学检查

（1）头CT平扫　是疑似脑卒中患者首选的影像学检查方法，也是最重要的初始辅助检查，目前仍是诊断早期脑出血的金标准。急性缺血性脑卒中在发病24小时以内行CT平扫通常难以显示病灶；发病24小时后在CT平扫上呈现为低密度灶，大面积梗死有脑水肿和占位效应（图6–1）；发病后2～3周病灶可与周围正常脑组织等密度，CT平扫难以分辨。早期脑实质出血在CT上表现为圆形或椭圆形的高密度影，边界清晰（图6–2）。SAH最常表现为环池高密度影，严重时血液可扩散至外侧裂、前后纵裂池、脑室系统或大脑凸面（图6–3）。

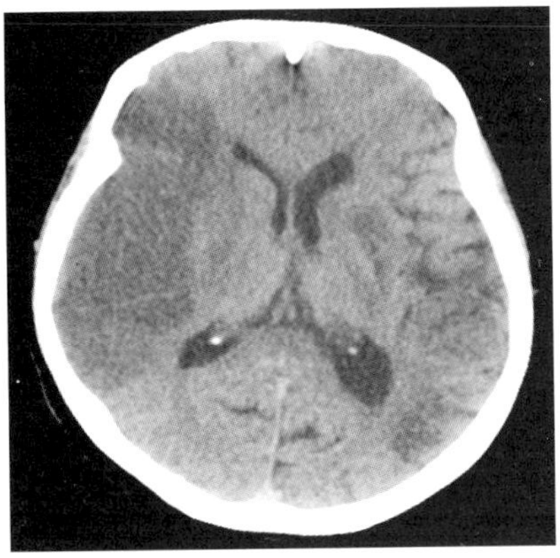

图6-1　右侧低密度影提示梗死灶

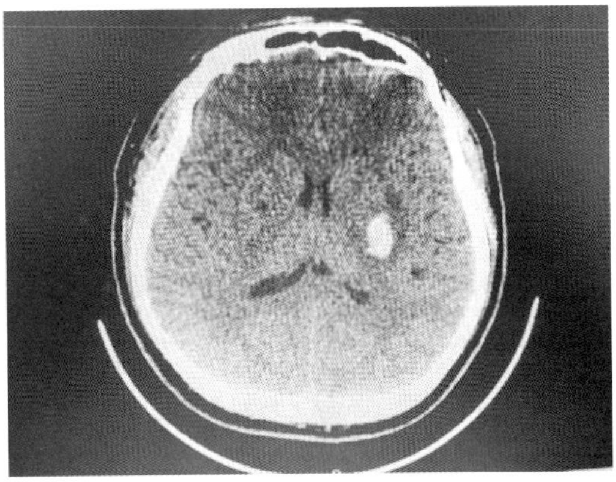

图6-2　左侧基底节区出血

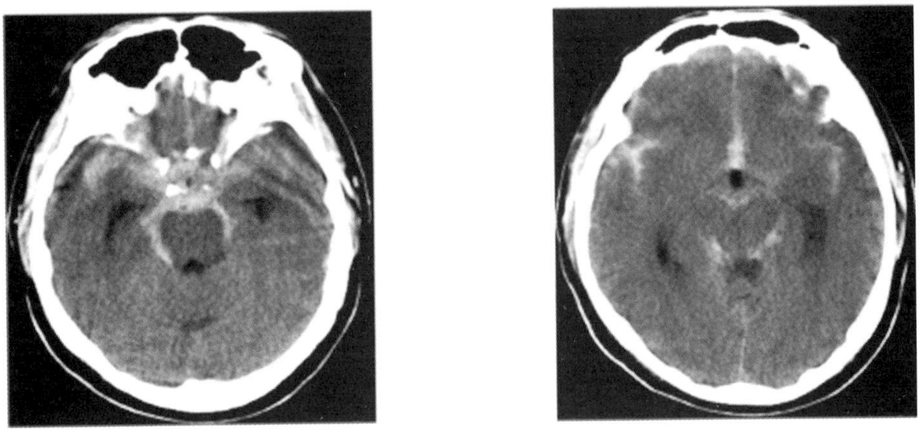

图6-3　蛛网膜下腔出血

（2）头MRI平扫　MRI对脑梗死灶发现早、敏感性高，且对急性小梗死灶和脑干、小脑梗死的识别明显优于CT平扫。弥散加权像（DWI）序列是诊断急性脑梗死最为敏感的序列，在症状出现数分钟内就可显示缺血灶。急性脑梗死病灶在DWI序列表现为高信号（图6-4），ADC序列表现为低信号。头核磁血管检查（头MRA）还能显示大动脉主干及较大动脉分支的狭窄或闭塞（图6-5）。

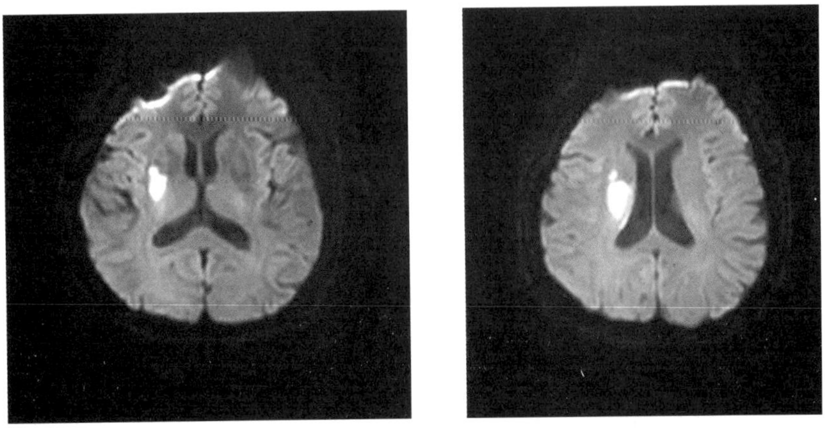

图6-4　头MRI示右侧基底节区、右侧脑室旁急性梗死

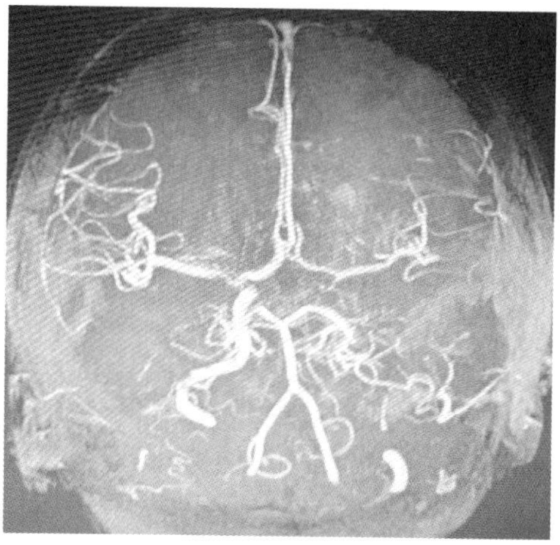

图6-5　头MRA示左侧颈内动脉闭塞、右侧大脑中动脉狭窄

（3）血管病变检查　常用检查方法包括颈动脉超声、经颅多普勒（TCD）、磁共振血管成像（MRA）、CT血管成像（CTA）和数字减影血管造影（DSA）等。颈动脉超声对发现颅外颈动脉病变，特别是狭窄和斑块很有帮助。TCD对评估颅内外动脉狭窄、闭塞、痉挛或侧支循环有一定帮助。CTA和MRA检查可以提示血管狭窄、闭塞及其他血管病变，二者均可显示颅内外大动脉近端的狭窄或闭塞，但远端或分支可能显示不佳。DSA准确性最高，目前仍是脑血管病变检查的金标准。

（4）其他检查　患者就诊后，应常规对其进行心电图检查。长程动态心电图（心脏Holter）、超声心动图和经食管超声等也可根据情况选用。

四、鉴别诊断

上述几种脑血管疾病均以突然发病、迅速出现局限性或弥散性脑功能缺损为共同临床特征，需注意互相鉴别诊断。但有时单纯依靠症状、体征等临床表现不能完全区别缺血性或出血性脑血管病，必须依靠神经影像学检查才能做出准确鉴别诊断。

除相互鉴别外，临床工作中还需注意进行如下鉴别诊断。

（一）颅内占位病变

颅内肿瘤、硬膜下血肿和脑脓肿可呈卒中样发病，出现偏瘫等局灶性体征，颅内压增高征象不明显时易与脑梗死混淆，须提高警惕，CT或MRI检查有助确诊。

（二）低血糖发作和低血糖性脑病

非糖尿病患者血糖＜2.8mmol/L、糖尿病患者血糖＜3.9mmol/L可诊断为低血糖，血糖低至0.56mmol/L以下时甚至可引起患者深昏迷。低血糖可致脑部供能障碍，致恶心、呕吐、心悸、冷汗、饥饿、手足震颤等症状，严重者可有头痛、头晕、肢体瘫痪、反应迟钝、精神异常、抽搐、二便失禁、意识不清等，甚至可能出现深昏迷、去大脑强直、各种反射消失、呼吸浅弱、血压下降、瞳孔缩小等。依据脑损害的临床表现、血糖降低和补充葡萄糖疗效显著可做出诊断。

（三）糖尿病酮症酸中毒

糖尿病酮症酸中毒（DKA）是常见的糖尿病急症之一，以高血糖、酮症和代谢性酸中毒为主要临床表现，可伴有呼吸急促深大、头痛、头晕、精神倦怠、烦躁、嗜睡等症状，部分患者有不同程度的意识障碍。血酮升高、尿糖和酮体阳性、伴血糖升高、血pH或二氧化碳结合力降低，可诊断DKA。

（四）高糖性高渗性非酮症综合征

高糖性高渗性非酮症综合征是糖尿病严重急性并发症之一，临床上以严重高血糖而无明显酮症酸中毒、血浆渗透压显著升高、脱水和意识障碍为特征。血浆渗透压＞320mOsm/L时，可出现精神症状，如淡漠、嗜睡等；血浆渗透压＞350mOsm/L时，可出现定向力障碍、幻觉、上肢拍击样粗震颤、癫痫样发作、偏瘫、偏盲、失语、视觉障碍、昏迷和阳性病理征。

（五）癫痫部分性发作

癫痫部分性发作，特别是单纯部分性发作，需与TIA鉴别，常表现为持续数秒至数分钟的局部肢体抽动，或麻木、针刺感，从躯体的一处开始，并向周围扩展，可有脑电图异常，CT、MRI检查可能发现脑内局灶性病变。

（六）良性阵发性位置性眩晕

良性阵发性位置性眩晕又称耳石症，是一种位置性眩晕，与头位变换有关，每次持续时间短暂，持续数秒至1分钟后可缓解，Dix-Hallpike位置试验有助于诊断。

（七）硬膜下血肿或硬膜外血肿

硬膜下血肿或硬膜外血肿多有明确的头部外伤史，病情进行性加重，出现急性脑功能障碍的症状，如意识障碍、头痛、恶心、呕吐等高颅压症状，及瞳孔改变和偏瘫等。部分硬膜下血肿可无明确外伤史，老年患者出现慢性硬膜下血肿时，头痛可不严重。头CT检查在颅骨内板下方可发现局限性梭形或新月形高密度影，骨窗可见颅骨骨折。

五、治疗

（一）内分泌用药

无论是急性缺血性卒中、出血性卒中还是TIA，血糖管理在疾病的治疗中都是极其重要的一环。国内一项纳入了14674名患者的研究显示，在脑卒中发生后1年的随访过程中，糖尿病病程超过8年的患者，其功能预后不佳，且1年内脑卒中复发风险高于非糖尿病患者。部分患者在脑卒中发生后会出现应激性高血糖，目前已有相关研究提示，非糖尿病患者的应激性高血糖与其功能性预后不佳呈显著相关。

综合国内多个指南及专家共识，脑卒中患者急性期应进行血糖监测及管理，急性期严格的血糖控制能改善预后和生存率，但有时会增加低血糖风险。推荐连续2次监测到患者血糖高于10.0mmol/L时启动降糖治疗，控制目标值是7.8～10.0mmol/L，同时需密切监测低血糖的发生。胰岛素是脑卒中急性期降糖的首选药物，同时需注意避免使用可能影响脑血流灌注的降糖药物。低血糖的管理应遵循“早期发现、及时纠正、重在预防”的原则。急性危重症脑卒中患者，如合并有2型糖尿病，则应控制血糖不低于7.8mmol/L；合并2型糖尿病的脑卒中恢复期患者，其血糖不应低于4.4mmol/L。血糖低于3.9mmol/L时，需及时纠正，可给予10%～20%葡萄糖口服或注射治疗，并调整降糖方案。

（二）神经内科用药

1.急性缺血性卒中及TIA治疗　目前临床常用的治疗手段主要包括：①改善脑血循环，

如静脉溶栓、血管内治疗（神经介入治疗）、抗血小板聚集、抗凝、降纤、扩容等；②他汀类药物；③神经保护等。

（1）静脉溶栓治疗　静脉溶栓是目前临床工作中最主要、最重要的恢复脑血流的措施，国内常用药物为阿替普酶（rt-PA）和尿激酶，其中阿替普酶的有效治疗时间窗为发病4.5小时内，尿激酶的有效治疗时间窗为发病6小时内。新一代静脉溶栓药物替奈普酶（TNK）正逐步在国内开展使用。虽有研究显示，合并糖尿病的患者接受静脉溶栓治疗的获益低于非糖尿病患者，且出血风险及病死率增加，但条件允许时，仍推荐积极进行静脉溶栓治疗评估。

①阿替普酶：发病4.5小时内的患者，应严格按照适应证和禁忌证，尽快给予rt-PA静脉溶栓治疗（表6-1、表6-2）。使用方法：按患者千克体重计算，给予rt-PA 0.9mg/kg（最大剂量不超过90mg）静脉滴注，其中10%在最初1分钟内静脉注射，剩余量在后续1小时内静脉滴注完毕。溶栓药用药期间及用药后24小时内应对患者进行严密监护，定期进行血压和神经功能评估。如出现严重头痛、高血压、恶心和呕吐，或神经症状体征明显恶化，考虑合并脑出血时，应立即停用溶栓药物并行脑CT检查。

②尿激酶：应用尿激酶静脉溶栓治疗发病6小时内的急性脑梗死相对安全、有效（表6-3）。如没有使用rt-PA进行静脉溶栓治疗的条件，且患者发病在6小时内，对符合适应证和禁忌证的患者，可考虑静脉给予尿激酶。使用方法：尿激酶100万～150万IU，溶于生理盐水100～200ml中，持续静脉滴注30分钟。

③替奈普酶（TNK）：根据《急性缺血性卒中替奈普酶静脉溶栓治疗中国专家共识》推荐意见，针对发病4.5小时内，且符合rt-PA静脉溶栓适应证的患者，使用TNK静脉溶栓有效且安全性好。推荐使用剂量为0.25mg/kg静脉注射，最大剂量不超过25mg。

表6-1 《中国急性缺血性脑卒中诊治指南2023》列出的3小时内rt-PA静脉溶栓的适应证、禁忌证及相对禁忌证

适应证、禁忌证和相对禁忌证	具体表现
适应证	有缺血性脑卒中导致的神经功能缺损症状 症状出现＜3小时 年龄≥18岁 患者或家属签署知情同意书
禁忌证	颅内出血（包括脑实质出血、脑室内出血、蛛网膜下腔出血、硬膜下/外血肿等） 既往颅内出血史 近3个月有严重头颅外伤史或脑卒中史 颅内肿瘤、巨大颅内动脉瘤 近期（3个月）有颅内或椎管内手术 近2周内有大型外科手术 近3周内有胃肠或泌尿系统出血 活动性内脏出血 主动脉弓夹层

续表

适应证、禁忌证和相对禁忌证	具体表现
禁忌证	近1周内有在不易压迫止血部位的动脉穿刺 血压升高：收缩压≥180mmHg，或舒张压≥100mmHg 急性出血倾向，包括血小板计数低于100×10^9/L或其他情况 24小时内接受过低分子肝素治疗 口服抗凝剂（华法林）且INR＞1.7或PT＞15秒 48小时内使用凝血酶抑制剂或Xa因子抑制剂，或各种实验室检查异常（如APTT、INR、血小板计数、ECT、TT或Xa因子活性测定等） 血糖＜2.8mmol/L或＞22.22mmol/L 头颅CT或MRI提示大面积梗死（梗死面积＞1/3大脑中动脉供血区）
相对禁忌证	下列情况需谨慎考虑和权衡溶栓的风险与获益（即虽然存在一项或多项相对禁忌证，但并非绝对不能溶栓）： 轻型非致残性脑卒中 症状迅速改善的脑卒中 惊厥发作后出现的神经功能损害（与此次脑卒中发生相关） 颅外段颈部动脉夹层或颅内动脉夹层 近2周内严重外伤（未伤及头颅） 近3个月内有心肌梗死史 孕产妇 痴呆 既往疾病遗留较重神经功能残疾 未破裂且未经治疗的动静脉畸形、颅内小动脉瘤（10mm） 少量脑内微出血（1～10个） 使用违禁药物 类卒中

表6-2 《中国急性缺血性脑卒中诊治指南2023》列出的3～4.5小时内rt-PA静脉溶栓的适应证、禁忌证和相对禁忌证

适应证、禁忌证和相对禁忌证	具体表现
适应证	缺血性脑卒中导致的神经功能缺损 症状持续3～4.5小时 年龄≥18岁 患者或家属签署知情同意书
禁忌证	同表6-1
相对禁忌证	在表6-1相对禁忌证基础上补充如下： 使用抗凝药物，INR≤1.7，PT≤15秒 严重卒中（NIHSS评分＞25分）

表6-3 《中国急性缺血性脑卒中诊治指南2023》列出的6小时内尿激酶静脉溶栓的适应证、禁忌证和相对禁忌证

适应证、禁忌证和相对禁忌证	具体表现
适应证	有缺血性脑卒中导致的神经功能缺损症状 症状出现＜6小时 年龄18～80岁 意识清楚或嗜睡 脑CT无明显早期脑梗死低密度改变 患者或家属签署知情同意书
禁忌证	同表6-1
相对禁忌证	同表6-1

（2）抗血小板聚集　无活动性出血的缺血性脑卒中患者应进行抗血小板聚集治疗，临床常用药物为阿司匹林，阿司匹林不耐受者或有禁忌者可换用氯吡格雷、西洛他唑、替格瑞洛、吲哚布芬等。

无静脉溶栓或血管内介入治疗适应证，且无禁忌证的缺血性脑卒中患者，应在发病后尽早开始阿司匹林治疗，剂量150～300mg每日1次，急性期后改为50～300mg每日1次预防剂量。

进行了静脉溶栓治疗的患者，原则上抗血小板聚集药物应在溶栓24小时后开始使用。

未接受静脉溶栓治疗的轻型脑卒中患者（NIHSS评分≤3分），及高危TIA患者（ABCD2评分≥4分），应给予阿司匹林和氯吡格雷双联抗血小板聚集治疗，并维持21天，后续改为单药抗血小板聚集。

发病30天内，伴有症状性颅内动脉严重狭窄（狭窄率70%～99%）的缺血性脑卒中或TIA患者，可给予阿司匹林联合氯吡格雷双联抗血小板聚集治疗90天，此后阿司匹林或氯吡格雷单药可作为长期二级预防用药。

伴有症状性颅内或颅外动脉狭窄（狭窄率50%～99%）或合并两个以上危险因素的TIA患者或非急性缺血性脑卒中患者，可予西洛他唑联合阿司匹林或氯吡格雷治疗。

发病24小时内、非心源性轻型缺血性脑卒中（NIHSS评分≤5分）或高风险TIA（ABCD2评分≥4分）患者，且伴有同侧颅内动脉轻度以上狭窄（狭窄率＞30%）者，可考虑予阿司匹林联合替格瑞洛治疗，双抗治疗30天后改为单药抗血小板治疗。

发病后24～96小时内症状进展，或静脉溶栓后出现早期症状加重，或静脉溶栓治疗后4～24小时内症状无改善，可考虑静脉使用替罗非班，但会增加症状性颅内出血风险。

如有条件，可进行CYP2C19基因检测，如患者为CYP2C19功能缺失等位基因携带者，可将氯吡格雷改为替格瑞洛联合阿司匹林治疗21天（替格瑞洛首日负荷剂量180mg，之后每次90mg，每日2次），此后继续使用替格瑞洛（每次90mg，每日2次）单药治疗，总疗程90天。

（3）抗凝治疗　一般不推荐非心源性卒中的急性缺血性脑卒中患者在发病早期即进行抗凝治疗。对于部分特殊患者，如合并高凝状态、有形成深静脉血栓和肺栓塞风险等的患者，可使用预防剂量的抗凝治疗。对于心源性卒中患者，可在发病后4～14天之间开始

口服抗凝治疗。应常规对心源性卒中患者进行卒中风险及出血风险评估，常用CHADS2评分、CHA2DS2-VASc及HAS-BLEDS评分。抗凝治疗常用药物包括普通肝素、低分子肝素、阿加曲班，及口服抗凝剂如华法林、达比加群、利伐沙班等。

（4）他汀类药物　他汀类药物可有效降低总胆固醇及低密度脂蛋白水平，同时也可稳定斑块、改善内皮细胞功能、抗炎等，具有一定的神经保护作用。临床常用药物包括阿托伐他汀、瑞舒伐他汀、匹伐他汀、氟伐他汀等。无禁忌证的患者，应在发病后尽早给予他汀类药物治疗，他汀类药物的种类及治疗强度需个体化决定。对于非心源性缺血性脑卒中或TIA患者，如果LDL-C水平≥2.6 mmol/L，推荐给予高强度他汀类药物治疗，如有必要可联合依折麦布。若他汀类药物与依折麦布联合治疗后，LDL-C水平仍未达到目标水平，可考虑联合使用PCSK9抑制剂。对于他汀类药物不耐受或存在治疗禁忌证的患者，可考虑使用PCSK9抑制剂或依折麦布。

（5）血压管理　对缺血性脑卒中24小时内患者应谨慎处理其高血压，如收缩压持续≥200mmHg或舒张压持续≥110mmHg，或伴严重心功能不全、主动脉夹层、高血压脑病者，可予降压治疗，并严密观察血压变化，应避免使用引起血压急剧下降或可能影响脑血流的药物，如硝苯地平片等。对拟行静脉溶栓治疗的患者，通常推荐血压控制在收缩压＜180mmHg、舒张压＜100mmHg。在急性缺血性脑卒中的整个治疗过程中，应时刻注意避免过度灌注或低灌注。脑卒中后病情稳定者，若血压持续≥140/90mmHg，且无禁忌证，可于起病数天后恢复使用发病前服用的降压药物或开始启动降压治疗。对脑卒中后低血压的患者，应积极寻找和处理原因，必要时可采用扩容升压措施。

（6）其他改善脑循环及神经保护的药物　目前临床常用药物有丁基苯酞及人尿激肽原酶等。同时可选用依达拉奉等神经保护剂。有研究表明，马来酸桂哌齐特、依达拉奉右莰醇有改善缺血区微循环的作用。

（7）降纤治疗　合并有高纤维蛋白原血症的患者可考虑使用降纤治疗，常用药物有纤溶酶、降纤酶、蚓激酶、巴曲酶和安克洛酶等。

（8）中医药治疗　目前临床常用药物有丹参类注射剂、三七类注射剂、银杏叶注射剂类、灯盏细辛注射液及参芎葡萄糖注射液等，还可依据患者病情及意愿评估是否给予中医针灸治疗。

2.脑出血和蛛网膜下腔出血的药物治疗

（1）降低颅内压　常用的脱水降颅压药物以高渗脱水药为主，20%甘露醇常用剂量为125～250ml/6～8h快速静点，于脑出血24小时后应用，建议使用5～7天，活动性脑出血不建议使用。还可应用利尿剂减轻水肿，以及白蛋白提高胶体渗透压减轻脑水肿治疗，并注意监测心、肾功能以及电解质平衡。皮质类固醇激素不建议应用。甘油果糖500ml静脉滴注每日1～2次，适用于肾功能不全患者。

（2）止血药物治疗　针对脑实质出血，不推荐常规使用；针对不明原因的SAH、不愿意手术的患者，可考虑使用氨甲环酸或氨基己酸等止血药，但要警惕深静脉血栓形成。

（3）预防脑血管痉挛　对于蛛网膜下腔出血（SAH）患者，早期应用CCB类药物尼莫地平可预防脑血管痉挛、改善预后，常规可使用口服剂型，40～60mg/次、4～6次/天，必要时可静脉用药。

（三）用药进展

近年开展了多项针对降糖药物与卒中预防及预后改善的研究。研究显示，GLP-1受体激动剂，如司美格鲁肽，能够降低2型糖尿病患者脑卒中的发病率；二甲双胍联合生活方式干预，也能够降低2型糖尿病患者脑卒中风险及脑卒中后神经损伤；噻唑烷二酮类药物可降低T2DM患者脑卒中后的复发风险、改善其脑卒中后的神经功能。关于SGLT-2抑制剂的作用尚无统一结论。有荟萃分析显示，对于HbA1c≥8.0%的T2DM患者，使用SGLT-2抑制剂可降低总卒中风险；但是也有研究显示，SGLT-2抑制剂对降低脑卒中风险并无显著影响；此外，还有研究结果提示，SGLT-2抑制剂恩格列净有增加脑卒中的趋势。尚无证据显示α-糖苷酶抑制剂和DPP-4抑制剂对降低脑卒中发病率和复发率以及改善脑卒中预后有显著效果。

（刘学军）

主要参考文献

［1］王伟 罗本燕.神经病学［M］.3版.北京：人民卫生出版社，2023.

［2］贾建平.神经病学［M］.8版.北京：人民卫生出版社，2018.

［3］《中国脑卒中防治报告2021》编写组，王陇德.《中国脑卒中防治报告2021》概要［J］.中国脑血管病杂志，2023，20（11）：783-792.

［4］中华医学会神经病学分会，中华医学会神经病学分会脑血管病学组.中国急性缺血性卒中诊治指南2023［J］.中华神经科杂志，2024，57（6）：523-559.DOI：10.3760/cma.j.cn113694-20240410-00221.

［5］刘丽萍，周宏宇，段婉莹，等.中国脑血管病临床管理指南（第2版）（节选）——第4章缺血性脑血管病临床管理推荐意见［J］.中国卒中杂志，2023，18（8）：910-933.

［6］《2型糖尿病患者卒中预防及血糖管理专家共识》编写委员会.2型糖尿病患者卒中预防及血糖管理专家共识［J］.中华内科杂志，2024，63（7）：649-659.DOI：10.3760/cma.j.cn112138-20231201-00356.

［7］中华医学会神经病学分会，中华医学会神经病学分会脑血管病学组.中国脑出血诊治指南（2019）［J］.中华神经科杂志，2019，52（12）：994-1005.DOI：10.3760/cma.j.issn.1006-7876.2019.12.003.

［8］中华医学会神经病学分会，中华医学会神经病学分会脑血管病学组，中华医学会神经病学分会神经血管介入协作组.中国蛛网膜下腔出血诊治指南2019［J］.中华神经科杂志，2019，52（12）：16.DOI：10.3760/cma.j.issn.1006-7876.2019.12.004.

［9］吴江，杨弋，饶明俐.中国脑血管疾病分类2015［J］.中华神经科杂志，2017，50（3）：168-171.

［10］Mosenzon O，Cheng A Y Y，Rabinstein A A，et al. Diabetes and stroke：what are the connections?［J］. Journal of Stroke，2023，25（1）：26-38.

［11］Tu W J，Zhao Z，Yin P，et al. Estimated burden of stroke in China in 2020［J］. JAMA network open，2023，6（3）：e231455-e231455.

［12］Emerging Risk Factors Collaboration. Diabetes mellitus，fasting blood glucose concentration，and risk of vascular disease：a collaborative meta-analysis of 102 prospective studies［J］. The lancet，2010，375（9733）：2215-2222.

［13］Bragg F，Holmes M V，Iona A，et al. Association between diabetes and cause-specific mortality in rural and urban areas of China［J］. Jama，2017，317（3）：280-289.

［14］Zhang Y，Jin A，Meng X，et al. Association between diabetes duration and 1-year prognosis of stroke：A national registry study［J］. Brain and behavior，2022，12（9）：e2725.

［15］Xie Z，Wang C，Huang X，et al. Prevalence and Risk Factors of Stroke in Inpatients with Type 2 Diabetes Mellitus in China［J］. Current Medical Science，2024，44（4）：698-706.

［16］Kim J S，Lee G，Park K I，et al. Comparative effect of glucose-lowering drugs for type 2 diabetes mellitus on stroke prevention：a systematic review and network meta-analysis［J］. Diabetes & Metabolism Journal，2024，48（2）：312-320.

［17］Mi D，Li Z，Gu H，et al. Stress hyperglycemia is associated with in-hospital mortality in patients with diabetes and acute ischemic stroke［J］. CNS neuroscience & therapeutics，2022，28（3）：372-381.

第二节　糖尿病与认知功能障碍

糖尿病认知功能障碍（diabetic cognitive dyfunction，DCD）通常指糖尿病患者伴有认知功能的损伤。美国精神病学会《精神疾病诊断与统计手册》第5版中将认知功能分为学习和记忆、语言、执行功能、感知运动功能、复杂注意力和社会认知。认知功能障碍是指上述认知功能中的一项或多项受损，在病程某一阶段常伴有精神、行为和人格异常。认知功能障碍主要包括轻度认知障碍（mild cognitive impairment，MCI）和痴呆两个阶段。MCI是认知功能处于正常与痴呆之间的一个过渡阶段，这种程度的认知障碍不影响患者日常生活活动，难以识别，但存在记忆障碍、认知功能的纵向下降。痴呆是一种以获得性认知功能损害为核心，导致患者日常生活能力、学习能力、工作能力和社会交往能力明显减退并伴有不同程度的人格改变的一组临床综合征。根据发病机制可将糖尿病引起的痴呆分为两种类型。一种是阿尔茨海默病（Alzheimer's disease，AD），主要是由糖尿病引起的神经退行性病变，占痴呆的50%～70%；另一种是血管性痴呆（vascular dementia，VaD），主要是由糖尿病相关脑血管损伤导致，约占痴呆的15%～20%。MCI是AD发展的必经过程。

一、流行病学

糖尿病已成为全球性的公共卫生问题，特别是在我国，糖尿病的患病率和死亡率都在逐年上升。最新的流调数据显示，我国的成人糖尿病患病率达12.8%，并且糖尿病前期的患病率高达35.2%。

糖尿病的危害主要表现为各种急、慢性并发症，这些并发症可能对患者的生命健康造成长期且深远的影响。近年来发现，糖尿病会显著影响患者的认知功能。因此，DCD作为糖尿病的并发症正在逐渐被重视。据世界卫生组织（World Health Organization，WHO）统计，2015年全球约有5000万人患有痴呆，估计到2050年，这一数字将增加到1.315亿。不同地区MCI患病率和发病率差异较大，全球60岁以上老年人 MCI患病率为5.0%～36.7%，荟萃分析结果显示我国60岁以上老年人的MCI整体患病率约为14.7%。流调数据显示，2型糖尿病（type 2 diabetes mellitus，T2DM）人群比非T2DM人群发生痴呆的风险高2.8倍。T2DM患者认知功能减退主要发生在中老年时期，且起病隐匿。研究发现，在60岁以上的T2DM患者中，多达20%的人群可能会发展为痴呆。既往研究显示，糖尿病患者发生AD的风险约为同年龄、同性别非糖尿病患者的1.5～2.5倍。此外，糖尿病可以加快AD的发展速度。血糖正常患者从MCI进展为痴呆的中位时间为5.01年（95%CI 5.15～6.19），糖尿病或糖尿病前期患者从MCI进展为痴呆的中位时间为1.83年（95%CI 2.44～4.24），因此，糖尿病或糖尿病前期使 MCI向痴呆的进展平均加快了3.18年。有相关流行病学研究报告证实，与未经治疗的糖尿病患者相比，进行治疗的糖尿病患者转变为AD的风险显著下降，这表明对糖尿病进行早期治疗可能是预防和延缓AD进展的重要策略。

二、发病机制

DCD的发病机制复杂，目前尚未有明确说明。但有研究显示，胰岛素抵抗和糖代谢紊乱在其中发挥重要作用。在胰岛素抵抗情况下胰岛素信号传导通路（PI3K/Akt）异常，可能通过抑制脑啡肽酶的释放和胰岛素降解酶的表达从而减少Aβ 的降解，引起认知功能障碍。胰岛素抵抗时胰岛素信号转导通路活性下降、线粒体功能障碍，可致糖原合成激酶3β的活性增加，Tau蛋白过度磷酸化，形成神经原纤维缠结，进而影响认知功能。除此之外，还有其他一系列假说，包括氧化应激、大脑微环境的改变、中枢神经系统中类淋巴系统功能障碍、脑细胞代谢异常等，这些病理生理改变能够进一步导致神经细胞结构和功能受损，从而影响认知功能。但具体机制仍需进一步探索。

糖尿病相关认知功能障碍的危险因素分为不可控和可控两类，其中不可控危险因素包括年龄、性别和遗传因素；可控危险因素包括糖尿病特征因素（如慢性高血糖、反复发作的低血糖、血糖波动、糖尿病微血管和大血管并发症）、肥胖、高血压、受教育程度低、中年听力下降、社交孤立、吸烟、抑郁、缺乏体育锻炼、过量饮酒、脑外伤以及空气污染等。

三、临床表现

（一）生活能力下降

痴呆患者由于记忆、判断、思维等能力的衰退而造成日常生活能力明显下降，逐渐需要他人照顾，对他人的依赖性不断增强。最初，患者可能表现为不能独立理财、购物；逐渐地，可能无法完成既已熟悉的活动，如洗衣、下厨、穿衣等；严重者个人生活完全不能自理。

（二）精神与行为症状

糖尿病认知功能障碍患者的精神与行为症状包括幻觉、妄想、错认、抑郁、类躁狂、激越、无目的漫游、徘徊、躯体和言语性攻击、喊叫、随地大小便及睡眠障碍等。

（三）认知功能减退

1.记忆障碍 常为痴呆早期的突出症状。最初主要累及近期记忆，表现为记忆保存困难和学习新知识困难。主要表现为好忘事，刚用过的东西随手即忘，日常用品丢三落四。随着病程进展，远期记忆也受损，不能回忆自己的工作和生活经历。严重时连家中有几口人，自己的姓名、年龄和职业都不能准确回忆。

2.视空间障碍 也是痴呆较早出现的症状之一，表现为在熟悉的环境中迷路，找不到自己的家门，甚至在自己家中走错房间或找不到厕所。在简单绘图试验时，患者不能准确临摹立方体图，也常不能临摹简单的图形。

3.抽象思维障碍 首先是计算困难，不能进行复杂运算，甚至两位数以内的加减运算也不能完成。患者逐渐出现思维迟钝缓慢，抽象思维能力下降，不能区分事物的异同，不能进行分析归纳，看不懂小说和电影等，听不懂他人谈话，不能完成或胜任已熟悉的工作和技术，最后完全丧失生活能力。

4.语言功能受损（听、说、读、写） 最早的语言异常是自发言语空洞，找词困难，用词不当，赘述，不得要领，不能列出同类物品的名称。也可出现阅读困难，继之命名不能。在命名测验中对少见物品的命名能力首先丧失，随后对常见物品命名亦困难。

5.人格、行为或举止改变 最初的人格改变表现为主动性不足，活动减少，以后兴趣越来越窄，对人冷淡，甚至对亲人漠不关心，不负责任，情绪不稳。

四、诊断

糖尿病患者容易出现认知功能障碍，这不仅影响他们的生活质量，还可能增加糖尿病的管理难度和并发症的风险。因此，早期对糖尿病患者进行认知功能筛查和评估从而尽早采取干预措施，有助于改善患者生活质量，延缓疾病进展，提升患者幸福指数，减轻社会负担。DCD的筛查与评估主要依赖于神经心理评估量表、影像学检查以及实验室检查等多种方法的综合应用，以确保早期发现和准确诊断。其评估与诊断流程见图6-6。

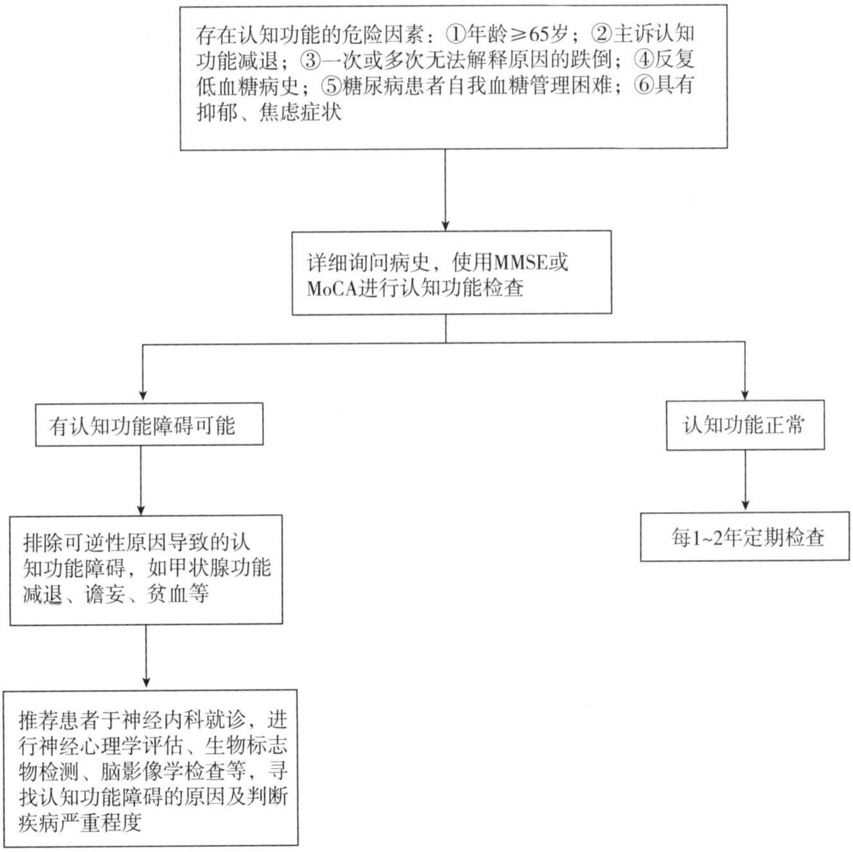

图6-6　糖尿病认知功能障碍诊断流程图

（一）风险预测模型

美国糖尿病协会（American Diabetes Association，ADA）建议，年龄≥65岁或表现出自我管理问题的老年糖尿病患者应定期进行认知功能筛查。但认知筛查存在许多困难，如认知测试耗时长，需要患者配合。此外，对于如何识别65岁以下认知障碍高危患者，目前尚无明确的筛查建议。风险预测模型为糖尿病认知障碍的预防和管理提供了有价值的工具，可用于筛查高危人群和指导选择针对性的预防治疗。2013年，荷兰的Rachel A Whitmer教授及其团队首次建立和验证了一个实用、简易的风险评分体系即DSDRS（the diabetes-specific dementia risk score），它是大型糖尿病队列中的第1个痴呆风险预测模型。它可以根据糖尿病相关的合并症和并发症、患者年龄和教育程度，预测个人在随后的10年内患痴呆的绝对风险。之后在2018年，中国台湾学者建立了可预测T2DM患者3年、5年及10年的痴呆风险预测模型。最近毕艳团队进行了一项横断面研究，开发了一种多变量风险评分模型。该风险评分模型基于年龄、受教育程度、HbA1c、自述严重低血糖史和微血管疾病等因素，可以有效评估不同年龄的T2DM患者罹患MCI的风险。这种评分工具可以在日常临床实践中轻松实施，有望作为一种快速筛选工具，用于早期发现MCI。

（二）神经心理评估量表

这是目前临床常用的评估患者认知功能、筛查认知损害的主要技术。常用的神经心理评估量表包括简易精神状态检查（mini mental status examination，MMSE）、蒙特利尔认知评估（Montreal cognitive assessment，MoCA）、临床痴呆量表（clinical dementia rating scale，CDR）和阿尔茨海默病评估量表-认知部分（Alzheimer disease assessment scale-cog，ADAS-cog）等。这些量表能够有效评估患者的记忆力、注意力、执行功能等多方面的认知能力。其中MMSE常用于痴呆的筛查，而MoCA常用于MCI的筛查。

（三）嗅觉功能

嗅觉能力随着年龄的增长而下降，但越来越多的证据表明，嗅觉功能障碍是阿尔茨海默病和帕金森病等前驱神经退行性疾病的早期迹象之一。既往研究发现，在认知功能正常的T2DM患者中可出现嗅觉阈值评分降低、大脑激活减少和嗅觉网络功能连接中断。这表明嗅觉障碍出现先于运动和认知症状，因此它被认为是神经退行性疾病的前驱症状。进一步的研究也支持这一观点。例如，一项前瞻性研究探讨了纵向随访的T2DM患者认知功能变化特点及基线嗅觉功能与糖尿病认知功能变化的关系，研究结果显示基线嗅觉测试总分低的T2DM患者记忆功能下降更明显。因为嗅觉行为测试具有非侵入性、不受被试者教育水平限制、操作简单等优势，将来可作为早期筛查认知功能减退的有潜力的工具。

（四）脑影像学检查

脑影像学检查主要包括磁共振成像（magnetic resonance imaging，MRI）、功能磁共振成像（functional magnetic resonance imaging，fMRI）和正电子发射计算机体层成像（positron emission tomography，PET）等。

MRI是一种安全且高效的方法，能够提供高分辨率的软组织对比度，特别适用于脑部成像。通过MRI可以检测到糖尿病患者的脑结构改变，如脑萎缩、脑微出血灶、脑损伤病变等。研究表明，T2DM患者存在不同脑区灰质体积减小及认知水平的降低，且血糖变异性越大，T2DM患者部分脑区灰质体积萎缩越明显，认知功能越差。此外，MRI还可以用于评估脑小血管病和多发腔隙性梗死等脑结构异常，这些病变与糖尿病相关认知功能障碍的发生发展有关。

fMRI能够提供大脑解剖结构、功能和代谢信息，有助于研究糖尿病引起的认知障碍及其神经生理机制。

PET分子显像可以实现对大脑Aβ斑块和tau缠结的精准定性和定量分析，以及对时空迁移特征进行评估，在AD诊断中发挥重要作用。Aβ-PET示踪剂滞留增加能够发现海马、杏仁核及皮质异常Aβ蛋白沉积，可以有效区分AD与额颞叶痴呆，但与痴呆严重程度的关联较弱。而tau-PET显像中的P-tau最初局限于内侧颞叶，随着疾病的进展逐渐向新皮质扩散，与脑组织的萎缩相匹配。

目前，临床最常用的影像学检查仍是MRI，对于临床可疑患者可选用PET提高诊断的准确率。

（五）实验室检查

脑脊液（cerebrospinal fluid，CSF）检查是诊断认知功能障碍的常用方法。脑脊液β淀粉样蛋白42（amyloid 42，Aβ42）、β淀粉样蛋白42/40比值（amyloid 42/amyloid 40ratio，Aβ42/Aβ40）、总tau蛋白（total tau，T-tau）、磷酸化tau181（phosphorylated tau181，P-tau181）作为AD生物标志物，对于AD的诊断及鉴别诊断具有重要价值。在散发性AD患者中，CSF Aβ42水平明显下降；在MCI患者中，通过检测CSF Aβ42诊断AD的平均特异度是64%，敏感度是81%。CSF Aβ42/Aβ40比值下降相较于Aβ42降低能更显著地反映AD的病理变化。在AD患者中，CSF中T-tau的含量显著增加约300%，其敏感度和特异度达到80%～90%。T-tau是从整体上反映了大脑皮质轴索的损害，在脑卒中、脑创伤等患者中也可见。相比于T-tau，CSF中P-tau的升高更能反映AD的病理生理改变，P-tau水平升高特异地提示脑内有神经原纤维缠结形成。P-tau181和P-tau217可以用来鉴别AD与其他类型的痴呆。近年来，血浆内AD生物标志物成为研究热点，据最近一项大型前瞻性老年人队列的数据估计，血浆P-tau181分别在脑脊液和PET出现Aβ异常前6.5年和5.7年达到异常水平。血浆P-tau217被发现可用来区分AD与其他神经退行性疾病，准确率明显高于其他血浆和基于MRI的影像生物学标志物。因此，血浆P-tau181和P-tau217有望作为早期AD的特异性生物标志物。

基因检测也可作为一种辅助手段，目前已知的家族性AD的致病基因主要为早老素1基因、早老素2基因和淀粉样前体蛋白基因。对于具有明确家族史的痴呆患者、早发型痴呆患者及具有特殊临床表现的痴呆患者，对其相关致病基因进行筛查有助于提高检出率。

目前，MCI的临床诊断标准主要包括以下4点。①患者或知情者报告，或有经验的临床医师发现认知的损害；②存在一个或多个认知领域损害的客观证据（来自认知测验）；③复杂的工具性日常能力可以有轻微损害，但保持独立的日常生活能力；④尚未达到痴呆的诊断。

关于AD的诊断，2021年版国际工作组（International Working Group，IWG）指南提出：AD诊断是临床生物学的，它要求同时存在AD的特定临床表型（常见AD表型、罕见AD表型或其他AD表型）和AD病理学的生物标志物证据（淀粉样蛋白阳性和/或tau阳性）。

五、鉴别诊断

鉴别诊断中需要指出的是，抑郁症也可以表现为认知功能障碍，痴呆也常合并抑郁，因此，需注意进行鉴别诊断。同时，甲状腺功能减退症、维生素缺乏症、贫血、肾脏或肝脏功能不全等也可能导致认知功能障碍，故需要在对症治疗并在症状好转后，再次评估其认知功能。

六、治疗

糖尿病不仅会导致大血管和微血管病变，还会加速认知功能障碍的发生与发展，增加罹患痴呆的风险。早期预防和治疗糖尿病认知功能障碍可以显著降低痴呆的发生率，改善患者的生活质量，减轻其对家庭和社会的负担。早期明确和干预导致认知障碍发生的危险因素、良好的血糖管理、选择合适的降糖药物以及对认知障碍的常规治疗等是目前治疗糖尿病认知障碍的主要手段。

（一）生活方式干预

1.控制饮食 以橄榄油、坚果、水果和蔬菜为主，适量摄入鱼类和家禽，减少红肉和乳制品摄入的饮食模式称为地中海饮食。研究表明，地中海饮食可改善整体认知能力。因此，WHO推荐MCI患者选用地中海饮食以降低认知功能下降或痴呆的风险。

2.适当运动 保持规律的体力活动是改善糖尿病认知功能障碍的重要手段。一项荟萃分析显示，身体活动与全因痴呆、AD和VaD的风险降低相关，即使在较长随访期（≥20年）中结果也是如此。WHO建议65岁以上老年人每周至少进行150分钟的中等强度运动，如散步、慢跑、游泳等。近来一项动物实验表明，跑台运动干预可有效改善T2DM小鼠的认知功能障碍。

3.增加脑力活动 增加脑力活动（如打牌、阅读、学习新知识等）能够通过增加认知储备来减低AD的发病风险。

4.保持良好的作息 保证睡眠质量也可降低发生认知障碍的风险。研究表明，MCI患者更容易出现睡眠障碍，且睡眠障碍与认知功能具有显著相关性，患者睡眠质量越差，其深度睡眠期和快速动眼期睡眠越短，认知功能也越差。保证睡眠质量有望成为减缓认知功能下降和预防痴呆的靶点。

5.戒烟限酒 戒烟和限制酒精摄入也是重要的生活方式干预措施，可以减少对身体的负面影响，从而有助于预防和延缓认知功能障碍的发生。

（二）抗糖尿病药物

DCD与血糖控制水平密切相关。研究表明，血糖控制不佳是导致糖尿病患者认知功能下降的重要因素之一，但严格的血糖控制又会增加患者发生低血糖的风险。ACCORD-MIND研究结果显示，在进行40个月的干预研究后，强化血糖管理组和标准组认知结局并无差异。因此，并不建议在有认知功能障碍的患者中进行强化降糖治疗，治疗方案的制定应综合考量患者的身体状态和治疗风险收益比，遵循个体化和分层管理原则。根据ADA糖尿病诊疗标准，老年人健康状况良好、伴有慢性疾病较少、认知功能状态完好应该设定较低的血糖控制目标（HbA1c低于7.0%~7.5%），而对于同时患有多种慢性疾病、认知功能障碍的患者，应设定较宽松的血糖控制目标（HbA1c低于8.0%）。

1.磺脲类 目前关于磺脲类药物治疗认知功能障碍的效果尚无明确结论。在一项前瞻性队列研究中，二甲双胍和磺脲类药物联合治疗8年可降低痴呆风险达35%。在一篇系统综述中，磺脲类药物对认知正常糖尿病患者的认知能力下降没有保护作用。最近的2项荟萃分析均显示，磺脲类药物会增加痴呆风险。因此，对于磺脲类药物是否可以用来治疗认知功能障碍仍需进一步研究。

2.二甲双胍 尽管二甲双胍具有神经保护作用的机制尚未完全阐明，但现已发现二甲双胍主要通过激活AMPK通路对神经元内的能量稳态产生影响。据报道，二甲双胍治疗对认知有好坏参半的影响。一项针对70～90岁无痴呆的老年患者的前瞻性研究显示，接受二甲双胍治疗的糖尿病患者整体认知和执行功能下降速度明显减慢，且痴呆发生率明显下降。但是另一项横断面研究报道，二甲双胍的使用与认知测试表现无关，但与MCI风险增加相关。二甲双胍对认知的混合影响可能是由于样本量的差异。大多数显示二甲双胍与认知呈正相关的研究样本量很大，这表明二甲双胍对T2DM认知功能障碍的治疗仍有巨大的潜力。

3.噻唑烷二酮类（thiazolidinedione，TZD） 吡格列酮已被证明可以改善炎症、氧化应激、淀粉样变性，并通过对相关PPAR介导的通路的影响来增强神经发生、突触可塑性和线粒体功能。一项在中国台湾进行的队列研究显示，在5年随访期间，吡格列酮治疗组的痴呆风险比对照组降低23%（HR，0.77；95%CI 0.62～0.96）。在一项针对老年T2DM受试者的随机双盲试验中，二甲双胍、罗格列酮联合治疗组工作记忆显著改善。但既往有研究证实，在治疗40个月之后，与其他治疗组相比，TZD组出现显著的认知障碍。因此，是否可选用TZD类药物治疗糖尿病认知功能障碍尚无定论。

4.胰高血糖素样肽-1受体激动剂（GLP-1RA） GLP-1RA可能通过减少大脑中的Aβ沉积和tau蛋白过度磷酸化、促进神经元干细胞增殖分化、增强突触可塑性、减弱氧化应激和线粒体功能障碍来改善认知和记忆功能。一项回顾性研究显示，艾塞那肽使用者与非使用者相比，AD的发病率较低。在一项为期12周的前瞻性研究中，与对照组相比，利拉鲁肽可改善记忆力和注意力，且显著增加了背外侧前额叶皮质和眶额叶皮质脑区的激活。REWIND研究是一项为期5.4年，参与者平均年龄大于50岁的随机、双盲安慰剂对照试验，证实了度拉糖肽的长期治疗可能会减少T2DM患者的认知障碍风险。此外，啮齿动物模型研究一致表明，司美格鲁肽有益于认知功能，表现为改善记忆力、学习力和整体心理表现。

5.二肽基肽酶-Ⅳ抑制剂（DPP-4i） DPP-4i可以通过改善胰岛素抵抗、减轻炎症反应、预防神经元细胞凋亡和神经毒性损伤、缓解氧化应激和线粒体功能障碍、缓解大脑中的Aβ沉积和tau蛋白过度磷酸化等途径发挥神经保护作用。在Isik等的研究中，随访6个月，与二甲双胍治疗相比，西格列汀提高了AD患者的MMSE评分。Esra等的一项回顾性随访研究显示，即使在调整年龄、性别、教育水平和HbA1c值后，维格列汀治疗也可能有助于改善认知功能的某些领域。Biessels等的2项研究评估了利格列汀对糖尿病患者认知的影响，结果表明，利格列汀对认知功能显示中性作用。目前关于DPP-4i的临床研究少有报道，仍需大样本临床试验支持。

6.钠-葡萄糖协同转运蛋白2抑制剂（SGLT2i） SGLT2i可以通过减少脑部炎症、脑细胞凋亡和脑氧化应激、改善胰岛素敏感性、改善线粒体功能以及海马突触可塑性等保护神经。有研究表明，恩格列净对患有糖尿病的虚弱老年人的认知和身体障碍有显著改善作用。一项针对老年T2DM并发轻度认知障碍患者的研究显示，达格列净联合认知行为训练干预可明显改善其认知功能。一项基于人群的队列研究显示，SGLT2i与DPP-4i相比，与较低的痴呆风险相关［14.2/1000人/年；aHR 0.80（95%CI 0.71～0.89）］。当按不同的SGLT2i分层时，达格列净的风险最低，其次是恩格列净，而卡格列净没有表现出相关性。

近期进行的一项前瞻性研究，总共纳入290例伴有认知障碍的T2DM患者，与对照组相比，使用恒格列净治疗组MoCA评分显著改善、血浆P-tau181水平显著下降。这表明恒格列净对T2DM患者的认知障碍有显著的改善。

（三）MCI和AD的药物治疗

针对MCI和AD的治疗，目前尚无有效缓解疾病进展的疗法，现有的基本上都是对症治疗，临床获益有限。并且目前没有关于痴呆类药物治疗糖尿病认知功能障碍患者的相关临床试验。因此，开发新的药物治疗MCI和AD仍是一项巨大的挑战。

1.乙酰胆碱酯酶抑制剂（cholinesterase inhibitor，ChEI） ChEI可增加突触间隙乙酰胆碱含量，是目前治疗轻中度AD的一线药物，主要包括多奈哌齐、卡巴拉汀、加兰他敏和石杉碱甲。大多数患者对ChEI具有较好耐受性，部分可出现腹泻、恶心、呕吐、食欲下降和眩晕等不良反应。多奈哌齐的不良反应以腹泻最常见，卡巴拉汀最常见不良反应为呕吐，加兰他敏最常见不良反应为食欲下降。ChEI治疗存在明确的量效关系，剂量增高疗效增加，但容易出现不良反应。与安慰剂相比，10mg/d多奈哌齐治疗轻中度AD痴呆24周，认知明显改善，生活能力和总体印象也轻度改善，但对精神行为症状无明显作用；10mg/d多奈哌齐治疗重度AD痴呆，认知可获益；23mg/d多奈哌齐治疗AD痴呆，认知获益并不大于10mg/d，但其不良反应发生率略高于10mg/d。在AD源性MCI的治疗中，多奈哌齐在前2.5年左右具有延缓效果，但其之后的认知障碍进展速度加快。另一项随机对照试验结果提示，多奈哌齐在用药第1年有延缓AD源性MCI向AD进展的作用，但第3年其效果与安慰剂无差别。研究表明，9.5mg/d卡巴拉汀贴剂治疗组认知和总体印象获益与12mg/d胶囊治疗组相当，但安全性优于胶囊，可产生最佳维持效果。在大型多中心试验中，加兰他敏24mg/d已被证明对与AD相关的生活能力、认知和行为症状始终有效。观察加兰他敏的2项临床研究分别纳入990例和1058例MCI患者，在24个月的治疗中，第一项研究的CDR量表评分下降，但第二项研究结果未见差异。142项研究（n＝2343例）的合并数据分析表明，多奈哌齐对认知的改善优于加兰他敏、卡巴拉汀，不良反应发生率最低，加兰他敏对总体印象的改善最明显。因此，明确诊断为AD的患者可以选用ChEI治疗，并且当接受一种ChEI初始药物治疗无效或因不良反应无法耐受时，可以换用另一种ChEI，同样能获得与初始药物相似的效果。

2.谷氨酸受体拮抗剂 美金刚是另一类AD治疗一线药物，是由美国食品药品监督管理局（Food and Drug Administration，FDA）批准的第一个用于中重度痴呆治疗的药物。3项大样本、随机、双盲、安慰剂对照试验证实，美金刚（20mg/d）治疗中重度AD可改善认知功能、日常生活能力、全面能力及精神行为症状。基于12项研究的荟萃分析表明，美金刚有助于提高AD患者的认知能力。一项基于队列研究资料的荟萃分析也显示，使用美金刚（10～20mg/d）24周可显著减缓AD患者从中度向重度的进程，有效防治全面功能和认知功能的衰退。美金刚主要被批准用于中、重度AD治疗，其在MCI患者中应用的研究较少。一项小样本研究纳入75名受试者，发现接受美金刚治疗的患者语义记忆得到改善。但美金刚用于MCI的治疗效果仍需在更大的队列研究中证实。美金刚20mg/d加多奈哌齐10mg/d治疗重度AD痴呆12个月，认知和日常生活能力获益超过最小的临床重要差异值。采用美金刚加多奈哌齐或卡巴拉汀贴剂治疗中重度AD痴呆，在改善认知、日常生活能力、精神行为症状和整体状态方面具有协同效应。因此，明确诊断为中重度AD或VaD的患者可以选用美金刚或美金刚与多奈哌齐、卡巴拉汀联合治疗，对出现明显精神行为症状的重度AD患者，尤其推荐ChEI与美金刚联合使用。

3.单克隆抗体 阿杜那单抗（aducanumab）于2021年获得批准，是FDA批准的首个通过降低Aβ负荷来治疗AD的药物，它在Ⅲ期药物试验中取得了积极的结果。一项临床试验表明，与安慰剂相比，10mg/kg的阿杜那单抗可显著延缓认知能力下降，在第78周时，阿杜那单抗可显著降低脑淀粉样蛋白水平。阿杜那单抗目前主要适用于MCI或轻度AD患者，它可与其他用于治疗AD的药物同时使用。其最常见的不良反应是淀粉样蛋白相关成像异常，主要表现为脑水肿或脑出血。

静脉注射抗AD药物仑卡奈单抗（lecanemab）已于2023年1月获得FDA加速批准。它是继aducanumab之后第二个被批准用于AD的药物。仑卡奈单抗是一种人源化单克隆抗体，与可溶性Aβ原纤维具有高亲和力。该药可减少星形胶质细胞中的Aβ纤维聚集，使得淀粉样斑块减少，从而产生临床益处和疾病改善。其最常见的不良反应也是淀粉样蛋白相关成像异常。

目前，donanemab和gantenerumab已获FDA突破性疗法认定，Ⅲ期临床试验正在进行。然而，尽管有积极的研究结果，单克隆抗体的安全性和有效性仍需进一步研究和验证。

4.中药及其他治疗药物 多项研究表明，中药在改善糖尿病认知功能障碍方面取得了较大的进展。补肾清脑破壁饮片、益智合剂、醒脑益智方、银杏叶提取物等在治疗糖尿病MCI方面效果理想。脑蛋白水解物、奥拉西坦或吡拉西坦等也可作为AD患者的协同辅助治疗药物。

5.其他疗法

（1）重复经颅磁刺激（repetitive transcranial magnetic stimulation，rTMS） 以节律性和重复性形式提供系列脉冲，可调节神经活动和皮质兴奋性。荟萃分析结果显示，rTMS显著改善患者整体认知功能，同时可有效改善MCI患者的MoCA评分、情景记忆能力及词语流畅性。

（2）经颅直流电刺激（transcranial direct current stimulation，tDCS） 是一种非侵入、无创性的脑刺激方法，通过阳极和阴极在头皮上施加弱电流来改变皮质兴奋性，增加或减少神经元电活动。对于MCI患者，连续5周，每周2次，30分钟2mA的tDCS可显著改善记忆、语言流畅性和执行功能。高频rTMS在改善整体认知方面比tDCS更有效。

此外，音乐也可不同程度地改善MCI患者认知功能。

（杨 雁）

主要参考文献

［1］Biessels GJ，Despa F. Cognitive decline and dementia in diabetes mellitus：mechanisms and clinical implications［J］. Nat Rev Endocrinol，2018，14（10）：591-604.

［2］中华医学会内分泌学分会. 糖尿病患者认知功能障碍专家共识［J］. 中华糖尿病杂志，2021，13（7）：678-694.

［3］Blennow K，Hampel H. CSF markers for incipient Alzheimer's disease［J］. Lancet Neurol，2003，2（10）：605-613.

第三节 糖尿病与锥体外系疾病

糖尿病（diabetes mellitus，DM）特征性的高血糖会对锥体外系的结构及神经传导造成损害，其中研究最多的是糖尿病与帕金森病（Parkinson's disease，PD）的关系。此外，非酮性高血糖性偏身舞蹈症（hemichorea associated with non-ketotic hyperglycemia，HCNH）是一种罕见的糖尿病相关的锥体外系疾病。

一、流行病学

PD是世界上第二常见的神经系统疾病，其特征是黑质纹状体多巴胺能神经元变性。近年来，越来越多的证据表明PD 和2型糖尿病（Type 2 diabetes mellitus，T2DM）之间存在联系。Sandyk于1993年首次报道了T2DM与PD之间的关联，指出合并T2DM的PD患者运动症状更严重、进展更快，PD患者中糖耐量受损的患病率达50%～80%，且对药物治疗的反应欠佳。芬兰的一项大型前瞻性研究发现，T2DM患者发生PD的风险增加了85%，美国的另一项前瞻性研究显示，T2DM患者发生PD的可能性增加了40%。2016年发表的一项meta分析综合了7项基于人群的队列研究的效应估计值，得出的结论是T2DM患者发生PD的风险较非DM人群平均高出28%。虽然大量研究表明T2DM与PD的发病密切相关，但也有一些研究得出了相反的结论。一项基于NEDICES数据库的横断面研究显示，T2DM与PD之间没有明确的相关性。美国的一项队列研究也未发现T2DM与PD风险之间存在显著的相关性。更让人困惑的是，一项纳入14项病例对照研究的meta分析得出结论，T2DM与PD风险降低相关。关于PD与T1DM关联性的研究有限，因此，仍需要开展更多大样本、设计完善的实验来探究DM与PD之间的关系。关于T2DM与PD之间关联的机制目前尚不清楚，胰岛素信号失调、淀粉样蛋白的聚集、氧化应激、线粒体功能障碍、小胶质细胞活化与全身慢性炎症及突触可塑性受损等机制可能在T2DM和PD的发生发展中发挥着重要作用。

HCNH最早由Bidwell于1960年提出，主要特点为非酮性高血糖、偏身舞蹈症及对侧基底节T1WI高信号。根据一项荟萃分析，HCNH 患者的平均年龄为71岁，男女比例为1∶1.8，主要发生在血糖控制不佳的非酮症糖尿病患者中，有时也发生在酮症糖尿病患者中，偶尔发生在新诊断为糖尿病的青少年患者中。

二、临床表现

（一）DM合并PD

队列研究发现，PD会影响DM患者的血糖，这可能与PD患者的神经病理进行性积累有关，包括路易小体包涵体和多巴胺能黑质纹状体神经元丢失，可能会改变DM患者的身体活动和饮食习惯，而这与DM患者的血糖控制密切相关。

DM对PD的影响主要表现在运动症状和非运动症状两个方面。与血糖正常的PD患者相比，患有DM的PD患者运动症状常常表现更重且进展更快。其中运动迟缓主要表现为随意运动减少，如书写呈“写字过小征”，面部表情缺乏，呈“面具脸”，病情严重时可有吞咽困难、饮水呛咳；静止性震颤多从一侧上肢远端开始，呈N字形进展，逐渐发展到同侧下肢与对侧上、下肢体，常为规律性的“搓丸样动作”；肌强直表现为“铅管样强直”和“齿轮样强直”，肌强直严重者可引起肢体的疼痛，称为痛性痉挛；PD患者也会出现姿势平衡障碍，常表现为“冻结步态”和“慌张步态”。此外，DM也会影响PD患者的非运动症状，可以使非运动症状的数量增加。有研究报道，合并DM的PD患者嗜睡、抑郁、性功能障碍、认知障碍及幻觉、胃肠道症状比无DM的PD患者发生率明显增高，引起此现象的病理生理机制可能与DM患者血液中长期胰岛素浓度过高，导致血脑屏障上胰岛素受体的表达减少，进入脑内的胰岛素量下降有关。

（二）HCNH

HCNH常发生在血糖控制欠佳的DM患者中，在不合并酮症酸中毒和脑血管疾病情况下，表现为偏侧肢体不自主舞蹈样运动的综合征。患者常急性起病，表现为一侧或双侧肢体快速、不规则、不自主的舞蹈样动作和挤眉、弄眼、噘嘴、伸舌等面部异常表情。这种不自主动作多发生于单侧，通常以上肢最严重。发病时患者意识清楚，少数可合并有患侧肢体肌张力下降、短暂性肌无力等现象。症状在精神紧张与情绪激动时加重，休息后减轻，睡眠时可消失。

三、检查方法

（一）DM合并PD的检查方法

目前还没有确诊DM合并PD的特异性检查，应用于临床的各种辅助检查主要用于DM合并PD时的鉴别诊断。在诊断DM合并PD之前首先要完善DM的确诊试验，此外，因PD患者也会出现周围神经症状，要注意与糖尿病周围神经病变进行鉴别。DM合并PD患者出现心脏自主神经症状时，需与糖尿病心脏自主神经病变相鉴别；出现胃肠道症状时，需要与糖尿病胃肠道自主神经病变相鉴别。关于PD的特异性诊断主要有以下检查方法。

1.影像学

（1）黑质超声检查　大多数PD患者的黑质会出现回声增强。

（2）头部CT、MRI　大部分PD患者的CT和MRI影像无改变，但可以用于排除由脑血管异常等引起的继发性帕金森综合征。

（3）正电子发射断层显像（positron emission tomography，PET）或多巴胺转运体（dopaminergic transporter，DAT）示踪剂标记的单电子放射计算机断层扫描（single electron radiation computed romography，SPECT）　PET可检测脑内多巴胺转运体，是PD重要的影像学辅助诊断方法。在诊断帕金森综合征出现困难时或者PD与震颤综合征鉴别困难时，可以使用DAT-SPECT辅助诊断。

2.心脏交感神经检查　心脏间碘苯甲胍闪烁照相术能够反映心脏交感神经功能，PD患者的心脏间碘苯甲胍摄取率减少或消失。

3.嗅觉测试　可检测早期患者的嗅觉减退。

4.体液标志物

（1）血、脑脊液、唾液常规检查　如血糖、脑脊液和唾液中的α-突触核蛋白升高等。

（2）血铜蓝蛋白　血液检测中铜蓝蛋白升高用于鉴别肝豆状核变性。

5.基因检测　对于有PD家族史的患者，可根据患者需求进行诊断性基因检测。聚合酶链反应、全基因组扫描、DNA序列分析、DNA印记技术等可能显示患者的基因突变。

（二）HCNH的检查方法

1.实验室检测 可见高血糖、血尿酮体阴性。

2.影像学检查 包括CT及MRI，且MRI检测灵敏度高于CT。纹状体在CT上显示高密度，在T1加权MRI上显示高信号。单独的壳核和壳核-尾状核是最常见的受累部位。

四、诊断

（一）DM的诊断

在确立DM相关椎体外系疾病诊断之前，首先应确立DM的诊断，DM诊断主要依靠临床表现和实验室检查。《中国2型糖尿病防治指南（2020版）》指出出现糖尿病典型症状（烦渴多饮、多尿、多食、不明原因的体重下降），再加上以下实验室检查中的任意一项就可以确诊DM。①随机血糖≥11.1mmol/L；②空腹血糖≥7.0mmol/L；③血糖测定和口服葡萄糖耐量实验（oral glucose tolerance test，OGTT）中的2小时血糖≥11.1mmol/L；④糖化血红蛋白≥6.5%。如果未出现DM的典型症状，需要改日复查一次实验室检查才可以确立诊断。

（二）PD的诊断

PD诊断需要详细的病史、典型的临床表现、规范的神经系统检查以及患者在治疗初始阶段对多巴胺能药物的治疗反应。依据《中国帕金森诊断标准（2016年版）》，在确定PD的诊断之前应先诊断帕金森综合征，即出现帕金森综合征的核心症状。

1.帕金森综合征的诊断 帕金森综合征的三大核心症状是指与其他因素无关且显而易见的运动迟缓、静止性震颤和肌强直。其中，运动迟缓是诊断帕金森综合征不可或缺的条件，静止性震颤和肌强直只需满足其中一项就可以确立诊断。

（1）运动迟缓 指患者随意运动减少，运动缓慢。根据国际运动障碍学会（Movement Disorder Society，MDS）制定的统一帕金森病评估量表（Unified Parkinson′s Disease Rating Scale，UPDRS）中的运动功能检查来评定患者是否存在该症状。

（2）肌强直 指患者处于放松状态下，颈部和四肢主要关节的被动运动受损，且表现为铅管样强直。

（3）静止性震颤 指患者在静止状态下出现的频率为4～6Hz的肢体震颤，而随意运动时震颤减轻或消失。

2.支持标准、绝对排除标准和警示征象 临床要明确PD的诊断还需要考虑支持标准、绝对排除标准和警示征象。

（1）支持标准 指支持诊断PD的条件，包括多巴胺能药物治疗有效的反应、除核心症状以外典型的PD临床表现以及阳性的PD辅助检查结果。

（2）绝对排除标准 指可以排除PD的条件，包括与PD症状相似疾病的独特临床表现、多巴胺能药物治疗无效的反应、与PD发病机制不一致的分子影像学检查结果。

（3）警示征象 包括无法用PD解释的临床表现和不典型的PD临床表现，用于鉴别诊断其他疾病。

3.临床确立的PD ①无绝对排除标准和警示征象；②存在大于等于2条的支持标准。

4.临床可能的PD ①不存在绝对排除标准；②支持标准条数需大于等于警示征象；

③警示征象小于等于2条。

（三）HCNH的诊断

糖尿病性纹状体病变也叫非酮性高血糖性偏侧舞蹈症，是由非酮症高血糖引起的一种罕见并发症，它包括以下3个特征性表现。

（1）高血糖　大多数患者为非酮症高血糖。

（2）舞蹈症/投掷症　大多数患者表现为偏侧舞蹈症/偏侧投掷症。

（3）纹状体在CT上显示高密度或在T1加权MRI上显示高信号。

其中，高血糖是必要条件，再满足2和3中的任意一项就可以诊断为糖尿病纹状体病变。

五、鉴别诊断

（一）糖尿病认知功能障碍

糖尿病认知功能障碍患者也可能出现与PD类似的焦虑、抑郁、认知障碍、运动功能下降等症状，但以认知功能损害的临床表现为主，可完善认知功能相关量表（MMSE、MoCA等）进行鉴别。

DM并发脑梗死也可能引起血管性帕金森综合征，与DM合并PD相混淆，但通常可以根据影像学检查结果鉴别。

（二）糖尿病自主神经病变

DM也会直接引起自主神经功能受损，如性功能障碍、排尿障碍、泌汗障碍等，但没有PD的三大典型临床表现。

（三）DM合并非PD帕金森综合征

除PD以外还有多种因素可引起帕金森综合征，在患者同时患有DM时，则与DM并发PD鉴别困难，如在DM患者中出现由感染、药物、外伤引起的继发性帕金森综合征或出现伴随帕金森综合征的其他神经变性疾病。但是在这种情况下，患者除了有DM和帕金森综合征的临床特征，还会有明确的引起帕金森综合征的病因或者有其他神经变性疾病的独特临床表现。

六、治疗

本病治疗原则为早诊断、早治疗，提倡以药物治疗为主的多学科治疗模式，积极控制血糖、改善症状、避免或降低不良反应、提高工作能力和生活质量。

（一）饮食运动

适当的饮食和规律的身体活动不仅是血糖管理的基础措施，同时对PD运动和非运动症状的改善，甚至对延缓病程的进展可能都有一定的帮助。大量研究表明，地中海饮食有利于减缓衰老过程、降低慢性疾病的患病风险并延缓其进展。地中海饮食富含新鲜蔬菜和水果、谷物制品、豆类、橄榄油、坚果、奶酪和酸奶、鱼类和海鲜，而甜食、鸡蛋、肉类（尤其是牛肉）和动物脂肪则较少。研究表明，地中海饮食可以有效控制血糖水平，并降低PD的发病率。此外，补充维生素D也可能对神经退行性疾病产生有益影响。PD的有效运动干预措施包括步态和平衡训练、渐进性抗阻训练、跑步机运动、力量训练、有氧运动、言语治疗和太极，不同的运动方法可能改善帕金森病不同方面的行为障碍。运动干预有助于维持或改善运动症状、平衡、步态和功能，并为解决低音和吞咽困难提供策略。

（二）内分泌用药

除控制血糖外，降糖药物在PD的治疗中也发挥着越来越重要的作用。

1.胰高血糖素样肽-1受体激动剂（GLP-1RA） GLP-1RA通过与GLP-1R结合发挥作用，以葡萄糖浓度依赖的方式促进胰岛素并抑制胰高糖素分泌从而降低血糖。此外，GLP-1RA能延缓胃排空，可抑制食欲中枢、减少进食量，具有减轻体重、降低血压和调脂的作用。大量动物和临床研究表明，艾塞那肽有望缓解PD相关的认知、运动和非运动症状，且这种效果似乎在停用艾塞那肽时也会持续，但仍需要更大规模的临床试验和研究来评估其前景。

2.二肽基肽酶-Ⅳ抑制剂（DPP-IVi） DPP-IVi通过抑制DPP-IV活性提高内源性GLP-1的水平，从而发挥降糖作用。维格列汀、沙格列汀、利格列汀和西格列汀在PD动物模型中已经显示出治疗效果，但研究中使用的剂量远高于人体给药的剂量。也有研究报道，接受DDP4i治疗的个体帕金森病的发病率显著降低。

3.鼻腔胰岛素给药 胰岛素能快速调节血糖水平，T1DM与T2DM患者通过生活方式干预和非胰岛素治疗血糖控制仍未达标者，可用胰岛素治疗。越来越多研究发现，胰岛素具有神经保护作用。鼻腔胰岛素给药提供了通过细胞旁转运绕过血脑屏障的解决方案，实现了脑靶向给药。一项包含16例患者的双盲的临床试验指出，胰岛素鼻腔给药可以改善PD患者的语言流畅度及运动功能。胰岛素是否真正能够改善患者的临床症状需要观察时间更长的、更大样本量的临床试验来证实。

4.二甲双胍 二甲双胍能够抑制肝脏合成和输出葡萄糖、改善胰岛素敏感性、减少肠道葡萄糖吸收，是指南推荐的一线降糖药物。二甲双胍与PD风险及临床症状改善的关系仍不清楚，可能同时存在保护作用及破坏作用。

5.噻唑烷二酮类 噻唑烷二酮类是胰岛素增敏剂，通过增加骨骼肌、肝脏及脂肪组织对胰岛素的敏感性发挥降糖作用。罗格列酮、吡格列酮在PD动物模型中被观察到可以改善多巴胺神经元的丢失。

6.钠-葡萄糖协同转运蛋白2抑制剂（SGLT2i） SGLT2i通过抑制近端肾小管SGLT2的活性增加尿葡萄糖排泄，从而达到降糖作用。SGLT2i对帕金森病风险的潜在影响尚未明确，基于观察性研究的结果相互矛盾。meta分析结果显示，SGLT2i与帕金森病的风险之间没有显著关联。

（三）神经内科用药

目前，临床上有多种可以有效改善PD的药物，每一类药物都有各自的优势和劣势。PD的治疗存在不同的方案，治疗的选择和时机应考虑到患者表现出的症状类型以及患者的生活方式和个人情况。

1.左旋多巴 建议将左旋多巴作为PD的初始治疗，同时注意常规口服维生素B_{12}和叶酸以预防同型半胱氨酸升高。指南建议，左旋多巴应在满足症状控制的前提下，尽可能选择最低的有效剂量，或在使用小剂量左旋多巴基础上联合其他药物使用或直接选择其他药物。

2.多巴胺受体激动剂（DAs） DAs分为麦角类激动剂（溴隐亭）和非麦角类激动剂（罗匹尼罗、普拉克索等），能兴奋多巴胺受体，减轻患者的症状。麦角类激动剂临床已不主张使用。非麦角类DAs出现运动并发症的可能性小，但出现非运动并发症的可能性大，因此临床上常在疾病早期将左旋多巴和DAs小剂量联合使用。

3.单胺氧化酶B型抑制剂（MAO-BI） MAO-BI通过减少单胺类物质的分解、提高体内多巴胺水平而发挥作用。雷沙吉兰和司来吉兰可用于单药治疗、辅助治疗PD，或用于治疗运动症状波动，且耐受性良好。

4.儿茶酚-O-甲基转移酶抑制剂（COMTI） 主要包括恩他卡朋、托卡朋和奥匹卡朋以及与复方左旋多巴组合的恩他卡朋双多巴片。COMTI不适用于单一疗法，常与左旋多巴联用，以缩短有运动症状波动的帕金森病患者的停药时间。

5.金刚烷胺 金刚烷胺具有多巴胺能效应和抗谷氨酸能效应，是唯一被证实可以减少运动障碍的药物治疗。

6.抗胆碱能药 抗胆碱能药通过抑制中枢神经系统的胆碱能活性，来调节纹状体内递质的平衡，主要用于震颤患者，尤其是对左旋多巴替代治疗无反应的患者，既可以用于单独治疗，也能作辅助治疗。

7.阿扑吗啡 阿扑吗啡是一种短效的D_1和D_2受体激动剂，是唯一被证实具有与左旋多巴相同功效的药物。

（四）其他治疗

左旋多巴-卡比多巴肠凝胶是另一种同样有效的重度运动症状波动治疗方法；丘脑底核深部脑刺激（STN-DBS）可改善重度非运动症和运动症期间的复杂性运动症；磁共振引导的超声聚焦消融术与深部脑刺激治疗帕金森病的作用相当。

（五）HCNH的治疗

早期识别并纠正高血糖是治疗HCNH的主要手段，大多数情况下，血糖正常后症状会消退。在难治性病例中，可能需要使用抗精神病药物——GABA受体激动剂、选择性5-羟色胺再摄取抑制剂或多巴胺耗竭剂。此外，持续监测血糖并长期控制HbA1C同样具有重要意义。

（吴 静 张 楠）

主要参考文献

[1] CHEONG J L Y, DE PABLO-FERNANDEZ E, FOLTYNIE T, et al. The Association Between Type 2 Diabetes Mellitus and Parkinson's Disease[J]. Journal of Parkinson's disease, 2020, 10 (3): 775-789.

[2] 中华医学会，中华医学会杂志社，中华医学会全科医学分会，等. 帕金森病基层诊疗指南（2019年）[J]. 中华全科医师杂志，2020，19（1）：5-17.

[3] 中华医学会神经病学分会帕金森病及运动障碍学组，中国医师协会神经内科分会帕金森病及运动障碍学组. 帕金森病非运动症状管理专家共识（2020）[J]. 中华医学杂志，2020，100（27）：2084-2091.

[4] 中华医学会糖尿病学分会神经并发症学组，国家基本公共卫生服务项目基层糖尿病防治管理办公室. 国家基层糖尿病神经病变诊治指南（2024版）[J]. 中华糖尿病杂志，2024，16（5）：496-511.

第四节　糖尿病性脊髓病

糖尿病在全球范围内呈逐年增长趋势，随之而来的慢性并发症越来越多见。其中糖尿病所致的神经系统损伤临床表现多种多样，糖尿病性多发性周围神经病（diabetic polyneuropathy）是最常见的糖尿病神经系统并发症，而糖尿病性脊髓病（diabetic myelopathy）则较少见，占糖尿病神经系统并发症1.5%。由于糖尿病性脊髓病临床较少见，且脊髓影像学检查可能无明显异常，故易误诊、漏诊。

一、发病机制

糖尿病性脊髓病发病机制可能有如下3种。①微血管病变：脊髓供血异常导致功能受损或梗死；②物质代谢异常：高糖环境下，己糖激酶饱和，神经组织中的醛糖还原酶被激活，使葡萄糖经多元醇通路转化为山梨醇，引起脊髓神经细胞内渗透压升高，进而出现水样变性、坏死、脱髓鞘等病理变化；③能量代谢异常：需氧糖酵解降低、无氧代谢增加，阻碍了高能磷酸键的产生。

二、临床分型

糖尿病脊髓病根据病变受累部位分4个类型。

（一）后侧索硬化型

本型表现为脊髓后索和侧索受累。侧索受累表现为双下肢肌张力增高，痉挛性步态，常缓慢出现双下肢无力，行走困难，或瘫痪，腱反射亢进，有病理反射。后索受累临床表现为深感觉减退及下肢感觉性共济失调，振动觉、位置觉和关节运动觉减退，肌张力和腱反射减退或消失。

（二）横贯性脊髓病型

本型表现为受累节段以下完全或不完全性运动、感觉、自主神经功能障碍。病变常从胸段开始，逐渐出现胸部以下感觉异常、过敏及感觉麻木。如呈不完全性横贯性损害，则两侧平面可不对称，偶有束带感。双下肢出现进行性肌无力或瘫痪，肌张力增高，双下肢腱反射可增高或减弱，出现病理征。常合并明显的括约肌障碍症状，排便功能受到影响。

（三）假性脊髓痨型

本型以双下肢深感觉障碍及感觉性共济失调为主，又称糖尿病感觉性共济失调，病变主要在后根、后索，大多伴有末梢神经病变，故也称之为末梢神经–脊髓病变。患者走路时步态不稳，走路如踩棉花感，闭目及走夜路困难，当骶段脊髓损害时，可出现阳痿和排尿困难。查体发现双下肢深感觉障碍，腱反射减弱或消失，脊髓感觉诱发电位明显延迟或消失。

（四）脊髓前角损害型

本型病变主要位于脊髓前角，特点为进行性加重的四肢肌萎缩，通常为亚急性起病，病程有自限性。主要表现以下肢不对称或单侧性近端肌萎缩、无力和疼痛，无感觉障碍为特征。本型可在糖尿病出现同时或后期发生，甚至发生于隐性糖尿病患者。肌萎缩主要累及骨盆带肌，尤其是股四头肌，也可见于臂肌、内收肌及髂腰肌。延髓支配的肌肉不受累。查体可见局部肌张力低下、腱反射降低或消失，偶见肌肉束颤，少数可合并肩胛带、上臂的肌萎缩或肢体远端肌萎缩。肌电图和神经传导对诊断较有价值，表现为受累肌肉神经源性受损，而远端运动和感觉神经传导速度则可正常或轻度减慢，这可与糖尿病性多发性周围神经病相鉴别。这类患者要注意鉴别诊断，除外多发性周围神经病、多发性腰骶神经病、进行性脊肌萎缩症等。

糖尿病脊髓前角损害，有文献误用了Bruns-Garland综合征这一名称。需要指出的是，Bruns-Garland综合征由Bruns（1890）提出，Garland于1995年命名为“糖尿病肌萎缩症”，但常被错误使用。Bruns最早描述的是在1型及2型糖尿病患者中均可发生的近端神经病变所引起的糖尿病性肌萎缩现象，未提及糖尿病性脊髓前角病变。现今文献使用的Bruns-Garland综合征指的是“糖尿病性肌萎缩症”，是综合征性质的术语，实际涵盖了糖尿病肌病、糖尿病周围神经病变（包括多发性神经病、神经根神经丛病、近端神经病）和糖尿病脊髓前角病变所导致的肌萎缩现象。在阅读文献时应该加以注意。

糖尿病性脊髓病多数合并糖尿病性周围神经病，抑或是独立发生。周围神经病变多表现为远端对称性多发性神经病变，患者会出现四肢末端的麻木、针扎样或者烧灼样疼痛等，下肢往往比上肢更早出现症状，典型症状呈手套、袜套样分布。糖尿病周围神经病病变机制可能为微血管壁基底膜增厚、内皮细胞肿胀和增生，致血管阻力增加，引起神经低灌注和神经内膜缺血缺氧，发生神经变性坏死，尤其以直径$<7\ \mu m$的小纤维受累为主，主要包括A δ和无髓纤维C型纤维受损，引起感觉和/或自主神经功能障碍。感觉障碍既有烧灼感、针刺样疼痛等“阳性症状”，也有麻木感、紧缩感、感觉缺失等“阴性症状”。

三、诊断

目前，糖尿病性脊髓病的诊断尚无统一标准，临床上多采用以下方法进行诊断。

（1）符合糖尿病诊断标准。

（2）有脊髓损害的典型症状和体征。

（3）排除其他引起脊髓损害的疾病。

患者在糖尿病的基础上，逐渐出现不同程度的肢体麻木、乏力，下肢感觉障碍或存在感觉障碍平面，感觉性共济失调、步态不稳、排尿无力、大便困难，严重者可出现截瘫。

四、鉴别诊断

糖尿病患者在出现脊髓损害的症状及体征时，应首先警惕糖尿病性脊髓病的可能，同时注意和以下疾病进行鉴别。

（一）亚急性联合变性

亚急性联合变性（SCD）是维生素B_{12}缺乏所引起的神经系统变性疾病，病理损害在脊髓的后索和侧索，亦可不同程度地累及周围神经，其临床特征和糖尿病性脊髓病的后侧索硬化型相似。但SCD是由内因子缺乏等遗传缺陷或萎缩性胃炎、胃大部切除、小肠原发性吸收不良、偏食、素食等获得性因素所致，临床上多伴有恶性贫血或其他类型的贫血，早期平均红细胞体积（MCV）和平均红细胞血红蛋白含量（MCH）低，血常规检查有助于本病的诊断。

（二）进行性脊肌萎缩症

进行性脊肌萎缩症是一种病因未明的选择性侵犯下运动神经元的慢性进行性变性疾病，临床特点为脊髓前角损害引起的肌肉萎缩，易和糖尿病性脊髓肌萎缩型相混。但前者感觉神经一般不受影响，血糖正常，EMG有助于二者的鉴别。

（三）压迫性脊髓病和急性脊髓炎

压迫性脊髓病和急性脊髓炎是由不同病因引起的脊髓损害，根据病损的部位可表现为完全或不完全性横贯性脊髓损害，临床表现和糖尿病性脊髓横贯型相似。前者的临床特征、腰穿椎管不畅或堵塞、CSF异常、脊髓影像学和电生理学改变以及病程的演变和预后均有助于与糖尿病性脊髓横贯型鉴别。急性脊髓病变还要注意区分血管性、感染和自身免疫等病变。

五、治疗

糖尿病性脊髓病的治疗主要包括改善代谢紊乱、治疗疼痛、改善微循环、抗氧化药物治疗、营养神经细胞治疗等。控制血糖是治疗糖尿病神经病变最为有效的治疗方法，是所有治疗的基础。针对糖尿病神经病所致疼痛，可使用加巴喷丁或普瑞巴林等对症止痛。前列腺素E1制剂，如前列地尔可扩张血管，从而有效地改善微循环，进而促进神经细胞的修复。氧化应激和抗氧化防御机制与糖尿病多神经病变的严重性相关，α－硫辛酸可清除自由基，进而改善神经细胞功能。维生素B_{12}可促进损伤神经细胞再生。

经积极控制血糖、治疗原发疾病，周围神经症状可有不同程度的好转，但已出现明显的脊髓损害症状者则难以好转。

（陈　茜）

主要参考文献

［1］王洁，范玉华，李晶晶，等. 糖尿病周围神经病变并糖尿病脊髓病1例［J］. 中国神经精神疾病杂志，2015，41（10）：635-637.

第七章　糖尿病神经病变中医诊疗

第一节　概　述

一、中医对糖尿病神经病变的认识

糖尿病神经病变是糖尿病最常见的慢性并发症之一，涉及中枢及周围神经系统，可见感觉、运动及自主神经等多方面的损害。中医认为，糖尿病神经病变的病因病机与消渴病（糖尿病）密切相关。消渴病日久，耗伤气阴，导致阴阳气血亏虚，脏腑功能失调。气血亏虚则血行不畅，瘀血内生，阻滞脉络，进一步加重神经病变。同时，情志内伤、饮食不节、劳逸失度等因素也可能导致消渴病及其并发症的发生和发展。这些因素通过影响人体的阴阳平衡和脏腑功能，进而对神经系统产生损害。

中医以其独特的理论体系，通过辨证施治，在糖尿病神经病变的治疗中展现出显著的疗效和优势。中医注重整体观念，强调阴阳平衡和脏腑功能的协调，通过调整人体内环境，达到治疗疾病的目的。中医治疗不仅关注症状的缓解，更重视整体调理，以恢复人体的阴阳平衡和脏腑功能。通过中药、针灸、推拿等多种治疗手段，可以有效改善糖尿病神经病变患者的症状，提高生活质量。此外，中医还强调预防，通过调整饮食、作息、情志等，减少糖尿病神经病变的发生和发展。

本节将聚焦于糖尿病周围神经病变、糖尿病心脏自主神经病变、糖尿病性胃轻瘫以及糖尿病神经源性膀胱等糖尿病神经病变，从中医角度深入探讨其病因病机、辨证诊断及治疗方法。通过对这些病变类型的系统阐述，旨在揭示中医药在糖尿病神经病变治疗中的独特价值和潜力，为临床实践提供理论支撑和实践指导，同时提高患者管理与康复的科学性与有效性。

二、中药治疗糖尿病神经病变的理论基础

（一）中医对糖尿病神经病变的认识和理论

中医药在治疗糖尿病及其并发症方面有着深厚的理论基础和丰富的实践经验。中医学虽然没有明确的“糖尿病神经病变”这一名称，但历代医家在长期的临床实践中已经注意到了该病的存在。对于糖尿病神经病变的临床表现，中医文献中早有论述。例如，《丹溪心法》中描述了消渴病患者“腿膝枯细，骨节酸疼”；《续名医类案》提到“足膝痿弱，寸步艰难”；《普济方》描述“手足烦疼”；《王旭高医案》中记录了“手足麻木”。这些描述与糖尿病周围神经病变的症状极为相似。综合古今文献，糖尿病神经病变的发病机制复杂，消渴日久导致气虚、阴虚及阳虚，又与瘀血相辅相成，最终导致气血不和、血行凝

滞、脉络痹阻，发展为糖尿病神经病变。

（二）中医辨证施治的原则和方法

糖尿病神经病变中医辨证施治注重整体观念，强调脏腑、经络、气血等各方面的相互联系及其与外界环境的关系，而非只关注单一症状。通过辨证论治，根据患者的具体症状和体质情况进行辨证分型，确定治疗的主次矛盾，并根据患者的年龄、性别、体质、病情、病程等具体情况制定个体化的治疗方案。糖尿病神经病变总的病机是阴虚燥热，病久伤阳，血脉瘀阻，气血不调，阳气不能通达四肢，筋脉失于濡养，其病乃作。其辨证分型包括肝肾阴虚型、气血两虚型、气阴两虚型和湿热阻滞型，各自有典型症状和诊断特点。肝肾阴虚型表现为四肢麻木、刺痛或烧灼感，伴腰膝酸软、头晕耳鸣、五心烦热等，舌红少苔，脉细数，常见于糖尿病病程较长者；气血两虚型以四肢麻木、乏力、肌肉萎缩为主，伴面色萎黄、心悸失眠，舌淡苔白，脉细弱，提示气血长期亏虚；气阴两虚型则表现为四肢感觉异常，常见冷感、麻木或轻瘙痒，伴体倦乏力、自汗盗汗，舌淡红或舌红少苔，脉细弱或细数，多见于糖尿病中期；湿热阻滞型以四肢麻木沉重、灼痛或局部肿胀为主，伴口苦口干、全身困重，舌红苔黄腻，脉滑数，常见于血糖控制不良或感染加重者。诊断时需动态辨证，结合阴虚、气虚为本，湿热、瘀阻为标的病机特点，同时参考现代医学检查结果，明确病情阶段并指导制定个性化治疗方案，包括滋补肝肾、益气养血、清热利湿等治疗方法。临床工作中常常内外合治，将中药汤剂、中成药、中药熏洗、针灸、推拿等有机结合，殊途同归，事半功倍。

三、常用中药及其作用机制

中药通常通过多靶点和多种机制发挥作用。例如黄芪能扩张外周血管，使内皮细胞受损的功能恢复，促使内皮素分泌减少，改善局部血流动力学，增进末梢循环，改善局部营养状态；还具有清除自由基和抗氧化作用，能促进神经髓鞘的进一步修复。此外，黄芪有抑制醛糖还原酶的作用。有研究者采用DL-甘油醛-NADPH-紫外分光光度法测定醛糖还原酶活性，结果表明黄芪甲苷对醛糖还原酶具有显著的反竞争性抑制作用，其抑制常数为6.218 μmol/L。丹参的主要活性成分丹参酮ⅡA通过抑制线粒体凋亡途径，调控凋亡相关蛋白Bax和Bcl-2的表达，最终显著抑制周围神经细胞的凋亡。丹参还能改善糖代谢紊乱，加速微循环，解除微血管痉挛，促进末梢神经代谢。上述作用与中医理论中“活血化瘀”“调和气血”“通经止痛”的功效密切相关，为“气血不调，血脉瘀阻”致周围神经损伤提供了现代药理机制支持。此外，川芎活血化瘀，能够改善微循环，抗炎，减少氧化应激对神经细胞的损伤，防止神经细胞凋亡，还可以减少炎症介质的释放，减轻疼痛。当归补血活血，可镇静止痛，松弛肌肉，改善周围神经和血管功能。桂枝辛温行气，通络祛瘀。中药以复方形式出现，药物之间互通有无、优势互补，从而实现良好的治疗效果。

四、中药复方及临床研究

（一）缓解症状——首要任务

针对糖尿病神经病变引发的神经痛，缓解症状是治疗的首要任务。张等的研究采用随机对照试验设计，将54例糖尿病神经病变患者分为2组，参照组27例接受常规治疗（包括胰岛素控制血糖及营养神经药物），实验组27例在此基础上联合针灸和益气通络汤治疗。通过正中神经和胫神经的感觉及运动传导速度评估疗效，对比分析临床治疗有效率。结果显示，实验组的治疗有效率为96.30%，显著高于参照组的66.67%（$P<0.05$）；实验组正中神经感觉传导速度、正中神经运动传导速度和胫神经运动传导速度分别提升至（47.13 ± 3.15）m/s、（56.18 ± 2.45）m/s和（49.15 ± 2.13）m/s，均显著优于参照组（$P<0.05$）。这些结果表明，针灸联合益气通络汤通过改善神经传导功能和微循环状态，可能以活血化瘀、通络止痛的方式，可有效缓解神经痛并促进神经功能恢复。

（二）改善神经功能——根本目标

尽管缓解神经痛能在短期内提升患者的生活质量，但这并不能从根本上解决问题。改善神经功能是治疗的根本目标，只有修复受损的神经，才能防止症状反复和病情进展。在一项芪藤通痹方中药熏洗治疗糖尿病周围神经病变的临床研究中，研究组腓肠神经和腓总神经的感觉与运动神经传导速度分别从治疗前的（38.56 ± 5.37）m/s和（38.28 ± 5.19）m/s显著提升至（45.22 ± 4.75）m/s和（49.59 ± 5.37）m/s（$P<0.05$），显著高于对照组。同时，炎症因子TNF-α和IL-6水平显著下降［分别降低至（39.18 ± 6.26）μg/L和（164.86 ± 27.15）ng/L］，表明中药治疗在减轻炎症反应、修复神经功能方面具有明显效果。另一项关于黄芪桂枝五物汤联合中药定向透药治疗的研究显示，治疗组患者的腓浅神经感觉传导速度和动作电位振幅显著提升，TCSS评分从治疗前的（10.5 ± 2.3）分降低至（6.3 ± 1.7）分（$P<0.05$），总有效率为82.00%，显著高于对照组的58.82%。此外，治疗组的不良反应发生率为2.00%，低于对照组的9.80%，显示出更好的安全性。中药治疗通过改善神经传导功能、减轻炎症反应和氧化应激水平，从根本上修复受损神经，符合中医“益气活血通络”的治疗原则，为糖尿病周围神经病变的综合治疗提供了科学依据。

这些研究表明，中西医结合治疗不仅能够缓解糖尿病神经病变引发的神经痛，还能促进神经功能的恢复。这种疗法通过调节全身和局部的气血运行、抗炎抗氧化，帮助患者更快地恢复神经传导功能，从而改善长期的生活质量。此外，中药治疗能够显著降低糖尿病患者的空腹血糖和餐后血糖水平，起到平稳血糖的作用，这也为神经病变的改善打下基础。

中药的整体疗效更具多靶点调节性，且长期使用时具备较好的安全性和耐受性，常见不良反应较轻。然而，部分中药在长期使用中可能存在潜在的不良反应。例如，黄芪虽具有益气活血的功效，但高剂量或长期使用可能导致湿热内蕴，表现为消化不良或口干口渴；丹参因其活血化瘀作用，可能增加出血风险，尤其是与抗凝药物或抗血小板药物联用时需谨慎。因此，建议在用中药治疗糖尿病神经病变过程中加强监测，特别是在联合使用多种中药或与西药联合治疗时，应关注药物间的相互作用及潜在的不良反应。未来中药的研究应进一步探索其精确的作用机制，结合现代药理学和大数据分析，优化治疗方案的同时，建立中药长期使用的安全性监测体系，为患者提供更科学、安全的治疗选择。

五、西医师使用中药的注意事项

随着中医药在全球范围内的推广和应用，越来越多的西医师开始涉足中药领域。然而，由于中医药学与西医药学在理论体系、诊疗方法上存在显著差异，西医师在使用中药时需格外注意，以确保患者安全和治疗效果。

近年来，中医药在糖尿病神经病变的治疗领域扮演着日益重要的角色。越来越多的临床研究发现，中医药的特色治疗发挥着突出的优势。目前，一些具有活血化瘀作用的植物药及中药制剂常被用于糖尿病周围神经病变的治疗，如木丹颗粒、复方丹参滴丸等。遵循辨证施治原则，细致评估每位患者的具体症状和体质差异，为糖尿病神经病变患者制定出针对性强、个性化的中药治疗方案，可获得更佳的治疗效果。因此，西医师在治疗糖尿病神经病变时，可酌情选择中药及中药制剂作为辅助治疗手段。目前，国家对于西医师使用中药已出台明确的政策和法规，旨在规范西医师合理使用中成药，以期为患者提供更精准、更有效的医疗服务。

（一）辨证施治原则

辨证施治是中医治疗的核心原则，它强调根据患者的具体症状和体质差异，进行个体化的诊断和治疗。这一原则要求医生通过望、闻、问、切等方法收集患者信息，然后运用中医理论进行综合分析，以确定病因、病位、病性等，从而制定个性化的治疗方案。

其包括辨证和论治两个方面。辨证，即通过中医的四诊（望、闻、问、切）收集患者的临床表现，包括症状、体征等，然后运用中医理论进行分析，以确定疾病的证候。在辨证时，应区分气、血、阴、阳及标本虚实，虚当辨气虚、阴虚、阳虚，实当辨瘀血与痰浊。糖尿病周围神经病变往往以本虚标实多见，其辨证分型包括气虚血瘀证、阴虚血瘀证、痰瘀阻络证、肝肾亏虚证、阳虚寒凝证及湿热阻络证等。论治，即在辨证的基础上，根据确定的证候来制定治疗方案。糖尿病周围神经病变属本虚标实之证，本虚以气阴两虚为主，渐至阴阳两虚，标实则责之瘀血、痰浊等，总以脉络不通为主。因此临床医生需明确瘀血贯穿糖尿病周围神经病变病程的始终，在治疗上应酌情选加化瘀通络之品，取其“以通为补”“以通为助”之义。总之，治疗不仅仅是对症下药，而是要综合考虑患者的整体状况和疾病的发展阶段，采取相应的治疗原则和方法。

（二）西医师使用中药的政策与法规

国家鼓励西医师学习中医药理论，并在遵循中医药特点规律的基础上合理使用中成药。国家对于西医师需取得专门资格以使用中药已有明确规定，旨在规范西医师合理使用中成药，提高临床应用水平，促进中医药持续健康发展。

根据《国家卫生健康委 国家中医药管理局关于印发第一批国家重点监控合理用药药品目录（化药及生物制品）的通知》（国卫办医函〔2019〕558号）的要求，非中医类别的医师，经过不少于1年系统学习中医药专业知识并考核合格后，遵照中医临床基本的辨证施治原则，可以开具中成药处方。此外，取得省级以上教育行政部门认可的中医、中西医结合、民族医学专业学历或学位的，或者参加省级中医药主管部门认可的2年以上西医学习中医培训班（总学时数不少于850学时）并取得相应证书的，或者按照《传统医学师承和确有专长人员医师资格考核考试办法》有关规定跟师学习中医满3年并取得《传统医学师承出师证书》的，既可以开具中成药处方，也可以开具中药饮片处方。

为培养高层次中西医结合人才，国家实施西医学习中医重大专项，培养了一批高层次中西医结合人才，并支持中西医协同“旗舰”医院、“旗舰”科室开展西医学习中医和中西医结合高层次人才培养。鼓励省级卫生健康、中医药主管部门建设西医学习中医培训基地，面向相关科室西医师开展西医学习中医系统培训。

综上所述，国家通过政策引导和培训要求，确保西医师在使用中药时能够遵循中医药的特点和规律，保障患者的用药安全和疗效。同时，通过培养高层次中西医结合人才，推动中医药与西医药的协调发展。

西医师在使用中药时，应秉持谨慎和尊重的态度，通过不断学习和实践，提高中医药服务的专业水平，为患者提供更全面、更有效的医疗服务。

六、总结与展望

中医对糖尿病神经病变的认识基于其独特的理论体系，通过辨证施治，以恢复人体的阴阳平衡和脏腑功能为目标。中医强调整体观念，注重个体差异和病因病机的分析，通过调整人体内环境，达到治疗疾病的目的。治疗原则包括益气养阴、活血化瘀、疏肝解郁、健脾补肾等。这些原则体现了中医的整体观念和个体化治疗的思想，旨在通过调整人体的阴阳平衡和脏腑功能，改善糖尿病神经病变患者的症状和生活质量。

中医在糖尿病神经病变治疗中展现出独特的优势，如整体调理、个体化治疗、不良反应小等。通过中药、针灸、推拿等多种治疗手段，中医可以有效改善患者的症状和生活质量。然而，中医在糖尿病神经病变治疗中也面临一些挑战，如缺乏统一的治疗标准、疗效评估体系不完善等。此外，中医与西医之间的融合与协作也是当前亟待解决的问题之一。中西医结合治疗糖尿病神经病变已经成为当前临床实践的重要趋势。通过结合中医的整体调理优势和西医的精准治疗优势，可以提高疗效，减少不良反应。在实践中，中西医结合治疗方法包括中药与降糖药物的联合应用、针灸与物理治疗的结合等。这些方法不仅可以有效改善患者的症状和生活质量，还可以减少并发症的发生和发展。未来，中医在糖尿病神经病变领域的研究将更加注重基础与临床的结合，探索更有效的治疗方法。通过深入研究中医理论在糖尿病神经病变中的应用机制，可以进一步揭示其疗效的科学依据。同时，中医也将加强与现代医学技术的融合与创新发展。通过利用现代科技手段如人工智能、大数据等，可以推动中医在糖尿病神经病变领域的精准治疗和个体化治疗的发展。与此同时，中医在糖尿病神经病变的预防、康复和健康管理等方面也将发挥更大的作用。通过加强健康教育、饮食调理、心理干预等措施，可以减少糖尿病神经病变的发生和发展，提高患者的生活质量和社会参与度。

第二节　糖尿病周围神经病变中医诊断与治疗

糖尿病周围神经病变在中医学范畴内常归类于“血痹”“麻木”“痛证”“痿证”等。国家中医药管理局于2010年颁布的《22个专业95个病种中医诊疗方案》中，将本病正式命名为“消渴病痹症”。

一、病因病机

（一）病因

糖尿病周围神经病变的病因复杂，涉及气血阴阳亏虚、血脉瘀滞、脏腑失常等多个方面。

1.气血不和，血行凝滞　消渴日久会耗伤人体的气阴，气为阳，阴为血及津液等营养物质。消渴日久，气虚无以推动血液运行，血液因此瘀滞，血瘀又加重气虚。在糖尿病的发展过程中，气虚与阴虚互为因果。这种气血不和、血行凝滞的状态，使脉络痹阻，最终导致神经病变的发生。

2.气阴两虚，血脉瘀滞 糖尿病的病程漫长，从阴虚燥热到阴伤气耗，最终发展为气阴两虚。气阴两虚不仅影响气血的正常运行，还导致血脉瘀滞。血瘀进一步阻滞脉络，使筋、脉、肉、皮失去滋养，出现发凉、麻木、疼痛以及痿弱无力等症状。此外，当瘀血形成并阻碍气血的正常流通时，气机受到阻滞，无法顺畅上升，故水津（即体内的水分和津液）也无法随气上升并均匀分布到全身。这种情况下，体内的阴液逐渐亏虚，阴虚导致内热产生，进一步消耗津液。这种阴虚内热的状况，又会加剧血瘀的形成，造成恶性循环。

3.阳虚寒凝，经脉痹阻 消渴迁延不愈，阴损及阳，最终导致阴阳两虚的病理状态。阳虚则寒凝，寒凝则血脉不畅，经脉痹阻。阳气无法到达四肢末端，四肢失去温养，出现四肢厥冷不温、麻木疼痛等症状。元阳亏损，温煦之力不足，肌肉筋脉得不到足够的温养，从而引发本病。

4.脏腑失常，筋肉失养 糖尿病周围神经病变不仅与气血阴阳的亏虚有关，还与脏腑功能的失常密切相关。肺、胃、肝、肾等脏腑在糖尿病的发病过程中起着重要作用。肺燥阴亏，津液不足，则皮毛失于濡润；脾虚则气血生化不足，肢体失养；胃热灼伤肺津，燥热内生；肾之阴阳为一身阴阳之根本，肾阴不足，肝失涵养，宗筋不利。脾肾亏虚，水湿停留，还可导致水肿等发生。这些脏腑功能的失常，最终导致筋肉失养，引发神经病变。

（二）病机

1.麻木为主期 此期以肢体麻木不仁为主要临床表现，多由于肺燥津伤或胃热伤阴耗气，导致气阴两虚，血行不畅所致。气虚则推动无力，阴虚则津液不足，血行瘀滞，脉络痹阻，肢体失荣。

患者常感手足麻木时作，或如蚁行，步如踩棉，感觉减退，无力等。肌电图检查可能正常或轻度异常。

2.疼痛为主期 此期以疼痛为主要临床表现。气虚血瘀、阴虚血瘀，脉络失养，迁延不愈，不荣则痛。或由气损阳，或阴损及阳，致阳虚失煦，阴寒凝滞，血瘀为甚，又因气不布津，阳不化气，痰浊内生，痰瘀互结，痹阻脉络，不通则痛。

患者常呈刺痛、钻凿痛或痛剧如截肢，夜间加重，甚则彻夜不眠。双足厥冷，肌电图表现异常。

3.肌肉萎缩为主期 此期以肢体萎缩不用为主要临床表现，多由于上述两期迁延所致。久病气血亏虚，肾虚督弱，阴阳俱损，则机体失去滋养。或因麻木而肢体活动长期受限，血行缓慢，脉络瘀滞，肢体、肌肉、筋脉失于充养，则肌肉日渐萎缩，肢体软弱无力。

患者肢体萎缩，软弱无力，常伴有不同程度的麻木、疼痛等表现。肌电图表现异常。

4.与糖尿病足并存期 脾虚湿盛、气血不足、血瘀、水湿内停等病理因素交织，脉络阻滞导致四肢供血不畅，局部气血运行不畅，最终表现为足部的感染、溃疡和坏死等症状。阴阳失衡，肾虚、气虚、血瘀相互影响，导致足部的微循环障碍，机体免疫功能低下，易发生感染，且难以愈合。

患者不仅出现糖尿病周围神经病变的症状，如麻木、疼痛、肌肉萎缩等，还可能伴有糖尿病足的症状，如足部溃疡、感染、坏死等。

二、辨证诊断

1. 气虚血瘀证

［临床证候］患者常表现为手足麻木，如有蚁行感，肢末时痛，多呈刺痛，以下肢为主，入夜痛甚。同时，伴有神疲倦怠、气短懒言、动则汗出、腹泻或便秘等症状。舌质淡暗，或有瘀点，苔薄白，脉细涩。

［辨证要点］手足麻木、刺痛，下肢为主，入夜痛甚，伴有气虚及血瘀证。

2. 阴虚血瘀证

［临床证候］患者肢体麻木，腿足挛急，酸胀疼痛，或肢体灼热疼痛，夜间为甚。同时，伴有五心烦热、失眠多梦、皮肤干燥、口干咽燥、腰膝酸软、头晕耳鸣、便秘等症状。舌质嫩红或暗红，苔花剥少津，脉细数或细涩。

［辨证要点］腿足挛急、肢体麻木、酸胀疼痛，夜间为甚，伴有阴虚证。

3. 气阴两虚夹瘀证

［临床证候］患者肢体麻木，肢端时痛，多呈刺痛或灼热疼痛，以下肢为主，或小腿抽搐，入夜为甚。同时，伴有气短乏力、神疲倦怠、自汗畏风、五心烦热、腰膝酸软、头晕耳鸣、便秘等症状。舌质暗红，或有瘀斑，苔薄白或少苔，脉细数或弦细涩。

［辨证要点］肢体麻木、刺痛，气短乏力，自汗畏风，五心烦热，伴有气虚、阴虚及瘀血证。

4. 阴阳两虚夹痰瘀证

［临床证候］患者四肢欠温，甚或厥冷，麻木不仁，隐隐作痛，迁延不愈。同时，伴有神疲乏力、形寒怯冷、面容憔悴、腰膝酸软、食少纳呆、腹泻或便秘、夜尿频多或潮热盗汗等症状。舌质暗淡，舌下络脉瘀紫，舌体胖大有齿痕，苔白厚腻，脉沉滑或沉涩。

［辨证要点］四肢欠温，甚或厥冷，麻木不仁，伴有阴虚、阳虚及瘀血证。

5. 阳虚寒凝证

［临床证候］患者肢体麻木不仁，肢末冷痛，得温痛减，遇寒痛增，以下肢为著，入夜更甚。同时，伴有神疲懒言、腰膝乏力、畏寒怕冷等症状。舌质暗淡或有瘀点，苔白滑，脉沉紧。

［辨证要点］肢体麻木不仁，四末冷痛，得温痛减，遇寒痛增，下肢为著，伴有阳虚寒凝的表现。

6. 痰瘀阻络证

［临床证候］患者肢体麻木不仁，疼痛固定，痛如针刺，夜间加重，或见肢体肿胀，皮肤粗糙，甚则出现瘀斑或色素沉着。同时，伴有胸闷、痰多、口黏、纳呆、大便黏滞等症状。舌质紫暗或有瘀斑，苔腻或厚腻，脉弦滑或涩。

［辨证要点］肢体麻木不仁，刺痛，肢体肿胀，胸闷、痰多，伴有痰湿内阻的表现。

7. 肝肾亏虚证

［临床证候］患者肢体关节屈伸不利，痿软无力，甚者肌肉萎缩。同时，伴有腰膝酸软、骨松齿摇、头晕耳鸣等症状。舌质淡，少苔或无苔，脉沉细无力。

［辨证要点］肢体痿软无力，肌肉萎缩，伴有肝肾亏损表现，以虚为主。

三、治疗

糖尿病周围神经病变的治疗综合运用内治法、外治法等多种手段，以达到全面改善患者临床症状、提高生活质量的目的。在实际操作中，需根据患者的具体病情和体质特点，个性化地选择治疗方案，确保治疗的安全性和有效性。

（一）常用方药

1.气虚血瘀证

治法：补气活血，化瘀通痹。

方药：常用补阳还五汤合黄芪桂枝五物汤加减，以生黄芪、当归等药物补气活血，赤芍、川芎等化瘀通痹。病变以上肢为主者可加桑枝、桂枝尖，以下肢为主者加川牛膝、独活。

2.阴虚血瘀证

治法：滋阴活血，柔筋缓急。

方药：常用芍药甘草汤合四物汤加味，以生白芍、生甘草等药物滋阴活血，木瓜、川牛膝等柔筋缓急。若患者腿足挛急、时发抽搐，可加全蝎、蜈蚣等息风止痉；五心烦热者，则加地骨皮、胡黄连等清热除烦。

3.气阴两虚夹瘀证

治法：益气养阴，活血通络。

方药：常用参芪地黄汤合桃红四物汤加减，以太子参、生黄芪等药物益气养阴，桃仁、红花等活血通络。五心烦热者，多属阴虚，可加枸杞子、女贞子等滋阴清热。

4.阴阳两虚夹痰瘀证

治法：滋阴温阳，活血通络。

方药：常用济生肾气丸合补阳还五汤加减，以炮附子、肉桂等药物温阳散寒，熟地黄、山萸肉等滋阴补肾，桃仁、川芎等活血通络。若冷痛明显，可加川乌、续断等药物温经止痛。

5.阳虚寒凝证

治法：温经散寒，通络止痛。

方药：常用当归四逆汤加减，以当归、炮附子等药物温经散寒，通草、干姜等通络止痛。若以下肢疼痛为甚，可酌加川续断、牛膝等活血祛瘀；若兼有水饮呕逆，则加吴茱萸、生姜等温中止呕。

6.痰瘀阻络证

治法：化痰活血，宣痹通络。

方药：常用指迷茯苓丸合活络效灵丹加减，以茯苓、姜半夏等药物化痰，当归尾、丹参等活血通络。根据具体症状，可加减药物，如用藿香、佩兰等化湿止呕，独活、防风等祛风除湿，白附子、白芥子等化痰散结。

7.肝肾亏虚证

治法：滋补肝肾、填髓充肉。

方药：常用壮骨丸加减，以龟甲、黄柏等药物滋补肝肾，熟地黄、山萸肉等填髓充肉。若肾精不足明显，可加牛骨髓、菟丝子等补肾填精；阴虚明显者，则加枸杞子、女贞子等滋阴补肾。

（二）中成药治疗

糖尿病周围神经病变的中成药治疗，强调根据患者的中医证型选用合适的药物，通常推荐无糖颗粒型、胶囊剂、浓缩丸或片剂。木丹颗粒具有益气活血、通络止痛的功效，适用于气虚络阻证患者，能有效改善肢体麻木、疼痛等感觉异常，提高神经传导速度。消栓肠溶胶囊、通塞脉片适用于气虚血瘀证患者，参芪降糖颗粒适用于气阴两虚证患者。这些药物均通过补气活血、通络止痛的机制发挥作用。

（三）外治法

1.中药熏洗配合穴位按摩　在中药熏洗的基础上，配合足部穴位按摩，可以增强通经活络的作用，提高神经传导速度，降低疼痛评分。此方法适用于血瘀、寒凝证型的糖尿病周围神经病变患者。

2.针刺治疗　根据中医辨证，选用胰俞、膈俞、脾俞、肾俞等穴位进行针刺治疗。针刺治疗能加速神经传导，调节神经代谢，修复神经功能，有效缓解糖尿病周围神经病变患者的麻木、疼痛等症状。但需注意，血糖控制较差、皮肤过敏和感染、破溃、水肿、晕针者禁用。

3.推拿治疗　以肩胛、肢体局部取穴为主，通过刺激局部穴位，疏通经络气血，促进病患处血液循环，改善局部新陈代谢，从而缓解糖尿病周围神经病变患者的临床症状。推拿治疗时应注意力度刚柔相济，以深透为度，且合并血液病、局部皮肤破损或皮肤病者不宜进行。

4.离子导入治疗　将川乌、草乌、透骨草、白芥子、鸡血藤、赤芍、川牛膝、延胡索、红花等中药水煎浓缩后，通过离子导入治疗机将药液导入患者体内。此方法适用于各种证型的糖尿病周围神经病变患者，尤其对气虚血瘀证、寒凝血瘀证疗效显著。治疗期间需专人护理，观察局部皮肤情况，酌情调节频率及强度，对导入液中药成分过敏者需调整方剂或停止治疗。

（四）传统功法

1.太极拳　太极拳作为一种传统的康复运动，通过缓慢而连贯的动作，可提高患者肌肉、骨骼、关节和机体的平衡协调能力，增加肌肉力量，改善关节活动度，从而缓解糖尿病周围神经病变患者的四肢麻木、疼痛、乏力等症状。建议每周至少进行5次太极拳训练，每次包括热身10分钟、24式简化杨氏太极拳60分钟和放松运动10分钟，24周为1个疗程。

2.八段锦　八段锦是一种结合了呼吸、意念和动作的健身功法，对糖尿病患者具有显著的康复效果。它可以改善胰岛B细胞功能，降低血糖、血压和血脂水平。同时，八段锦还具有调神、调心的特点，有助于疏导情志。建议每周至少进行5次八段锦训练，每次包括热身10分钟、八段锦动作30分钟和放松运动10分钟，12周为1个疗程。

第三节　糖尿病心脏自主神经病变中医诊断与治疗

糖尿病心脏自主神经病变是指因高血糖引起的心脏自主神经损害，中医病名为消渴病心病，可归为“胸痹”“胸痛”等范畴。消渴病心病的症状表现与西医所述的糖尿病心脏自主神经病变相吻合，如心律失常、心脏及血管的舒缩功能下降等。

一、病因病机

（一）病因

1.阴虚燥热累积 长期阴虚导致内生燥热，燥热伤津，使得津液亏乏，脉络失去濡养。这会导致血液运行不畅，血脉受阻，同时阴虚内热反复损耗津液，促进痰浊生成，并灼伤阴血，加剧瘀血形成。

2.气阴两虚并存 消渴病迁延不愈，导致气虚与阴虚同时出现。气虚影响血液推动，使血液易于瘀滞，且气虚又导致水湿停滞，化生痰浊，加重心脉阻滞；阴虚则津液耗竭，血液黏稠度增加，运行不畅。故而形成痰瘀互结的病理状态。

3.阳虚寒凝血脉 消渴病病程长或患者本身阳虚，导致心阳不足，阳气虚衰不能温煦血脉，血液运行减慢，凝涩成瘀。阳虚生寒，寒邪入络后，血液遇寒则凝，黏滞于脉中形成瘀血。阳虚亦可致水湿内停，转化为痰饮，形成痰瘀水湿互结的病理状态。

4.痰浊内阻心脉 消渴病久病及脾，脾失健运，导致水湿停聚化生痰浊，痰浊内阻于心脉。痰浊阻滞胸阳，影响气血运行，与血瘀相互为患，形成痰瘀互结，使病情迁延恶化。

5.瘀血内阻心脉 血瘀是久病入络的产物，也是新的致病因素。血瘀阻滞心脉，导致心脉供血不足，进一步损伤心气、心阴。血瘀阻滞后，心脉失通，形成血不养心的病理状态，表现为胸痛、心悸等症状。瘀血还可加重气血运行障碍，与气滞、痰浊互相影响，使病机复杂化。

6.气滞血瘀交互 消渴病迁延导致气机运行不畅，气滞加重血瘀。气滞与血瘀相互作用，进一步损伤心脉功能。气机郁滞还会影响津液的输布，使濡养功能失调，形成痰瘀阻滞的病理状态。

（二）病机

1.发病初期 此阶段主要表现为心脏气阴两虚，心脉失养。由于糖尿病的长期影响，心脏气阴耗伤，心阴不足，心火偏旺，导致心神不宁，出现心悸、怔忡等症状。同时，脾虚失运，肺失治节，肾气失司，导致痰浊内生，闭阻心脉，气机不利，胸阳不振，发为胸痹。

2.病变进展期 随着病情的进一步发展，气虚血瘀、气滞血瘀成为主要病机。气虚无力推动血液运行，血瘀阻滞心络，不通则痛，出现胸中刺痛、胸痛彻背、背痛彻心等症状。同时，阴损及阳，心脾阳虚，寒凝血瘀阻闭心脉，进一步加重胸痹心痛。病情进一步发展，络脉绌急，心络瘀塞不通，可出现心胸猝然大痛，即发为真心痛。

3.病变晚期 此阶段主要表现为阴阳俱虚，痰湿内盛，血液凝滞，痰瘀稽留脉络。糖尿病累及心脏日久，导致阴阳俱虚，痰湿内生，瘀血与痰浊凝聚，壅塞心络。或由虚损至衰微，脏腑血脉瘀阻不通，肺络瘀阻，肺气受遏，失其肃降；心肾阳虚，水邪内停，水饮上凌心肺，出现喘息、四肢逆冷青紫、尿少、水肿等症状。重则虚阳欲脱，阴竭阳绝，阴阳离决，可见大汗淋漓、四肢厥冷、脉微欲绝等危象。

二、辨证诊断

1.气阴两虚型

［临床证候］患者常感胸闷隐痛，疼痛时作时止，伴有心悸气短、神疲乏力、自汗盗

汗、口干欲饮等症状。舌象表现为舌偏红或舌淡暗，少苔。脉象细数或细弱无力，或见结代脉。

［辨证要点］胸闷隐痛，心悸气短，神疲乏力，舌偏红少苔，脉细数无力。

2. 痰浊阻滞型

［临床证候］患者胸部闷痛如窒，疼痛常牵引肩背，心下痞满，伴有倦怠乏力、肢体重着、形体肥胖、痰多等症状。舌体胖大或边有齿痕，舌质淡或暗淡，苔厚腻或黄腻。脉滑。

［辨证要点］胸闷痛如窒，心下痞满，肢体重着，痰多，苔厚腻。

3. 心脉瘀阻型

［临床证候］患者感心痛如刺，疼痛常牵引至肩背、内臂，伴有胸闷、心悸等症状。舌质紫暗，脉细涩或结代。

［辨证要点］心痛如刺，胸闷心悸，舌质紫暗，脉细涩。

4. 阴阳两虚型

［临床证候］患者头晕目眩，心悸气短，大汗出，畏寒肢冷，甚则晕厥。舌淡，苔薄白或如常，脉弱或结代。

［辨证要点］头晕目眩，心悸气短，畏寒肢冷，脉弱。

5. 心肾阳虚型

［临床证候］患者猝然心痛，宛若刀绞，胸痛彻背，伴有胸闷气短、畏寒肢冷、心悸怔忡、自汗出、四肢厥逆、面色㿠白等症状。舌质淡或紫暗，苔白，脉沉细或沉迟。

［辨证要点］猝然心痛，胸痛彻背，胸闷气短，畏寒肢冷，四肢厥逆，面色㿠白。

6. 水气凌心型

［临床证候］患者气喘，咳嗽吐稀白痰，夜睡憋醒，或夜睡不能平卧，心悸动辄加剧，畏寒肢冷，腰酸尿少，面色苍白或见青紫，全身水肿。舌淡胖，苔白滑，脉沉细或结代。

［辨证要点］气喘，夜睡憋醒，心悸，畏寒肢冷，面色苍白或青紫，全身水肿。

三、治疗

糖尿病心脏自主神经病变的治疗需综合运用内外治疗法、传统功法以及精神调摄等多种手段，以达到全面改善患者临床症状、提高生活质量的目的。

（一）常用方药

1.气阴两虚型

治法：益气养阴，活血通络。

方药：常用生脉散加减，方中太子参、麦冬、五味子益气养阴，三七、丹参活血通络。口干甚者，可加天冬、酸枣仁养阴安神；气短明显者，可加黄芪、炙甘草益气升阳。

2.痰浊阻滞型

治法：化痰宽胸，宣痹止痛。

方药：常用瓜蒌薤白半夏汤加减，方中瓜蒌、薤白、半夏化痰宽胸，白酒、干姜宣痹止痛。若痰热口苦，可加黄连清热化痰。

3.心脉瘀阻型

治法：活血化瘀，通络止痛。

方药：常用血府逐瘀汤加减，方中桃仁、当归、红花、赤芍、牛膝活血化瘀，川芎、柴胡、桔梗、枳壳行气通络，生地黄、甘草养阴清热。心痛甚者，可加三七、延胡索、丹参加强活血止痛之力；脉结代者，可加炙甘草、人参、桂枝益气养心，温通心阳。

4.阴阳两虚型

治法：滋阴补阳。

方药：常用炙甘草汤加减，方中炙甘草、生地黄、人参、桂枝益气养阴，温通心阳，麦冬、火麻仁、阿胶滋阴润燥，生姜温胃散寒。五心烦热者，可加女贞子、墨旱莲养阴清热；畏寒肢冷甚者，可加仙茅、仙灵脾温阳散寒。

5.心肾阳虚型

治法：益气温阳，通络止痛。

方药：常用参附汤合真武汤加减，方中人参、制附子益气温阳，白术、茯苓、白芍健脾利水，生姜温胃散寒。面色苍白、四肢厥逆重者，可重用人参、制附子加强温阳之力；大汗淋漓者，可加黄芪、煅龙骨、煅牡蛎固涩止汗。

6.水气凌心型

治法：温阳利水。

方药：常用葶苈大枣泻肺汤合真武汤加减，方中葶苈子泻肺利水，制附子、茯苓、白术、人参、白芍、桂枝温阳利水，五加皮强肾利水。胸腹水明显者，可加桑白皮、大腹皮加强利水之力。

（二）中成药治疗

中成药在糖尿病心脏自主神经病变的治疗中发挥着重要作用，提供了多样化的治疗选择。

生脉散加味作为经典方剂，通过益气养阴、敛汗生津，可显著改善患者的心悸、胸闷、失眠等症状。

参松养心胶囊以生脉散为基础，进一步增强了益气养阴、活血通络、养心安神的功效，有效改善患者的心肌缺血和心率变异性。

稳心颗粒则适用于气阴两虚血瘀证，通过益气养阴、活血化瘀来改善心悸、胸闷等症状。

速效救心丸则适用于痰浊瘀阻证，通过行气活血、祛瘀止痛来缓解心绞痛。

心通颗粒适用于气阴两虚，痰瘀痹阻证，能够益气养阴、化痰通络。

芪苈强心胶囊针对阳气亏虚、络瘀水停证，具有益气温阳、活血通络、利水消肿的功效。

脑心通胶囊则适用于气虚血滞、脉络瘀阻证，通过益气活血、化瘀通络来改善胸痹心痛等症状。

这些中成药在临床应用中均展现出良好的疗效和安全性，但需注意患者的禁忌证和过敏史，确保合理用药。通过选用适当的中成药，可以有效改善糖尿病心脏自主神经病变患者的临床症状，提高生活质量。

（三）外治法

1.针灸疗法 针灸疗法在调节交感与副交感神经平衡状态方面展现出显著作用。当自主神经出现病变时，通过针刺特定穴位，如内关、灵台、神道等，可以恢复交感与副交感神经的平衡，使机体达到阴阳平衡状态。研究表明，针刺可明显减轻心脏自主神经纤维的损害程度，良性调节相关神经递质的含量，从而改善患者的心率变异性和自主神经功能。

2.推拿疗法　推拿疗法作为中医传统疗法之一，在糖尿病心脏自主神经病变的治疗中也展现出一定潜力。《黄帝内经》中有关于推拿治疗胸痹心痛的论述，指出通过刺激摩擦穴位、敏感痛点或胸壁，利用经络的传导作用，可以增加心肌供血，纠正心脏功能，从而缓解胸痹心痛症状。

3.贴敷疗法　贴敷疗法通过特定药物贴敷于特定穴位，使药物通过皮肤吸收，达到药物治疗与穴位治疗的双重效果。治疗胸痹常用的穴位有膻中、内关、心俞、至阳等，常用药物包括川芎、丹参、冰片、乳香、没药等。这些药物和穴位的结合使用，能够扩张血管、增加冠状动脉血流量、减少心肌耗氧、营养心肌，从而改善患者胸闷、气短、心律不齐等症状。

（四）传统功法

1.太极拳　太极拳可以有效控制糖尿病患者的血糖水平，减轻体重，降低血压和血脂，增加心率储备和心肺功能。同时，太极拳还有助于改善患者的焦虑、抑郁状态，提高生命质量。但需注意，对于3个月内发生过不稳定型心绞痛或心肌梗死、心功能严重受损、未控制的恶性室性心律失常等患者，应谨慎或避免练习太极拳。

2.八段锦　八段锦可以改善胰岛B细胞功能，降低血糖、血压和血脂水平，减少心肌耗氧，抑制心室重构，并改善冠状动脉内皮功能和心脏泵血功能。同时，八段锦还具有调神、调心的特点，有助于疏导情志，改善心脏病患者的抑郁、焦虑状态，提高睡眠质量。但同样需注意，对于心功能严重受损、未控制的恶性室性心律失常等患者，应谨慎或避免练习八段锦。

（五）精神调摄

在糖尿病心脏自主神经病变的康复治疗过程中，精神调摄同样重要。中医认为，心有“主血”和“藏神”的功能，因此注重“心体与心神”共治，可以有效改善患者的负面心理状态，提高生命质量。具体方法包括：①注重心理支持治疗，给予个体化心理疏导，帮助患者识别负性情绪，暴露认知偏倚，确定干预目标；②根据不同证型灵活采用活血、养血、解郁、化痰、滋阴、清热类中药调理心神。然而，需要注意的是，精神调摄的具体禁忌尚不明确，因此在实际操作中需结合患者的具体情况进行个性化调整。

第四节　糖尿病性胃轻瘫中医诊断与治疗

糖尿病性胃轻瘫主要表现为无机械性梗阻的胃排空延迟，伴随餐后饱胀、恶心、呕吐、腹胀及上腹痛等上消化道症状，是糖尿病并发自主神经功能损害的结果。在中医领域，该病症无直接对应的病名，但根据其临床表现，可归属于“消渴”兼“痞满”“呕吐”“积滞”等范畴。其治疗在中医理论中强调辨证论治，通过综合疗法如灌肠、针刺等，可达到调理脾胃、恢复升降功能的目的。

一、病因病机

（一）病因

糖尿病性胃轻瘫作为糖尿病的一种慢性并发症，其病因可归纳为以下几点。

1.消渴日久 长期的消渴状态会不断耗损机体的阴液和中气，特别是脾胃之气，导致脾胃功能逐渐衰退。

2.饮食不节 不合理的饮食习惯，如过食肥甘厚腻、暴饮暴食等，易生痰湿，阻滞脾胃，影响脾胃的正常运化功能。

3.情志失调 长期情志不畅，如抑郁、恼怒等，易导致肝气郁结，横逆犯胃，影响脾胃的升降功能，进而引发胃轻瘫症状。

（二）病机

糖尿病性胃轻瘫的病机复杂，主要涉及脾虚、气滞、痰湿及血瘀等方面。

1.脾胃虚弱，运化失司 消渴日久，耗气伤阴，脾胃失养，运化功能减弱。脾胃作为后天之本，气血生化之源，其功能受损直接影响气血的生成与输布，进一步加重消渴病情，形成恶性循环。脾气虚弱则升清无力，胃气失于和降，中焦气滞，表现为食欲不振、餐后饱胀、恶心、呕吐等。

2.气机壅滞，痰湿中阻 脾胃为气机升降的枢纽，脾胃虚弱直接导致气机升降失常。脾气不升，胃气不降，中焦气机壅滞，影响食物的消化吸收和水液的代谢。中焦气滞进一步可引发痞满（上腹部胀满不适）、嗳气、泛酸等症状，严重时可出现呕吐。

3.血瘀络阻，胃络不通 消渴迁延不愈，久病必瘀。络脉是气血运行的通道，络脉瘀阻导致气血运行不畅，胃络瘀阻尤为显著。血瘀不仅加重脾胃的损伤，还会引发疼痛、腹胀等症状。患者常出现上腹部疼痛，舌质紫暗、有瘀斑等症状。

二、辨证诊断

1. 脾胃气虚证

［临床证候］患者常感脘腹痞满不适，食欲不佳，进食少量即感胃胀，伴有恶心、嗳气等症状。同时，患者可表现出神疲乏力、面色无华、大便稀溏。舌质淡，苔薄白，脉象细弱。

［辨证要点］脘腹痞满，纳呆食少，稍食即胀，恶心嗳气。

2. 胃阴亏虚证

［临床证候］患者自觉脘腹满闷，伴有口燥咽干、不思饮食、食后饱胀等症状。部分患者还可出现干呕、呃逆或胃脘部烧灼感，大便多干结。舌红少津，苔薄黄或少苔，脉细数。

［辨证要点］脘腹满闷，口燥咽干，不思饮食，食后饱胀。

3. 湿热中阻证

［临床证候］患者口渴多饮，脘腹痞闷不适，食欲减退，食后饱胀明显，可伴有恶心或干呕，大便性状可干结或溏而不爽。舌淡红，苔黄腻，脉濡数。

［辨证要点］口渴多饮，脘腹闷，饮而少食，食后饱胀，恶心或干呕。

4. 痰湿中阻证

［临床证候］患者口干渴但不欲饮，脘腹痞闷不适，伴有腹胀、口苦、恶心或干呕等症状，食欲不佳、大便稀溏。舌淡红，苔腻，脉濡缓。

［辨证要点］口干渴而不欲饮，脘腹闷，腹胀，口苦，恶心或干呕，纳呆便溏。

5. 肝胃不和证

［临床证候］患者胃脘胀闷不适，两胁部有不适感，嗳气频繁，伴有吞酸、烧心等症状，大便不畅，情志不遂时加重。舌淡，苔薄白，脉细弦或沉弦。

［辨证要点］胃脘胀闷，两胁不合，嗳气频作。

三、治疗

糖尿病胃轻瘫的治疗应综合考虑患者的具体病情和体质特点，采用个性化、综合化的治疗方案。通过内治法调理脾胃功能，外治法改善局部症状，以及内外兼治提高整体疗效，从而达到治疗糖尿病胃轻瘫的目的。

（一）常用方药

1.脾胃气虚证

治法：健脾益气，行气和胃。

方药：常用香砂六君子汤加减，通过党参、白术等药物，补益脾气，恢复脾胃运化功能。气滞重者，加佛手、香附以行气宽中；恶心呕吐明显者，加竹茹、吴茱萸以降逆止呕；便溏者，加炒山药、炒扁豆、莲子以健脾止泻；纳呆食少者，加焦山楂、神曲、麦芽、炒莱菔子以消食化积。

2.胃阴亏虚证

治法：滋阴养胃，行气和中。

方药：常用麦门冬汤加减，以麦冬、太子参为主药，滋养胃阴。口干者，加天花粉生津止渴；腹胀者，加枳壳行气消胀；大便干燥者，加生地黄、玄参、火麻仁润肠通便。

3.湿热中阻证

治法：清热化湿，和胃降浊。

方药：常用半夏泻心汤加减，以半夏、黄连、黄芩清热燥湿，干姜、党参、茯苓温中健脾。湿重者，加藿香、紫苏梗化湿；热重者，加竹茹、黄连清热；脘痞甚者，加枳壳、大腹皮行气宽中；纳呆者，加佩兰、炒麦芽醒脾开胃。

4.痰湿中阻证

治法：祛湿化痰，顺气宽中。

方药：常用平胃散合二陈汤加减，苍术、厚朴、陈皮、半夏等药共奏化痰祛湿之效。脘痞甚者，加枳实、莱菔子行气化痰；纳呆者，加鸡内金、炒麦芽消食化积。

5.肝胃不和证

治法：疏肝理气，健脾和胃。

方药：常用柴胡疏肝散加减，以柴胡、青皮、陈皮等药物疏肝解郁，白术、白芍健脾和胃。嗳气频作者，加旋覆花、沉香降逆止嗳；脘肋胀痛者，加郁金、延胡索行气止痛；口苦泛酸者，加黄连、吴茱萸清肝和胃；气滞血瘀者，加丹参、当归活血化瘀；肝血虚者，加枸杞子、女贞子、墨旱莲滋养肝血。

（二）外治法

1.针刺　针刺治疗糖尿病胃轻瘫具有悠久的历史和显著疗效。常用穴位包括足三里、内关、中脘等，通过刺激这些穴位，可以调理脾胃功能，改善胃轻瘫症状。临床研究表明，针刺治疗能显著降低胃轻瘫症状严重指数（gastroparesis cardinal symptom index，GCSI）

评分，提高胃排空率。

2.艾灸 艾灸疗法通过温热刺激特定穴位，达到温通经络、散寒除湿、调理脾胃的作用。常用穴位如梁门、关门、滑肉门等，配合补中益气汤等药物制成的药饼进行隔药灸，能显著改善脾胃气虚型糖尿病胃轻瘫患者的症状。

3.其他外治法 捏脊、耳穴贴压、热熨及按摩等方法也在糖尿病胃轻瘫的治疗中展现出良好的疗效。这些方法通过刺激特定部位或穴位，调理脾胃功能，改善局部症状，提高患者的生活质量。

（三）内外兼治

内外兼治是糖尿病胃轻瘫治疗的重要策略之一。通过中药内服与外治法相结合，可以发挥协同作用，提高治疗效果。例如，在运用自拟理气和胃方的基础上联合穴位埋线治疗肝胃不和型糖尿病胃轻瘫，不仅能提高患者的整体治愈率，还能调节胃肠道激素的分泌，改善患者睡眠质量。

第五节　糖尿病神经源性膀胱中医诊断与治疗

在中医领域中，糖尿病神经源性膀胱可根据其尿潴留、排尿困难及充盈性尿失禁等症状，归入“消渴”“淋证”及“癃闭”等范畴。中医治疗糖尿病神经源性膀胱强调整体调节与个体化施治，通过针灸、穴位贴敷、中药封包等手段，旨在调和气血、平衡阴阳，并直接作用于膀胱局部，促进功能恢复，提升患者生活质量。鉴于其独特的优势与较少的不良反应，中医治疗在这一领域正逐渐受到重视与推广。

一、病因病机

（一）病因

糖尿病神经源性膀胱的病因主要源于消渴病的久病不愈，以及多种内外因素的共同作用。具体而言，包括以下几个方面。

1.饮食失节 长期过食辛辣肥腻之物，易酿湿生热，湿热下注膀胱，阻碍气化，导致小便不通或尿量极少。此外，下阴不洁，湿热外邪侵袭，亦能引发本病。

2.情志失调 七情所伤，尤其是肝气郁结，可影响三焦水液的运行和气化功能，导致水道通调受阻，形成癃闭。肝经经脉绕阴器，抵少腹，因此肝经病变亦能导致本病。

3.病久体虚 消渴病患者以阴虚为本，日久失治，则阴损及阳，导致肾阳不足，命门火衰，肾阳亏虚，不能蒸腾气化，膀胱气化无权，开阖失司，最终形成本病。此外，脾肾受损，运化失常，亦能导致水液代谢失常，痰水瘀血互结于膀胱，加重病情。

4.外邪侵袭与劳欲过度 外感六淫、内伤七情、房劳过度等因素，均能诱发或加重肺、脾、肾、三焦功能失常，从而影响膀胱气化功能，导致糖尿病神经源性膀胱的发生。

（二）病机

糖尿病神经源性膀胱的病机复杂，主要涉及肾气受损、肺脾失调、肝经病变、血瘀水停等方面。

1.肾气受损，气化失常 消渴日久，肾气受伤，肾主水功能受损，气化失常，导致膀胱气化无权，开阖不利。肾气衰竭，则命门火衰，不能蒸腾气化，水湿内停，形成本病。

2.肺脾失调，水道不畅　肺主宣发肃降，通调水道；脾主运化水液，升清降浊。若肺脾功能失调，则水道不畅，三焦为之滞塞，膀胱气化不利，引起膀胱开阖失常。

3.肝经病变，水道受阻　肝经经脉绕阴器，抵少腹。若肝经病变，如肝气郁结等，可影响水道通调，导致本病的发生。

4.血瘀水停，互为因果　消渴日久，气虚血瘀，瘀血既为病理产物，又反作为致病因素，加重血瘀水停，内阻膀胱，形成恶性循环。

二、辨证诊断

1. 膀胱湿热证

［临床证候］患者尿频尿急，尿道口灼热及涩痛。舌象呈黄腻苔，脉象表现为滑数。

［辨证要点］尿频尿急，尿道灼热，黄腻苔，滑数脉。

2. 血瘀水停证

［临床证候］患者尿频尿急、尿道灼热涩痛。舌象呈黄腻苔且舌色偏暗，舌下静脉弯曲扩张，舌面有瘀点瘀斑，脉象表现为滑数或沉弦涩。

［辨证要点］尿频尿急，血瘀征象（舌色暗、舌下静脉弯曲、瘀斑），黄腻苔，滑数或沉弦涩脉。

3. 肝气郁滞证

［临床证候］患者尿液浑浊，伴神疲乏力、气短懒言、咽干口燥、头晕多梦。舌象呈舌体瘦薄、舌质红或淡红，苔少而干，脉象表现为沉细无力。

［辨证要点］尿浊，咽干口燥，舌体瘦薄，舌质红干苔少，沉细无力脉。

4. 脾肾亏虚证

［临床证候］患者尿液浑浊，伴神疲乏力、气短懒言、面色淡白或萎黄、头晕目眩、唇甲色淡、心悸失眠、腰膝酸痛。舌象呈舌淡，脉象表现为弱。

［辨证要点］尿浊，神疲乏力，面色淡白或萎黄，舌淡，弱脉。

5. 肾阳不足证

［临床证候］患者常感到腰膝酸软，四肢冷感，易感疲劳，性欲减退，尿频，夜尿多，面色苍白，精神萎靡，怕冷。舌淡胖，苔白且滑，脉象沉弱。

［辨证要点］尿浊，畏寒，腰膝酸冷，肢体浮肿，面色白，舌淡体胖有齿痕，沉迟无力脉。

三、治疗

糖尿病神经源性膀胱的中医治疗强调个体化辨证施治，通过中药内服、外治疗法及生活方式调整，旨在恢复膀胱气化功能，改善排尿障碍。

（一）常用方药

内治法主要依据患者的具体证型，采用中药内服，以调理气血、平衡阴阳。

1.膀胱湿热证

治法：清利湿热。

方药：常用八正散加减，通过木通、车前子、萹蓄等药物的清热利湿作用，清除膀胱湿热，恢复其正常功能。若患者苔黄厚腻，湿热内盛症状显著，可酌加黄柏、苍术以增强清热燥湿之力。

2. 血瘀水停证

治法：化瘀利水。

方药：常用抵当汤合五苓散加减，通过水蛭、虻虫等活血化瘀药物与泽泻、茯苓等利水渗湿药物的配伍，消散膀胱内的血瘀，促进水液代谢。对于小腹胀满重者，可适当加大腹皮，以行气导滞，缓解腹胀不适，从而改善患者血瘀水停状态。

3. 肝气郁滞证

治法：理气疏肝，通调气机。

方药：常用沉香散加减，通过沉香、石韦、滑石等药物的配伍，疏解肝郁，通利水道。若患者小便不利症状明显，可酌加车前子、泽泻以增强利尿效果；对于小腹胀满重者，则适当加大腹皮，以行气消胀。

4. 脾肾亏虚证

治法：健脾益肾。

方药：常用无比山药丸加减，通过熟地黄、山药、山萸肉等药物的协同作用，补益脾肾，固本培元。针对患者的具体症状，若少腹坠胀明显，可配合补中益气汤以升提中气；若腰膝酸软、怕冷严重，则配合右归丸以温补肾阳；对于舌红少苔等阴虚患者，则配合知柏地黄丸以滋阴清热。

5. 肾阳不足证

治法：温补肾阳，通阳利水。

方药：常用金匮肾气丸（汤）加减，通过熟地黄、山药、山萸肉等药物的温补肾阳作用，增强肾脏的阳气，促进膀胱的气化功能。若患者尿闭症状严重，可酌加王不留行、车前子以增强利尿通淋之效，缓解患者的排尿困难、残余尿量增加等症状。

（二）外治法

通过针灸、穴位贴敷、中药封包等局部治疗，刺激膀胱相关穴位，促进气血运行，改善膀胱功能。

1. 针刺配合温灸　主穴选关元、中极、水道、阴陵泉、三阴交。配穴根据证型调整，如肝郁者加太冲，血瘀者加血海，脾虚者加足三里，肾虚者加太溪。

2. 穴位贴敷　将具有温阳利水、行气活血功效的中药（如吴茱萸、小茴香、乳香、没药等）贴敷于膀胱俞、肾俞、气海、关元、中极等穴位，使药性透皮入络，促进膀胱功能恢复。

3. 中药封包　将加热的中药包（如吴茱萸、王不留行、肉桂、小茴香、乌药、车前子等）置于膀胱区域，通过药力和热力的共同作用，促进气血流通，改善膀胱功能。

4. 其他外治法

（1）循经走罐　选取督脉、足太阳膀胱经、夹脊穴行背部走罐，配合局部拔罐，以补肾气、理三焦、通尿闭。

（2）穴位注射　将甲钴胺、维生素 B_1 等药物注射于肾俞等穴位，以补肾气，助膀胱气化，修复受损神经。

（三）综合治疗

在中医治疗糖尿病神经源性膀胱的过程中，还强调患者的生活方式调整，如合理饮食、适当运动、调整心态等，以辅助药物治疗，提高整体治疗效果。同时，医患互动也至关重要，医生应认真听取患者的治疗体验和感受，指导患者进行自我监测和调整，增强治疗信心。

（王颜刚）

主要参考文献

［1］张玉杰，徐国营.电针联合当归四逆汤治疗糖尿病神经病理性疼痛临床观察［J］.河北中医，2019，41（11）：1657-1661.

［2］李明，刘刚.芪藤通痹方中药熏洗治疗糖尿病周围神经病变的临床研究［J］.新疆医科大学学报，2023，46（6）：826-831.

［3］刘晓梦，刘曼曼，高俊凤，等.黄芪桂枝五物汤联合中药定向透药治疗糖尿病周围神经病变气虚血瘀证临床研究［J］.中国中医药现代远程教育，2022，20（6）：83-85.

［4］张昂.针灸联合中药益气通络汤治疗糖尿病周围神经病变临床研究［J］.内蒙古中医药，2020，39（1）：112-113.

［5］苏金浩.黄芪桂枝五物汤加减结合中药外洗治疗糖尿病周围神经病变临床研究［D］.山东中医药大学，2018.

［6］国务院办公厅. 国家中医药管理局关于印发第一批国家重点监控合理用药药品目录（化药及生物制品）的通知［R］. 2019.

［7］印晓星，张银娣，刘晓，等.银杏叶提取物和黄芪甲苷对牛晶状体醛糖还原酶的抑制作用［J］.徐州医学院学报，2006，（6）：478-481.

［8］中华医学会糖尿病学分会. 中国2型糖尿病防治指南（2020年版）［J］. 中华糖尿病杂志，2021，（4）：315-409.

［9］方朝晖，吴以岭，赵进东. 糖尿病周围神经病变中医临床诊疗指南（2016年版）［J］. 中医杂志，2017，58（7）：625-630.

［10］中华医学会糖尿病学分会神经并发症学组. 糖尿病神经病变诊治专家共识（2021年版）［J］. 中华糖尿病杂志，2021，（6）：540-557.

［11］国务院办公厅. 国家中医药管理局关于印发第一批国家重点监控合理用药药品目录（化药及生物制品）的通知［R］.2019.

［12］王秀阁，倪青，庞国明.糖尿病周围神经病变病证结合诊疗指南［J］.中医杂志，2021，62（18）：1648-1656.

［13］庞国明，孙扶，谢卫平，等.中医药治疗糖尿病周围神经病变临床研究进展［J］.世界中西医结合杂志，2020，15（12）：2339-2342.

［14］祁悦，张杰.中医药治疗糖尿病周围神经病变的临床研究进展［J］.时珍国医国药，2021，32（2）：428-432.

［15］徐梦珠，吴坚，郝娟.糖尿病心脏自主神经病变中医药研究进展［J］.辽宁中医药大学学报，2021，23（12）：115-120.

［16］钱秋海，倪青，杨文军.糖尿病心肌病病证结合诊疗指南（2021-12-31）［J］.世界中医药，

2022，17（12）：1641–1653.

［17］富红梅，邵妍，张丽，等.中医药治疗糖尿病心脏自主神经病概述［J］.中国中医药现代远程教育，2016，14（11）：150–152.

［18］王文文，罗东，卢雨蓓.中医药治疗糖尿病胃轻瘫的临床研究进展［J］.中医临床研究，2020，12（36）：54–56.

［19］冯庆春.中西医结合治疗糖尿病性胃轻瘫的诊治进展［J］.实用糖尿病杂志，2018，14（2）：70–71.

［20］张瑶，时昭红，李阳，等.糖尿病胃轻瘫中西医结合诊治进展［J］.中华中医药杂志，2019，34（2）：702–705.

［21］靳鸽，冯志海，李先行，等.中医药辨治糖尿病神经源性膀胱研究进展［J］.光明中医，2021，36（13）：2154–2158.

［22］李生龙，赵永强，贾云鹏，等.中医药治疗糖尿病性神经源性膀胱研究进展［J］.山东中医杂志，2024，43（4）：435–440.

［23］王宝凤，华文进.中西医结合治疗糖尿病神经源性膀胱临床进展［J］.光明中医，2021，36（23）：4096–4099.

［24］庞国明，倪青，王凯锋，等.糖尿病诊疗全书［M］.北京：中国医药科技出版社，2024.